彩色图解

黄帝内经

张东◎主编

吉林科学技术出版社

图书在版编目（CIP）数据

彩色图解黄帝内经 / 张东主编 . -- 长春 : 吉林科学技术出版社，2022.6

ISBN 978-7-5578-8993-7

Ⅰ . ①彩… Ⅱ . ①张… Ⅲ . ①《内经》—图解 Ⅳ . ① R221-64

中国版本图书馆 CIP 数据核字（2021）第 237187 号

彩色图解黄帝内经

CAISE TUJIE HUANGDI NEIJING

主　　编　张　东
出 版 人　宛　霞
责任编辑　孟　盟
助理编辑　汤　洁
封面设计　冬　凡
幅面尺寸　160 mm × 220 mm
开　　本　16
印　　张　16
字　　数　278 千字
页　　数　256
印　　数　70 001–80 000 册
版　　次　2022 年 6 月第 1 版
印　　次　2023 年 6 月第 4 次印刷

出　　版　吉林科学技术出版社
发　　行　吉林科学技术出版社
地　　址　长春市福祉大路 5788 号出版大厦 A 座
邮　　编　130118
发行部传真 / 电话　0431–81629529　81629530　81629231
　　81629532　81629533　81629534
储运部电话　0431–86059116
编辑部电话　0431–81629380
印　　刷　三河市万龙印装有限公司

书　　号　ISBN 978-7-5578-8993-7
定　　价　45.00 元

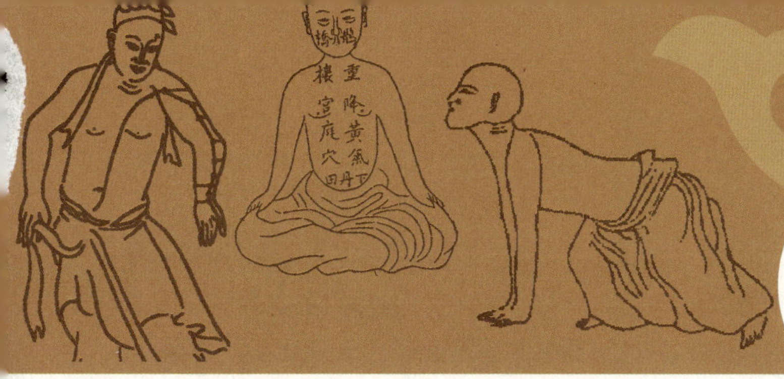

前言

《黄帝内经》简称《内经》，是我国医学宝库中现存成书最早的一部医学典籍，它全面阐述了中医学理论体系的基本内容，反映了中医学的理论原则和学术思想。《黄帝内经》医学理论体系的建立为中医学的发展奠定了基础，中医学史上不同的学术思想和医学流派，都是在《黄帝内经》理论体系的基础上发展起来的，所以《黄帝内经》历来被视为中医之祖。

《黄帝内经》包括《素问》和《灵枢》两部分。《素问》重点论述了脏腑、经络、病因、病机、病证、诊法、治疗原则以及针灸等内容。《灵枢》除了论述脏腑功能、病因、病机之外，还重点阐述了经络腧穴、针具、刺法及治疗原则等。其基本精神及主要内容包括：整体观念、阴阳五行、藏象经络、病因病机、诊法治则、预防养生和运气学说等。“整体观念”强调人体与自然界之间的关联性，以及人体内各组成部分之间统一、联系与协调的关系。“阴阳五行”反映了中国古代朴素的唯物论和自发的辨证法思想，是用来说明事物之间对立、统一关系的理论，阐释了世间万物相互滋生、相互制约、处于不断运动变化之中的机制。“藏象经络”以研究人体五脏六腑、十二经脉、奇经八脉等的生理功能、病理变化及相互关系为主要内容。“病因病机”阐述了当各种致病因素作用于人体时，疾病发生和变化的内在机理。“诊法治则”是中医认识和治疗疾病的基本原则。“预防养生”系统地阐述了中医的养生学说，主张不治已病治未病，同时主张养生、摄生、益寿、延年，是养生防病经验的重要总结。“运气学说”研究自然气候对人体生理、病理的影响，并以此为依据，指导人们趋利避害。

几千年来，《黄帝内经》一直是炎黄子孙寻求养生祛病之道的宝藏。在形式上，它采用了对话的方式，用黄帝与岐伯、伯高、雷公等大臣的对话（以与岐伯的对话为主）来阐述保健思想。后来，人们就用岐伯和黄帝这两个名字的开头——岐黄来表示《黄帝内经》，所以《黄帝内经》又叫“岐黄之书”。同时，因为它是中医的开创性著作，所以人们又把中医称为“岐黄之术”，把我们的医道称为“岐黄之道”。这再一次证明了《黄帝内经》对中医学的深远影响。

然而，《黄帝内经》作为几千年前的一部医学作品，其内容深奥，晦涩难懂，而且与我们现代的生活背景也早已不相契合。那么，如何把《黄帝内经》应用到现代社会，给更多的人带来福音呢？这确实是一个难题。为了解决这个难题，我们编写了这部精华版《彩色图解黄帝内经》。

本书参考历代权威版本，结合现代人的生活习性，精选《黄帝内经》中关于饮食、起居、劳逸、寒温、七情、四时季候、地理环境、水土风雨等增强生命活力及防病益健康的内容，详细谈论了病因、病机、体质、精气、藏象、经络与养生的紧密关系，译文明白严谨，注释详尽准确。此外，本书还对重点、难点进行了细致翔实的图解，让人一目了然，非常便于理解记忆。深入浅出的图解说明，附以精心绘制的插图，真正把易读性、趣味性和美观性等优点结合在一起，让人闲暇之余浏览便能轻松得其要旨，仔细研读更能体会到中华医学之精深。

值得提醒的是，本书是中医药知识普及读本，读者切勿自己按书抓药、配方，患病一定去医院，遵医嘱，以免造成不良后果。另外，书中的方剂，是古医书中所载原方，一则其中的某些中药现代研究证实有毒性，如 2015 年版《中华人民共和国药典》收载的 618 种中药材及饮片中，标注有毒者 83 种。其中，大毒 10 种，有毒 42 种，小毒 31 种。大毒者如川乌、马钱子、巴豆、草乌等，有毒者如甘遂、仙茅、白果、雄黄等，小毒者如艾叶、苦杏仁、大皂角、吴茱萸等。二则其用量为古代用量，故会有半斤、半升、几两等剂量出现，我们这里只是展示原方剂。

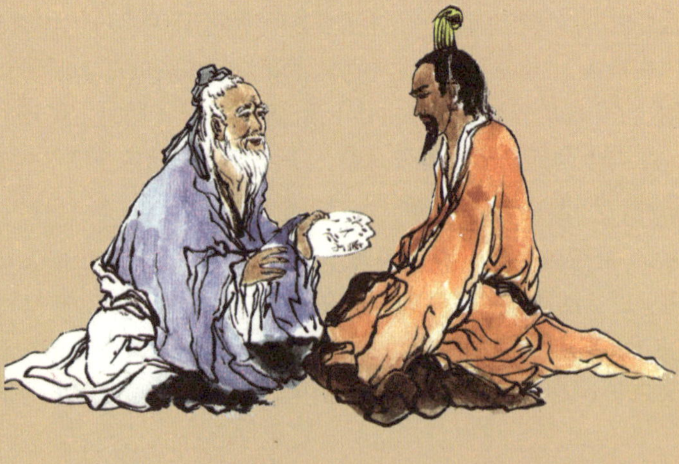

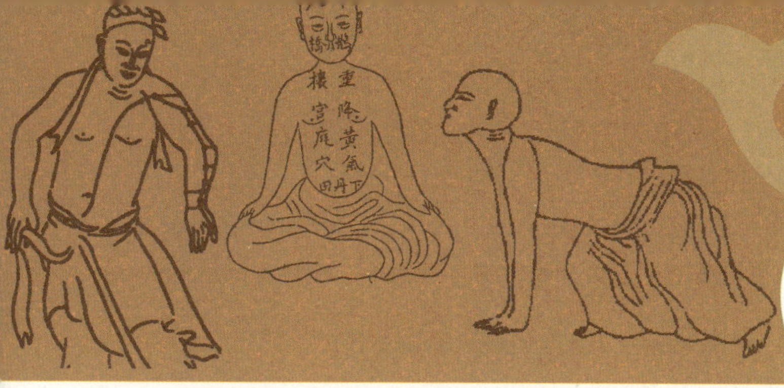

目录

黄帝内经·素问

黄帝内经·灵枢

五味，指饮食五味，即酸、咸、辛、苦、甘。本篇主要论述了五味与人体经络脏腑的关系，以及因五味偏嗜太过而出现的病理变化和由此引起的各种病症，所以篇名为“五味论”。

本篇所论体现了要保持饮食营养均衡的原则，具有重要的养生指导意义。

本篇的主要内容可分为以下几部分：首先是以邪气侵犯人体，能使人出现目睁而不能入睡的病证，说明卫气、营气、宗气的运行，并提出治疗不眠证的有效方剂；其次是运用取象比类的方法，将人体的身形肢节与日月星辰和山川草木做类比，说明天人相应的道理；再次论述手太阴、手厥阴之屈折循行及手少阴无腧穴的道理；最后具体说明了持针纵舍及针刺宜忌等。

黄帝内经·素问

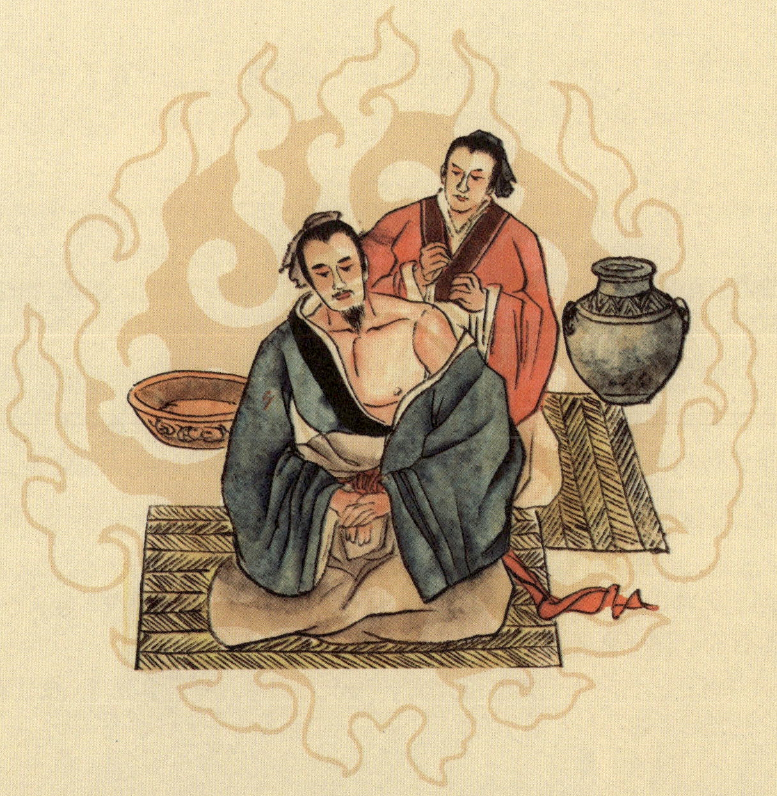

◎上古天真论篇：长寿者养生秘诀◎

【导读】

本篇是《黄帝内经》的首篇，篇名“上古天真论”。上古，即上古时代，这一历史时期并没有明确的起止时间。从哲学意义上来讲，它是个与当今时代相对的概念。《黄帝内经》秉持道家的思想，认为上古时代是人类道德水平最高和最合乎理想的时期，那时人们的生活方式符合养生之道，因而能够长命百岁，尽享天年。天真，即天赋予人的真精真气，上古之人懂得保养精气，能够做到让形体与精神活动协调一致，这正是养生之道的核心要义。

本篇的内容主要包括以下几个部分：一、论述上古之人的养生之道，并通过对比指出现今之人早衰而不能长寿的原因；二、揭示人类生、长、衰、老的过程和规律，并指出这一过程的长短以及人的生育功能的好坏，关键取决于肾气的盛衰；三、论述真人、至人、圣人和贤人四种人不同的养生方法和各自所达到的境界。

【原文】

昔在黄帝①，生而神灵②，弱而能言，幼而徇齐③，长而敦敏④，成而登天。

【注释】

①黄帝：传说中的古代圣贤帝王，是中华民族的始祖。古代许多文献常冠以“黄帝”字样，以表示学有根本。正如《淮南子·修务训》所说：“世俗之人，多尊古而贱今，故为道者必托之于神农、黄帝而后能入说。”②神灵：聪明而智慧。③徇齐：睿智而敏捷。徇，通“睿”，迅疾。齐，敏捷。④敦敏：敦厚而勤勉。

【译文】

古代的轩辕黄帝，一生下来就异常聪明，年龄很小时就能言善辩，幼年时就具备很强的领悟能力，长大之后，敦厚而勤勉，到成年的时候，就登上了天子之位。

【原文】

乃问于天师曰①：余闻上古之人，春秋②皆度百岁，而动作不衰；今时之人，年半百而动作皆衰者，时世异耶？人将失之耶？

岐伯对曰：上古之人，其知道③者，法于阴阳④，和于术数⑤，食饮有节，

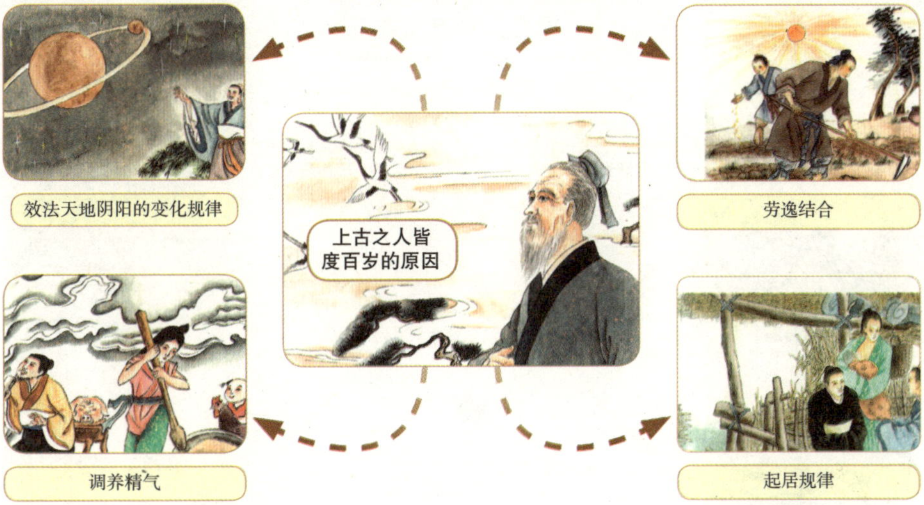
效法天地阴阳的变化规律
劳逸结合
上古之人皆度百岁的原因
调养精气
起居规律

起居有常，不妄作劳，故能形与神俱[⑥]，而尽终其天年[⑦]，度百岁乃去。今时之人不然也，以酒为浆，以妄为常，醉以入房，以欲竭其精，以耗散其真[⑧]，不知持满，不时御神[⑨]，务快其心，逆于生乐，起居无节，故半百而衰也。

夫上古圣人[⑩]之教下也，皆谓之虚邪贼风[⑪]，避之有时，恬惔虚无[⑫]，真气从之，精神内守，病安从来。是以志闲而少欲，心安而不惧，形劳而不倦。气从以顺，各从其欲，皆得所愿。故美其食，任其服，乐其俗，高下不相慕，其民故曰朴[⑬]。是以嗜欲不能劳其目，淫邪不能惑其心。愚智贤不肖，不惧于物[⑭]，故合于道。所以能年皆度百岁而动作不衰者，以其德全不危也。

【注释】

①天师：黄帝对岐伯的尊称。②春秋：指人的年龄。③知道：懂得养生之道。④法：取法，效法。阴阳：天地变化的规律。⑤术数：古代称各种技术为术数，包括类似于今天的科学技术及各种技艺。因为在“术”中有“数”的规定，所以称为“术数”，这里指调养精气的养生方法。⑥形与神俱：形体与精神活动一致。形神是中国哲学及中国医学的重要范畴。古人认为人是形与神的统一体，二者结合化生为人，二者分离人就会死亡。因此，养生的要义就是要做到形与神的统一。⑦天年：人的自然寿命。⑧精：精气；真：真气。《黄帝内经》继承了道家精气论自然观，认为包括人在内的万物都是由精气所化生，养生之道重在保养真精。⑨御神：控制过度思虑，以免过度消耗精气。⑩圣人：古代指道德修养极高的人。《黄帝内经》继承了道家真人、至人、圣人、贤人的说法，以此来划分养生成就的四种人格。⑪虚邪贼风：四时不正之气，泛指自然界各种致病因素。虚邪，中医把一切致病因素称为“邪”。四时不正之气乘人体气虚而侵入致病，故称“虚邪”。贼风，中

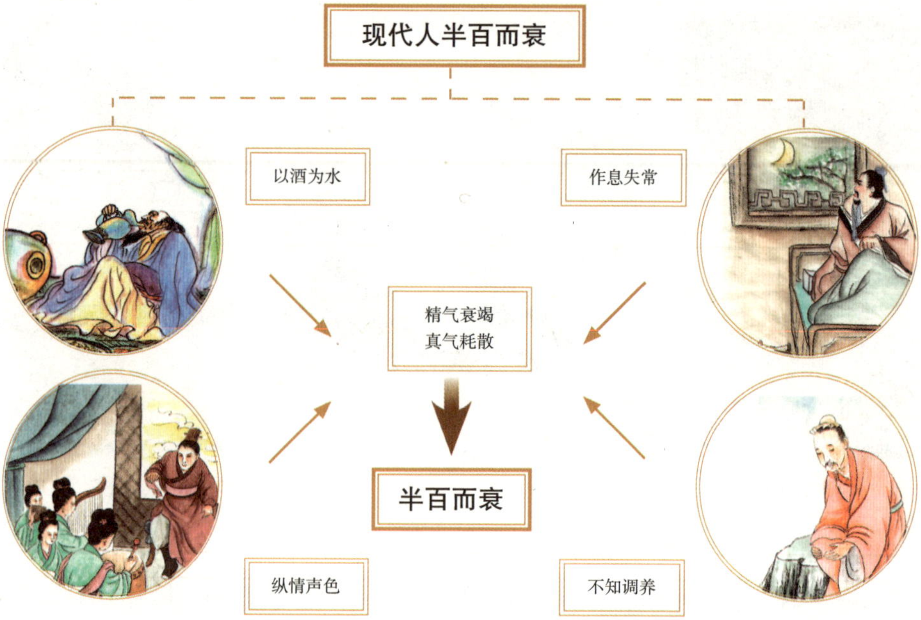

医认为风为百病之长，因邪风伤人，故称“贼风”。⑫ 恬惔（dàn）虚无：内心安闲清静而没有任何杂念。⑬“美其食”五句：化用自《老子·八十章》：“甘其食，美其服，安其居，乐其俗。邻国相望，鸡犬之声相闻，民至老死不相往来。”⑭ 不惧于物：即“不攫于物”，不追求酒色钱财等外物。

【译文】

黄帝向岐伯问道：我听说上古时代的人，年龄都超过了百岁，但行动没有衰老的迹象；现在的人，年龄刚过五十，动作就显得衰弱无力了。这是由于时代不同，还是今天的人们不懂得养生之道呢？

岐伯回答说：上古时代的人，大多懂得养生之道，能够取法于阴阳变化的规律而起居生活，并加以适应和调和，饮食有节制，作息有一定的规律，既不过度操劳，又不会过度行房事，形体和精神都保持得很好，能够协调统一，因此能够活到人类自然寿命的期限，超过百岁才离开人世。现在的人就不同了，他们把酒当成水，豪饮而没有节制，把不正常的生活习惯当作常态，醉酒后还勉强行房事，纵情声色，以致精气衰竭，真气耗散。他们不知道保持精气的强盛，不善于调养精神，一味追求感官快乐，违背了人生的真正乐趣，起居作息没有规律，所以年龄刚过五十就衰老了。

上古时期通晓养生之道的圣人教导人们的时候，总要讲到对虚邪贼风等致病因素，应及时避开，保持内心的清静安闲，消除私心杂念，以使真气顺畅，精神守持于内而不耗散，疾病就不会发生。因此，人们心志清净安闲，清心寡欲，心境平和而没有焦虑，形体劳作但不感到疲倦，体内真气和顺，每个人都能实现自己的愿望。人们不管吃什么食物都感觉甜美，随便穿什么衣服也都感到舒服，乐于遵从社会的风俗习惯，无论社会地位是高还是低，互相之间都不会羡慕和嫉妒，人们日渐变得自然朴实。所以，任何不正当的嗜好都不会干扰他们的视听，任何淫乱邪侈的事物也都不能惑乱他们的心性。不管是愚笨的还是聪明的，贤明的还是不贤明的，都不会因为外界事物的变化而费心忧虑，这十分符合养生之道。人们之所以年龄超过百岁而行动不显衰老，正是由于他们的养生之道完备而无偏颇。

【原文】

帝曰：人年老而无子者，材力①尽邪？将天数然也？

岐伯曰：女子七岁，肾气盛，齿更发长。二七而天癸②至，任脉③通，太冲脉④盛，月事以时下，故有子。三七，肾气平均，故真牙⑤生而长极。四七，筋骨坚，发长极，身体盛壮。五七，阳明脉⑥衰，面始焦，发始堕。六七，三阳脉⑦衰于上，面皆焦，发始白。七七，任脉虚，太冲脉衰少，天癸竭，地道不通⑧，故形坏而无子也。

丈夫八岁，肾气实，发长齿更。二八，肾气盛，天癸至，精气溢泻，阴阳和⑨，故能有子。三八，肾气平均，筋骨劲强，故真牙生而长极。四八，筋骨隆盛，肌肉满壮。五八，肾气衰，发堕齿槁。六八，阳气衰竭于上，面焦，发鬓颁白。七八，肝气衰，筋不能动。天癸竭，精少，肾脏衰，形体皆极⑩。八八，则齿发去。肾者主水，受五脏六腑之精而藏之，故五脏盛，乃能泻。今五脏皆衰，筋骨解堕，天癸尽矣。故发鬓白，身体重，行步不正，而无子耳。

【注释】

①材力：筋力。古人认为肝主筋，阴器为众筋之聚，故筋力可代表生殖力。②天癸：指先天藏于肾精之中，能够促进生殖功能发育成熟的物质。③任脉：奇经八脉之一，循行路线为人体前正中线，从百会穴至会阴穴。主调月经，妊育胎儿。任，接受的意思，受纳经络之气血，任脉受纳一身阴经之气血，故名“任脉”。④太冲脉：奇经八脉之一，能调节十二经的气血，主月经。中医认为冲脉为十二经之海，气血大聚于此，所以称为“冲脉”。⑤真牙：智齿。⑥阳明脉：指十二经脉中的手阳明、足阳明经脉。这两条经脉上行于头面发际，如果经气衰退，则不能营于头面而致面焦发脱。⑦三阳脉：指交会于头部的手足太阳、手足阳明、手足少阳六条经

脉。⑧ 地道不通：指女子绝经。女子属阴、属地，所以女性的生理功能称为“地道”。⑨ 阴阳和：男女交合。阴阳，代指男女。和，交合，交媾。⑩ 形体皆极：形体衰弱至极。

【译文】

黄帝问：人年老之后就不能再生育，这是精力衰竭导致的，还是自然生理变化规律就是这样呢？

岐伯说：女子到了七岁，肾气就开始旺盛，乳齿更换，头发生长。十四岁时，能够促进生殖机能的天癸开始成熟，任脉通畅，太冲脉旺盛，月经按时来潮，女子就具备了生育能力。二十一岁时，肾气平和充盈，智齿生出，身高长到最高点。二十八岁时，筋骨强健有力，头发的生长达到最茂盛的阶段，这时身体最强壮。三十五岁时，阳明经脉的气血逐渐衰竭，面容开始枯槁，头发也开始脱落。四十二岁时，三阳经脉的气血开始衰退，面容枯槁，头发逐渐变白。到了四十九岁时，任脉气血衰弱，太冲脉的气血也逐渐衰弱，天癸枯竭，月经断绝，所以就丧失了生育能力。

男子到了八岁，肾气充实，头发开始生长，乳齿更换。十六岁时，肾气

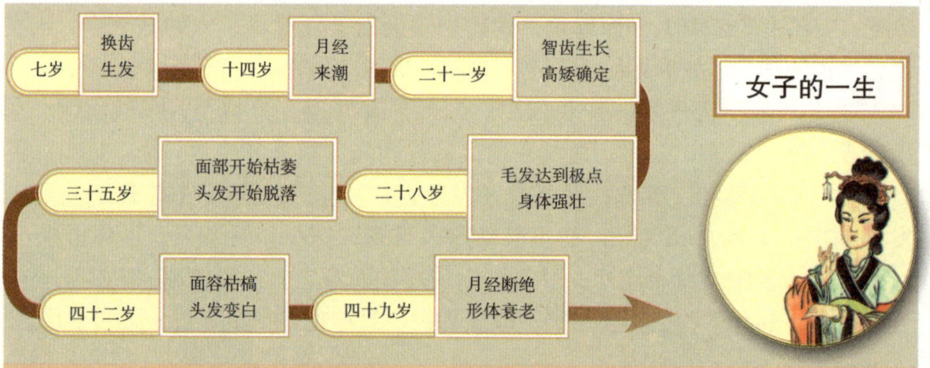

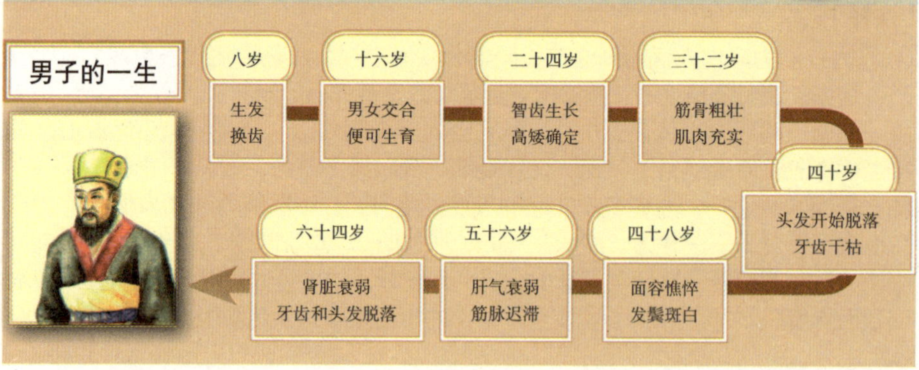

旺盛，天癸开始成熟，精气充盈而能外泄，如果男女交合，就可以生育子女。二十四岁时，肾气平和充盈，筋骨强健有力，智齿长出，身高也长到了最高点。三十二岁时，筋骨粗壮，肌肉充实。四十岁时，肾气衰弱，开始脱发，牙齿也开始干枯。四十八岁时，人体上部的阳明经气逐渐衰竭，面容憔悴，两鬓开始变白。五十六岁时，肝气衰弱，筋脉迟滞，手脚运动不能灵活自如。六十四岁时，天癸枯竭，精气减少，肾脏衰弱，牙齿和头发脱落，形体和神气都非常衰弱。肾脏是用来调节水液的，它接受并储藏其他脏腑的精气。因此，五脏功能旺盛，肾脏才能向外排泄精气。男子年老以后，五脏功能都已衰退，筋骨衰疲无力，天癸枯竭，所以发鬓斑白，身体沉重，脚步不稳，不能再生儿育女。

【原文】

帝曰：有其年已老而有子者何也?

岐伯曰：此其天寿①过度，气脉常通，而肾气有余也。此虽有子，男子不过尽八八，女子不过尽七七，而天地②之精气皆竭矣。

帝曰：夫道者年皆百数，能有子乎?

岐伯曰：夫道者能却老③而全形，身年虽寿，能生子也。

【注释】

①天寿：先天禀赋。②天地：代指男女。③却老：预防并推迟衰老。

【译文】

黄帝问：有的人年纪已经很老，却仍然能够生儿育女，这是什么原因呢?

岐伯说：这是因为他的天赋超过常人，气血经脉还能畅通，而肾气有余。虽然这样的人还有生育能力，但是就通常而言，男子不超过六十四岁，女子不超过四十九岁，精气就枯竭了。

黄帝问：通晓养生之道的人，年龄达到一百岁左右的时候，还能够生育吗?

岐伯说：通晓养生之道的人，可以预防衰老，保全形体，所以即使年事已高，也仍然能够生育子女。

【原文】

黄帝曰：余闻上古有真人①者，提挈天地②，把握阴阳。呼吸精气③，独立守神，肌肉若一，故能寿敝天地，无有终时，此其道生。

中古之时，有至人④者，淳德全道，和于阴阳⑤，调于四时⑥，去世离俗，积精全神，游行天地之间，视听八达之外，此盖益其寿命而强者也。亦归于

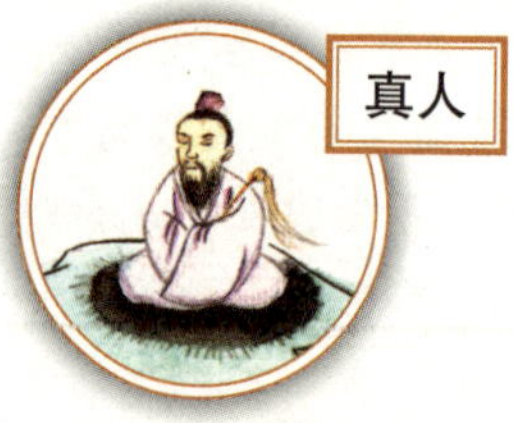
真人
①与天地阴阳同步
②汲取天地精气
③超然独处，以保持精神内守
④身体与精神合而为一

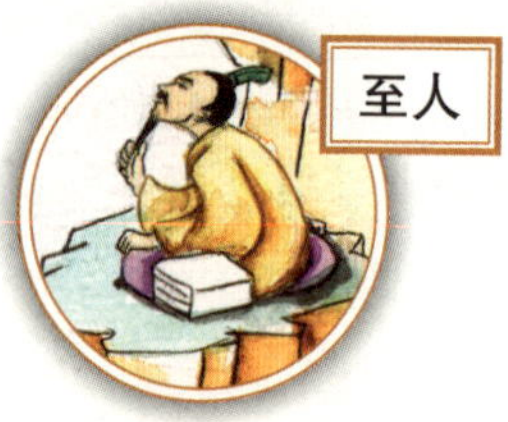
至人
①道德淳朴，合乎天地阴阳
②适应气候变迁
③避离世俗，悠游于天地间
④见闻能及八方荒远之外

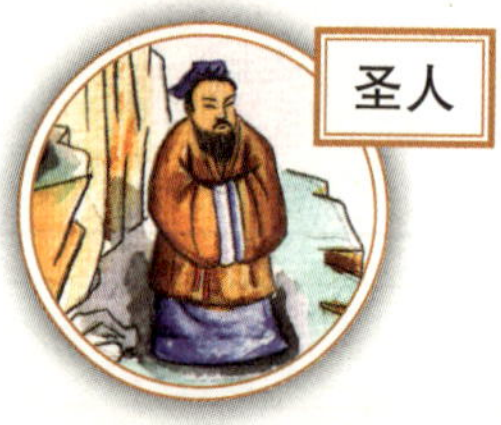
圣人
①安居天地之间
②无生气之心
③举动仿效世俗又有独特风格
④不过劳，不过思，恬愉自得

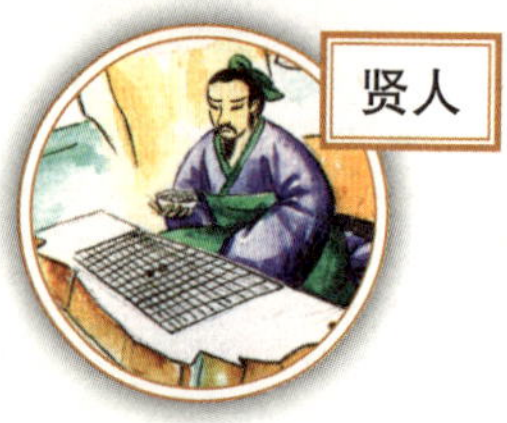
贤人
①效法天地变化
②顺从阴阳消长
③依气候调养身体
④效仿远古真人的养生之道

真人。

其次有圣人者，处天地之和，从八风⑦之理，适嗜欲于世俗之间，无恚嗔⑧之心。行不欲离于世，被服章，举不欲观于俗。外不劳形于事，内无思想之患。以恬愉⑨为务，以自得为功，形体不敝，精神不散，亦可以百数。

其次有贤人者，法则天地，象似日月。辩⑩列星辰，逆从阴阳⑪。分别四时，将从上古合同于道，亦可使益寿而有极时。

【注释】

①真人：至真之人，此处指养生修养最高的一种人。《黄帝内经》依据养生成就的高低将人分为真人、至人、圣人、贤人四种。②提挈天地：指能够把握自然变化的规律。③呼吸精气：吐故纳新、汲取天地精气的导引行气之法。④至人：指修养很高，仅次于真人的人。⑤和于阴阳：符合阴阳变化的规律。⑥调于四时：适应四时气候的变化。⑦八风：指东、南、西、北、东南、西南、西北、东北八方之风。⑧恚（huì）嗔（chēn）：怨恨愤怒。⑨恬愉：安适愉悦。⑩辩：通“辨”，分辨。⑪逆从阴阳：顺从阴阳升降的变化。逆从，偏义复词，意偏于“从”。

【译文】

黄帝说：我听说上古时代有被称为“真人”的人，他们掌握了天地阴阳变化的规律，能够吐故纳新，吸收天地间精纯的清气，超然独处，以保持精神内守，使身体与精神达到高度的协调统一，所以能与天地同寿，没有终了的时候。这样的人，因得道而长生。

中古时代，有被称为“至人”的人，他们具有淳朴完美的道德品质，能全面地掌握养生之道，符合天地阴阳的变化，顺应四时的变迁，远离世俗生活的干扰，积蓄精气，保全精神，悠游于广阔的天地自然之中，让视听直达八方之外。这就是能够延长寿命、强身健体的人，这种人也可列入“真人”的行列。

其次有被称为“圣人”的人，他们平和地安居天地之间，顺从八风的活动规律，使自己的爱好与世俗社会的习惯相适应，没有恼怒埋怨的情绪，行为不背离世俗的一般准则，但举止也不受制于世俗的规矩。他们在外不使身体因为事务而疲劳，在内不使思想背负过重的负担，以安逸、快乐为目的，过得悠然自得就会满足，所以他们的形体不容易衰惫，精神不容易耗损，寿命也可达到百岁左右。

其次有被称为“贤人”的人，他们效法天地的变化规律，观察日月的运行，分辨星辰的位置，顺从阴阳的消长，根据四时的变化调养身体，追随上古真人，使生活合乎养生之道。这样的人也能让自己的寿命得到延长，使之接近天寿。

◎四气调神大论篇：四季养生法◎

【导读】

四气，即春温、夏热、秋凉、冬寒的四时之气。调神，即调养精神。大论两个字则说明了本篇内容的重要性。四时阴阳是万物的根本，人生活在天地之间，与自然界的四时之气相通，必须适应四时气候的变化。此外，精神是人的生命活动的主宰，所以人应当顺应四时气候的变化，并调养好心神。

本篇的内容有以下几个方面：一、论述在一年四季中适应气候变化而调养形体和精神的方法；二、指出四时的异常气候对人体的消极影响；三、指出违反四时气候变化规律所导致的伤害；四、提出“不治已病治未病”的预防保健思想。

【原文】

春三月，此谓发陈①，天地俱生，万物以荣，夜卧早起，广步于庭，被发②缓形，以使志生。生而勿杀，予而勿夺，赏而勿罚，此春气之应，养生之道也。逆之则伤肝，夏为寒变③，奉长者少。

夏三月，此谓蕃秀④。天地气交，万物华实，夜卧早起，无厌于日，使志无怒，使华英成秀⑤，使气得泄，若所爱在外，此夏气之应，养长之道也。逆之则伤心，秋为痎疟⑥，奉收者少，冬至重病。

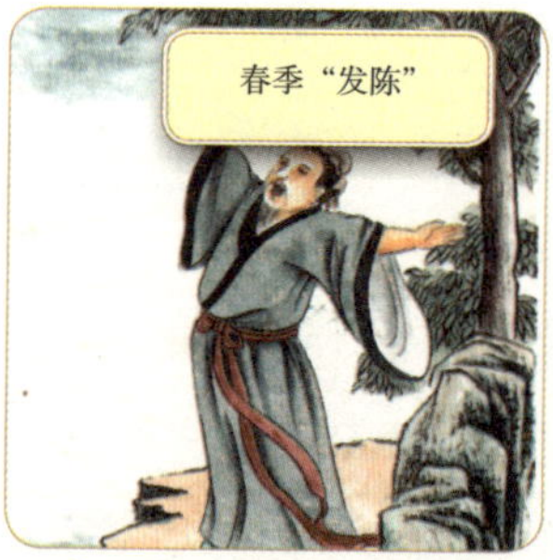

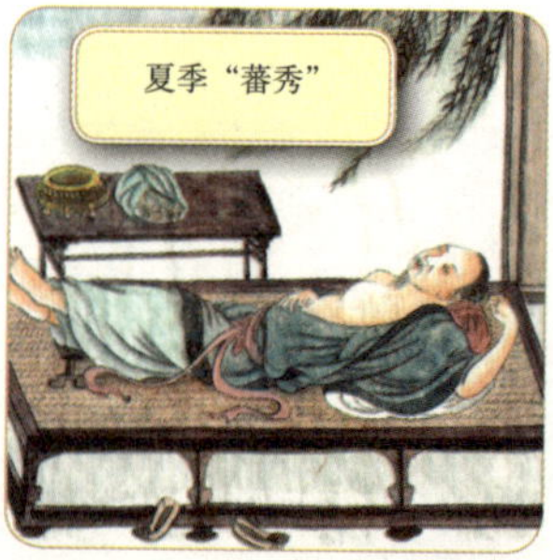

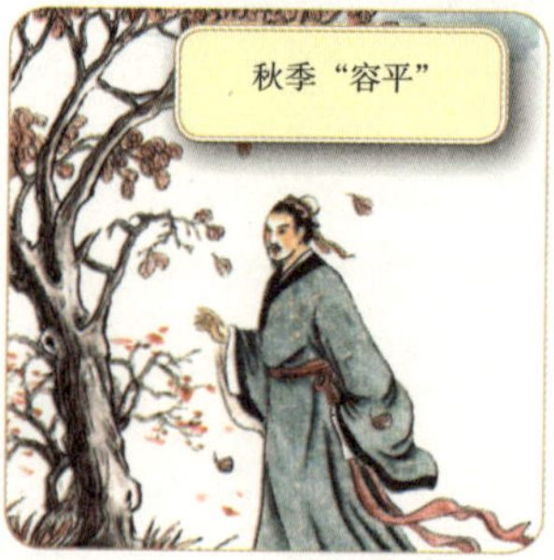

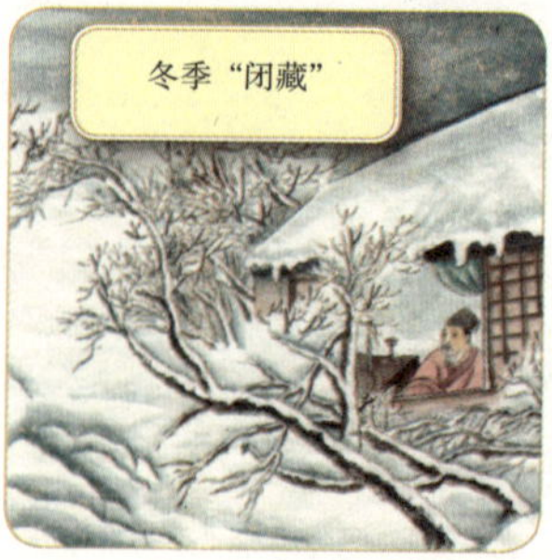

秋三月，此谓容平⑦，天气以急，地气以明，早卧早起，与鸡俱兴，使志安宁，以缓秋刑，收敛神气，使秋气平，无外其志，使肺

气清，此秋气之应，养收之道也，逆之则伤肺，冬为飧泄[8]，奉藏者少。

冬三月，此谓闭藏，水冰地坼，无扰乎阳，早卧晚起，必待日光，使志若伏若匿，若有私意，若已有得，去寒就温，无泄皮肤，使气亟夺，此冬气之应，养藏之道也，逆之则伤肾，春为痿厥[9]，奉生者少。

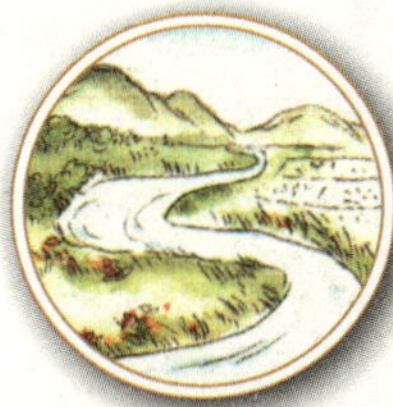

春

推陈出新，万物复苏

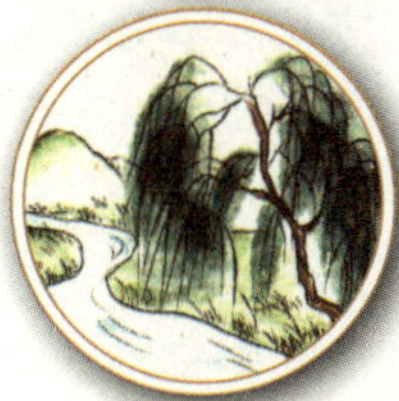

夏

万物繁茂秀美

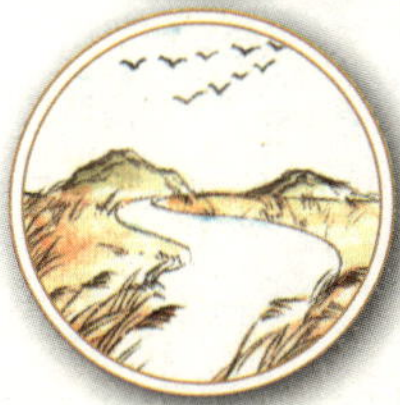

秋

万物成熟，平定收敛

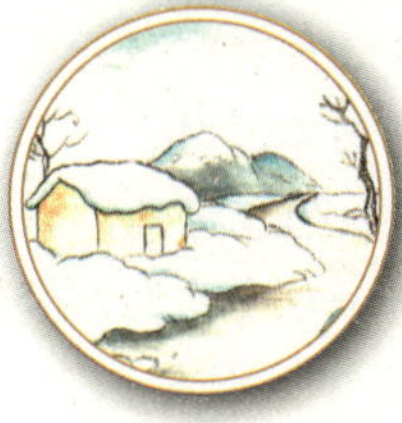

冬

生机潜伏，万物蛰藏

【注释】

①发陈：推陈出新。②被发：披散开头发。被，同“披”。③寒变：夏季所患寒性疾病的总称。④蕃（fán）秀：草木繁茂，华美秀丽。秀，华美。⑤华英成秀：这里指人的容貌面色。⑥痎（jiē）疟：疟疾的总称。⑦容平：盛满，草木到秋天已达成熟的景况。⑧飧（sūn）泄：完谷不化的泄泻。飧，本意为夕食。⑨痿厥：四肢枯痿，软弱无力。

【译文】

春季三个月，是推陈出新、万物复苏的时节。天地之间富有生气，万物欣欣向荣。此时，人们应该晚睡早起，在庭院里散步。披散头发，解开衣带，使形体舒缓，让神志随春天的生发之气畅然勃发。神志活动要顺应春生之气，而不要违逆它。这就是适应春季的气候，保养生发之气的方法。如果违背了这些方法，就会损伤肝脏，使得供给夏季长养之气的能力减弱。这样的话，夏季就会出现寒性病变。

夏季三个月，是自然界万物繁茂秀美的时节。此时，天气沉降，地气升腾，天地之气相互交融，植物开花结果，长势旺盛。人们应该晚睡早起，不要厌恶白天太长，要保持情绪怡悦；不要愤怒，要使面容像含苞待放的花朵一样秀美。要宣泄气机，使其通畅自如，让自己精神饱满，对外界事物有浓厚的兴趣。这就是适应夏季的气候，保护长养之气的方法。如果违背了这些方法，就会损伤心脏，使得供给秋天收敛之气的能力减弱。这样的话，秋天就会患上疟疾。

秋季三个月，是自然界万物成熟，平定收敛的季节。此时，天气劲急，地气清肃，人们应早睡早起，起床的时间应与鸡鸣的时间一致。保持情绪的安宁，减轻秋季肃杀之气对人体的侵害。要收敛神气，不急不躁，以使秋季的肃杀之气得以平和。不使神思外驰，以保持肺气清肃。这就是通过与秋季的特点相适应来保养人体收敛之气的方法。如果违背了这些方法，就会损伤肺脏，使得供给冬藏之气的能力减弱。这样的话，冬季就会发生飧泄病。

冬季三个月，是生机潜伏、万物蛰藏的季节。此时，水寒成冰，大地冻裂，人们勿要扰乱体内的阳气，应该早睡晚起，等到太阳出来时再起床。要使思想情绪平静伏藏，好像心里很充实又不露声色。心中好像感到非常满足，还要躲避寒冷，保持温暖。不要使皮肤开泄出汗而令阳气耗损。这就是适应冬季的气候来保养人体闭藏之气的方法。如果违背了这些方法，就会损伤肾脏，使得供给春生之气的能力减弱。这样的话，春天就会发生痿厥病。

【原文】

天气，清净光明者也，藏德不止，故不下也。天明①则日月不明，邪害空窍②，阳气者闭塞，地气者冒明，云雾不精③，则上应白露不下。交通不表，万物命故不施④，不施则名木多死。恶气不发，风雨不节，白露不下，则菀槁不荣⑤。贼风数至，暴雨数起，天地四时不相保⑥，与道相失，则未央⑦绝灭。唯圣人从之，故身无奇病，万物不失，生气不竭。

逆春气，则少阳⑧不生，肝气内变。逆夏气，则太阳不长，心气内洞⑨。逆秋气，则太阴不收，肺气焦满。逆冬气，则少阴不藏，肾气独沉⑩。夫四时阴阳⑪者，万物之根本也，所以圣人春夏养阳，秋冬养阴⑫，以从其根，故与万物沉浮于生长之门。逆其根，则伐其本，坏其真⑬矣。故阴阳

<table>
<tr><td rowspan="2">阴阳失调</td><td rowspan="2">逆四时之气</td><td>自然界</td><td>产生旱涝灾害</td><td>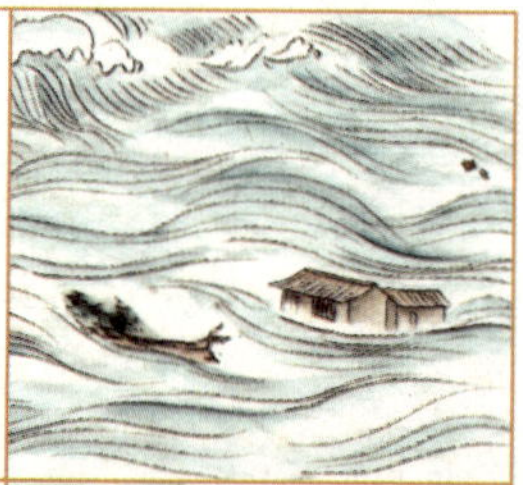</td></tr>
<tr><td>人体</td><td>患病不起</td><td>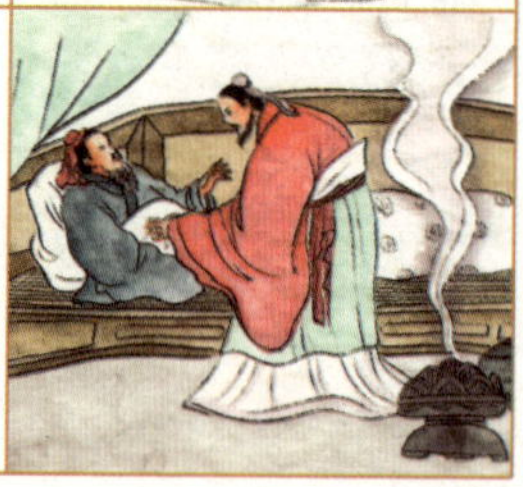</td></tr>
</table>

四时者，万物之终始也，死生之本也。逆之则灾害生，从之则苛疾不起，是谓得道。道者，圣人行之，愚者佩之。从阴阳则生，逆之则死，从之则治，逆之则乱。反顺为逆，是谓内格⑭。

是故圣人不治已病治未病，不治已乱治未乱，此之谓也。夫病已成而后药之，乱已成而后治之，譬犹渴而穿井，斗而铸锥，不亦晚乎！

【注释】

① 天明：即天蒙。阴霾晦暗。张介宾："惟天藏德，不为自用，故日往月来，寒往暑来，以成阴阳造化之道。设使天不藏德，自专其明，是则大明见则小明灭，日月之光隐矣，昼夜寒暑之令废，而阴阳失其和矣，此所以大明之德不可不藏也。所喻之意，盖谓人之本元不固，发越于外而空窍疏，则邪得乘虚而害之矣。" ② 空（kǒng）窍：即孔窍。空，孔，洞。③ 不精："精"与"睛"通，即不晴。④ 不施（yì）：不得生长延续。⑤ 菀（yù）槁不荣：生气蓄积不通而枯槁失荣。⑥ "天地"之句：春、夏、秋、冬不能保持阴阳变化的正常规律。⑦ 未央：即不到一半。⑧ 少阳：指与春季相应的机能。根据阴阳学说，春季为少阳，夏季为太阳，秋季为少阴，冬季为太阴。⑨ 内洞：内里空虚。洞，空虚。⑩ 独沉：一作"浊沉"，功能低下。⑪ 四时阴阳：指春温、夏热、秋凉、冬寒的四季变化和一年阴阳变化规律。⑫ 春夏养阳，秋冬养阴：春夏保养心肝，秋冬保养肺肾。⑬ 坏其真："真"有"身"义，即坏其身。⑭ 内格：古病名，即关格，临床表现为水谷不入（关闭），二便不通（阻格）。

【译文】

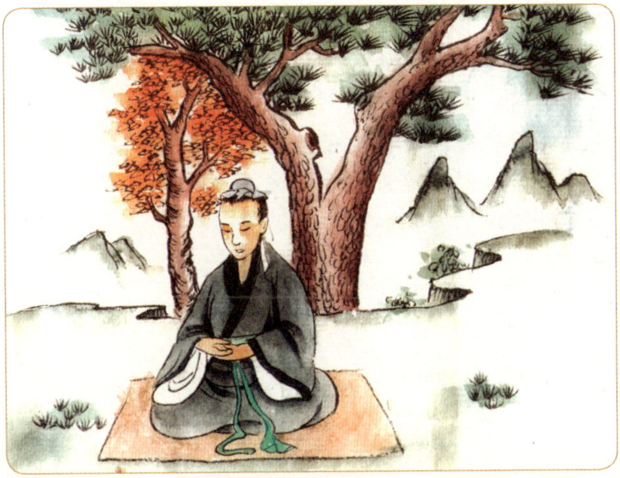

圣人不会等到生病之后再去治疗，而会在疾病发生之前就先预防。

天气，是清净光明的，蕴藏着清净光明的生生之德，运行不止，所以能永远保持它内蕴的力量而不会衰弱消亡。如果天气阴晦，日月就会失去光辉，阴霾邪气也会乘虚而入，酿成灾祸。这会导致阳气闭塞不通，沉浊的地气遮蔽光明。云雾弥漫，地气不得上应于天，甘露也就不能降下了。天地之气不能交融，万物的生命就不能成长，就连自然界里的名果珍木也会枯死。邪恶乖戾之气不能发散，风雨失节，甘露当降而不降，草木得不到滋养，就会失去生机，茂盛的禾苗也会枯竭凋败。狂风时时侵袭，暴雨不断袭击，天地四时的变化失去了秩序，违背了正常的规律，致使万物的生命在生长的中途就死亡了。只有圣人能顺应自然的变化，注重养生之道，所以身体就不会患严重的疾病。如果万物也能顺应自然变化，注重养生之道，那么它们的生气就不会衰竭。

如果违背了春生之气，少阳之气就不能生发，这会导致肝气内郁而发生病变。如果违背了夏长之气，太阳之气就不能生长，这会引发心气衰竭。如果违背了秋收之气，太阴之气就不能收敛，这会使肺气焦热、胀满。如果违背了冬藏之气，少阴之气就不能潜藏，这会导致肾气不能蓄藏，出现泻泄等疾病。一年四季的阴阳变化，是万物的生命之本，所以圣人在春夏季节保养阳气，以适应生长的需要；在秋冬季节保养阴气，以适应收藏的需要。这样做便符合了养生的根本规律。与万物一同在春生、夏长、秋收、冬藏的四时循环中运动发展。如果违背了这一规律，就会损坏人体的本元，使身体受到伤害。所以说，阴阳四时的变化，既是万物生长的由来，又是盛衰存亡的根本。违背了它，就会发生灾害；顺应了它，就不会患上重病，这才是真正的养生之道。对于这种养生之道，只有圣人能够切实奉行，愚人则会经常违背。对于四时的阴阳变化规律，顺应了就能生存，违背了就会死亡。顺应了它，人体就会健康；违背了它，人体就容易患病。如果不顺应这一规律，而是违背四时的阴阳变化，就会使身体与自然环境相格拒而生病，病名叫关格。

所以，圣人不会等到生病之后再去治疗，而会在疾病发生之前就先预防。这就像治理动乱，不是在动乱发生之后再去治理，而是在动乱发生之前就先防止。这里所讲的就是这个道理。如果等疾病发生之后再去治疗，等动乱发生之后再去治理，那就如同口渴了才去挖井，临上战场才去铸造兵器，那不是太晚了吗？

◎生气通天论篇：不生病的智慧◎

【导读】

生气，是指人体生命活动的内在动力。通，即相通的意思。天，自然界的代称。中国古代的传统医学认为，人的生命活动与自然相通，二者有着密切的关系。这就是“天人相应”的观点，也是本篇的核心思想。

本篇的主要内容有：一、指出人体内阳气的重要性，以及阳气损伤后引起的各种病变；二、指出阴阳平衡协调，是维持人体健康的重要因素；三、指出四时气候和饮食五味都能影响五脏，进而引发疾病。

【原文】

黄帝曰：夫自古通天者，生之本，本于阴阳。天地之间，六合①之内，其气九州、九窍、五脏、十二节②，皆通乎天气。其生五③，其气三④，数犯此者，则邪气伤人，此寿命之本也。

苍天⑤之气，清净则志意治⑥，顺之则阳气固，虽有贼邪⑦，弗能害也，此因时之序。故圣人传⑧精神，服天气，而通神明⑨。失之则内闭九窍，外壅⑩肌肉，卫气⑪散解，此谓自伤，气之削也。

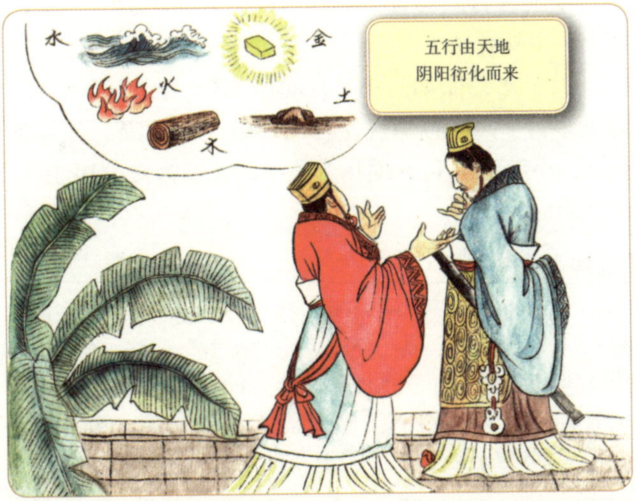

天之阴阳化生出地之五行。

【注释】

①六合：东、南、西、北四方与上、下合称为六合。②九州：古指冀、兖、青、徐、扬、荆、豫、梁、雍为九州。九窍：上七窍，耳、目、鼻各两窍，口一窍；下二窍，肛门、尿道。十二节：四肢各有三大关节，上肢，腕、肘、肩；下肢，踝、膝、

髋，共十二节。③ 其生五："其"指天之阴阳，"五"指金、木、水、火、土五行。④ 其气三：指阴阳之气各有三，即三阴三阳，一说为天气、地气、运气。⑤ 苍天：天空，天气。⑥ 治：平和调畅。⑦ 贼邪：贼风邪气，泛指外界的致病因素。⑧ 传：通"抟"，聚会，集中。⑨ 服天气：即《上古天真论》中之"呼吸精气"，吸取天地之气。神明：指阴阳的变化。⑩ 壅：阻塞。⑪ 卫气：属于阳气的一种，有抵御外邪的机能，如同保卫于人体最外层的藩篱，所以称为"卫气"。

【译文】

黄帝说：自古以来，人的生命活动与自然界的变化始终是息息相通的，这是生命的根本，而这个根本就是天之阴阳。天地之间，六合之内，无论是天下的九州之地，还是人的九窍、五脏、十二节，都与自然之气相通。天之阴阳化生出地之五行，阴阳之气又依盛衰消长而分为三阴三阳。如果一个人经常违背阴阳五行的变化规律，邪气就会伤害人体。因此，适应这个规律是寿命得以延续的根本。

天地间的天气清净，人的精神就相应地调畅平和。顺应天气的变化，阳气就会充实，即使有贼风邪气，也不能侵害人体。这是适应时序阴阳变化的结果。所以，圣人能够聚精会神，呼吸天地精气，通达阴阳变化之理。如果违背了这一原则，在内就会使九窍不通，在外就会使肌肉壅塞，卫气涣散而不能固守。人们不能适应自然变化，使阳气受到削弱，从而给自己造成了这样的伤害。

【原文】

阳气者若天与日，失其所则折寿而不彰①，故天运当以日光明。是故阳因而上，卫外者也。

因于寒，欲如运枢②，起居如惊③，神气乃浮。因于暑，汗，烦则喘喝，静则多言④，体若燔炭，汗出而散。因于湿，首如裹⑤，湿热不攘⑥，大筋緛短⑦，小筋弛⑧长，緛短为拘⑨，弛长为痿。因于气，为肿，四维⑩相代，阳气乃竭。

【注释】

① 折寿：短寿。不彰：不明。彰，明，著。② 运枢：即连枢，是说动转不灵，比喻志意不舒畅。③ 惊：妄动。④ "烦则"两句：指阳证热证的一种表现。喝，是指喘气急促而发出的一种声音。⑤ 首如裹：头部沉重不舒爽，好像有物蒙裹。⑥ 攘：排除。⑦ 緛（ruǎn）短：收缩。⑧ 弛：松懈。⑨ 拘：踡缩不伸而拘挛。⑩ 四维：古人认为天由四柱支撑，称其"四维"。这里指人的四肢。

【译文】

人体的阳气，就像天上的太阳一样重要。如果阳气失去了正常的位次而不能发挥其重要作用，人就会减损寿命或夭折，生命机能也会暗弱不足。天体的正常运行，是借助太阳的光明普照而显现的。同样，人体的阳气也应当在上部和体表运行，以起到保护身体，抵御外邪的作用。

如果人感受了寒邪，阳气就会像门轴在门臼中运转一样活动于体内，人会起居不宁，扰动阳气，使神气外泄而浮荡。如果感受了暑邪，就会多汗而烦躁，呼呼地喘气，即使烦喘停下，也会多言多语。身体发高热，好像炭火烧灼一样，必须出汗，热邪才能退去。如果感受了湿邪，头部就会像有东西包裹一样沉重，如果湿热不能及时排出，就会伤害大小诸筋，而出现大筋收缩不能伸展，小筋松软无力。大筋收缩不能伸展会造成拘挛，小筋松软无力会造成痿弱。如果感受了风邪，就会出现浮肿，四肢交替着疼痛难忍——这就是阳气已经衰竭的表现。

【原文】

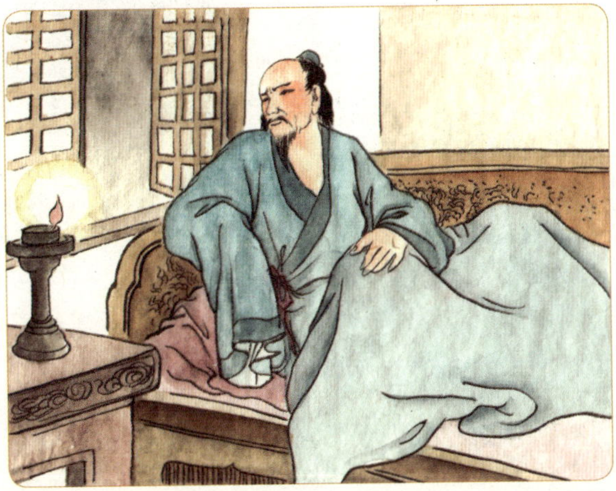

人体过度烦劳时，阳气就会亢盛而外张，使阴精逐渐耗竭。

阳气者，烦劳则张[①]，精绝[②]，辟积[③]于夏，使人煎厥[④]。目盲不可以视，耳闭不可以听，溃溃乎若坏都[⑤]，汩汩[⑥]乎不可止。阳气者，大怒则形气绝，而血菀于上[⑦]，使人薄厥[⑧]。有伤于筋，纵，其若不容[⑨]，汗出偏沮[⑩]，使人偏枯[⑪]。汗出见湿，乃生痤疿[⑫]。高梁[⑬]之变，足生大丁，受如持虚。劳汗当风，寒薄为皶[⑭]，郁乃痤。

阳气者，精则养神，柔则养筋。开阖不得，寒气从之，乃生大偻[⑮]。陷脉为瘘[⑯]，留连肉腠[⑰]，俞[⑱]气化薄，传为善畏，及为惊骇。营气不从，逆于肉理，乃生痈肿。魄汗[⑲]未尽，形弱而气烁[⑳]，穴俞以闭，发为风疟。

【注释】

① 张：亢盛而外越。② 精绝：是指水谷精气衰竭。阳气亢盛导致阴精伤耗。③ 辟积：病久而重复积累。辟，通“襞”，裙褶。这里引申为累积。④ 煎厥：病名。因为这

人赖阳气以为本

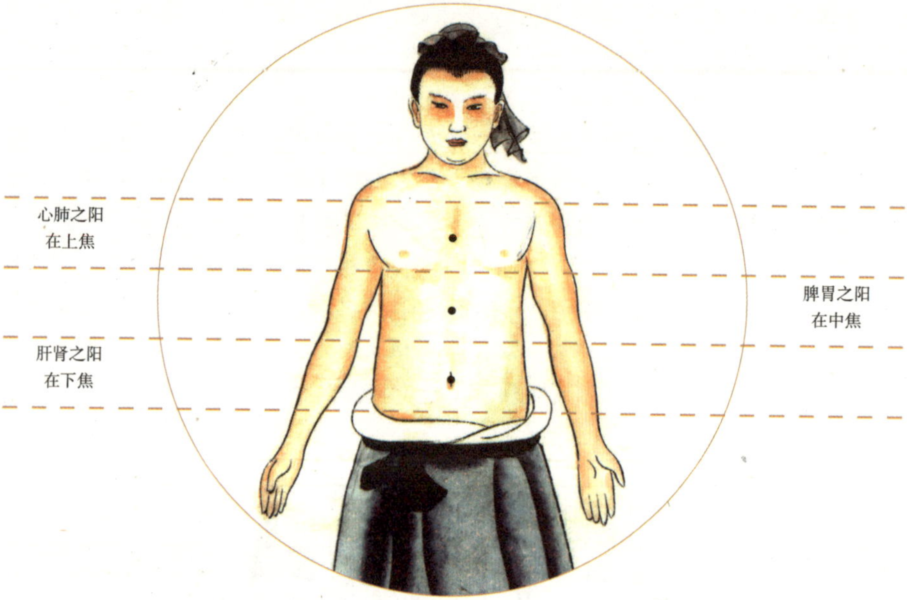

种厥的发生不是偶然的，而是有一定的原因，并逐渐积累成的，如物之煎熬而然，所以称“煎厥”。临床表现为耳鸣、目盲、突然昏厥。⑤ 溃溃：溃决。都：水泽所聚之处的堤防。⑥ 汩汩（gǔ）：象声词，形容水势汹涌，不可遏止。⑦ 血菀（yù）于上：血淤于头部。菀，通“蕴”，郁结。⑧ 薄厥：即“暴厥”，发病急骤之厥证。薄，通“迫”。⑨ 不容：肢体不能随意运动。⑩ 汗出偏沮（jǔ）：汗出偏于身体半侧。一说沮为“袒”的形误。⑪ 偏枯：半身不遂。⑫ 痤（cuó）：小疮疖。痱（fèi）：汗疹。⑬ 高：通“膏”，指肥甘之味。梁：通“粱”，即细粮、精米。⑭ 皶（zhā）：粉刺。⑮ 大偻（lóu）：曲背。⑯ 陷脉：邪气深入脉中。瘘（lòu）：日久成脓溃漏，都叫作“瘘”。⑰ 留连：留滞。肉腠（còu）：肌肉纹理。⑱ 俞（shù）：通“腧”，经络的孔穴。⑲ 魄汗：古人认为肺主皮毛，肺藏魄，所以称其为“魄汗”。⑳ 气烁：气消。

【译文】

人体过度烦劳时，阳气就会亢盛而外张，使阴精逐渐耗竭。这样反复多次，就会使阳气更盛而阴精愈衰，到夏季暑热之时，就容易使人发生煎厥病。主要症状是眼睛昏蒙看不见东西，耳朵闭塞听不到声音，病势危急就像湖水溃决、急流奔泻一样不可遏止。人体的阳气，在大怒时就会上逆，血随气升而淤积于上，与身体其他部位阻隔不通，使人发生暴厥。如果伤及诸筋，就会使筋弛缓不收，不能自由运动。经常半身出汗的，会发生偏枯病，半身不遂。出汗的时候，遇到湿邪阻遏就容易发生小的疮疖和痱子。经常吃肥肉、精米等美味，就会导致疔疮发生，会很容易患病，就像拿着空的容器接东西一样。风寒邪气如果在一个人劳动出汗时遇到，就会迫聚于皮肤腠理形成粉刺，郁积化热而成为疮疖。

人体的阳气，既能养神而使精神爽慧，又能养筋而使诸筋柔韧。如果汗孔的开闭调节失常，寒气就会侵入，损伤阳气，引发身体俯曲不伸的大偻病。如果寒气深入于经脉中，营气不能顺利地顺着经脉运行，阻逆于肌肉之间，就会发生痈肿。如果邪气滞留在肌肉纹理内，日久而深入血脉，就会导致形成瘘疮。如果寒气从腧穴侵入，向内伤及五脏，损伤神志，就会导致恐惧和惊骇的征象出现。如果汗出不透，形体衰弱，阳气被消耗，腧穴闭塞，就会发生风疟。

【原文】

故风者，百病之始也，清静则肉腠闭拒，虽有大风苛毒①，弗之能害。此因时之序也。

故病久则传化②，上下不并③，良医弗为。故阳畜④积病死，而阳气当隔，隔者当泻，不亟正治，粗⑤乃败之。故阳气者，一日而主外，平旦人气生，日中而阳气隆，日西而阳气已虚，气门⑥乃闭。是故暮而收拒，无扰筋骨，无见雾露，反此三时⑦，形乃困薄。

【注释】

① 苛毒：厉害的毒邪，指剧烈的致病因素。② 传：病邪传入其他经络或脏腑。化：变生出其他病证。③ 上下不并：上下之气不能交流相通。④ 畜：蓄积。畜，同“蓄”。阳气蓄积之后就乖隔不通，所以说“阳气当隔”。⑤ 粗：粗工，医术低下的医生。⑥ 气门：汗孔。中医认为肺主气，司呼吸，外合于皮毛，故将皮肤的汗孔称为“气门”。⑦ 三时：指平旦、日中、日暮。

【译文】

风是引起各种疾病的起始因素。不过，只要人能保持精神安定，劳逸适度，遵守养生的原则，那么肌肉腠理就会密闭而有抗拒外邪的能力，即使有大风苛毒的侵袭，也不能造成伤害。这是顺应时序的变化规律来养生的结果。

所以，如果疾病长期不能治愈，就会传导变化，发生其他疾病。到了上下之气不能相通、阴阳阻隔的时候，再高明的良医，也无能为力了。人体的阳气过分蓄积，淤阻不通时，也会致死。这种阳气蓄积、阻隔不通的疾病，应当采用泻的方法治疗，如果不迅速正确施治，而被医术低下的庸医所误，就会导致死亡。人体的阳气，白天都运行于体表：清晨的时候，阳气开始活跃，并向外生发；中午时，阳气达到最旺盛的阶段；日落时，体表的阳气逐渐衰退，汗孔也开始闭合。所以，到了晚上，阳气收敛而拒守在身体内部，这时不要扰动筋骨，也不要接近雾露。如果违反了一天之内这三个时间的阳气活动规律，形体就会被邪气侵扰，逐渐困乏而衰弱。

【原文】

岐伯曰：阴者，藏精而起亟①也；阳者，卫外而为固也。阴不胜其阳，则脉流薄疾②，并乃狂。阳不胜其阴，则五脏气争，九窍不通。是以圣人陈③阴阳，筋脉和同，骨髓坚固，气血皆从。如是则内外调和，邪不能害，耳目聪明，气立如故。

风客淫④气，精乃亡⑤，邪伤肝⑥也。因而饱食，筋脉横解⑦，肠澼⑧为痔。因而大饮，则气逆。因而强力，肾气乃伤，高骨⑨乃坏。

凡阴阳之要，阳密乃固，两者不和⑩，若春无秋，若冬无夏。因而和之，是谓圣度⑪。故阳强不能密，阴气乃绝，阴平阳秘，精神乃治，阴阳离决，精气乃绝。

因于露⑫风，乃生寒热。是以春伤于风，邪气留连，乃为洞泄⑬。夏伤于暑，秋为痎疟。秋伤于湿，上逆而咳，发为痿厥。冬伤于寒，春必温病。四时之气，更伤五脏。

【注释】

①藏精而起亟：张介宾认为“亟即气也”，即体内贮藏的阴精是气的来源。②薄疾：急迫而快速。薄，通“迫”，急迫。③陈：讲、说的意思。④客：邪气从外面侵入，如同客从外来。淫：渐渐侵害元气。⑤亡：损耗。⑥伤肝：《阴阳应象大论》提到“风气通于肝”，所以说伤肝。⑦横解（xiè）：横逆弛缓。解，通“懈”。⑧肠澼（pì）：泻脓血，即痢疾。⑨高骨：腰间脊骨。⑩不和：指阴阳偏胜。和，平衡协调。⑪圣度：最好的养生准则或治疗方法。⑫露：露水。这里引申其意，作动词，有“触冒”之意。⑬洞泄：水谷不化而泄泻。

【译文】

岐伯说：阴是把精气蓄藏在体内，而不断地扶持阳气的；阳是从外部卫护人体，而使体表坚固紧密的。如果阴不胜阳，阳气亢盛，就会使血脉流动急迫快速。如果再感受热邪，阳气更盛，就会引发狂病。如果阳不胜阴，阴气亢盛，就会使五脏之气不调，以致九窍不通。所以，圣人调整阴阳的平衡，使其没有偏胜，才能筋脉调和，骨髓坚固，血气通畅。这样一来，内外阴阳之气便得到了调和，邪气不能侵害，耳聪目明，气机也会得到正常运行。

风邪侵犯人体，损害阳气，并逐渐侵入内脏，阴精就会日渐消亡，这是由于邪气伤害了肝脏。如果饮食过饱，就会使胃的筋脉横逆迟缓，而发生下泻脓血的痢疾及痔疮等病证。如果饮酒过量，就会造成肺气上逆。如果勉强入房，就会损伤肾气，腰部脊椎骨也会受到损伤。

大凡阴阳的关键，在于阳气的坚固致密。阳气坚固致密，阴气才能固守于内。阴阳不协调，就像一年之中，只有春天而没有秋天，只有冬天而没有夏天一样。因此，阴阳的协调配合、相互作用，是养生的最高法则。所以，阳气过盛，不能固密，阴气就会亏损衰竭；阴气和平，阳气固密，人的精神才会旺盛；如果阴阳分离而不能相交，人的精气就会随之而竭绝。

如果受到雾露风寒等邪气的侵犯，就会发生寒热。所以，春天被风邪所伤，邪气滞留不去，会发生急骤的泄泻；夏天被暑邪所伤，到秋天会发生疟疾；秋天被湿邪所伤，邪气上逆，会发生

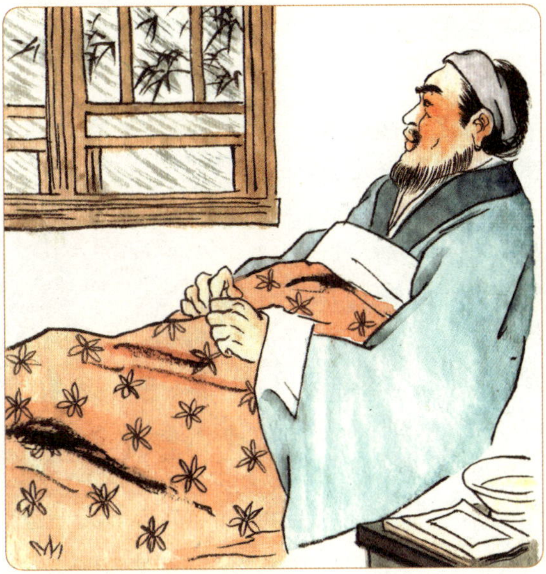

风邪侵犯人体会损害阳气，使人生病。

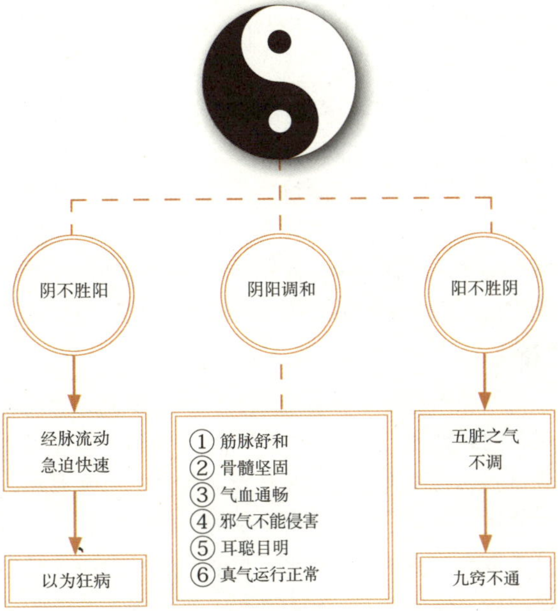

咳嗽，并且这种病证可能会发展成为痿厥病；冬天被寒气所伤，到来年的春天，就必定要发生温病。这就是说，四时的邪气，会交替伤害人的五脏。

【原文】

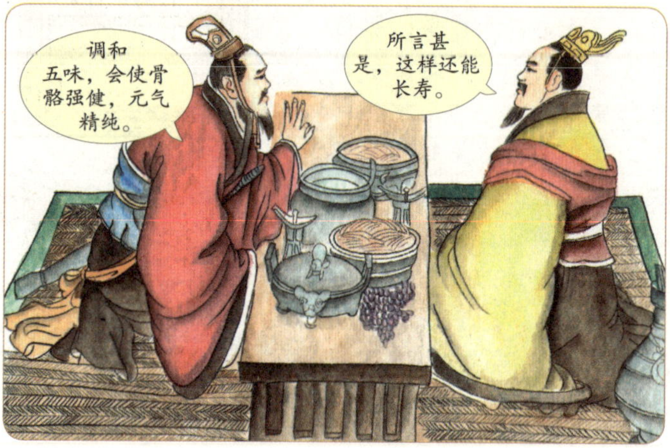
调和五味，会使骨骼强健，元气精纯。
所言甚是，这样还能长寿。

阴精的产生，来源于饮食五味的营养。

阴之所生，本在五味①，阴之五宫②，伤在五味。是故味过于酸，肝气以津③，脾气乃绝。味过于咸，大骨气劳，短肌④，心气抑⑤。味过于甘，心气喘满，色黑，肾气不衡。味过于苦，脾气不濡⑥，胃气乃厚⑦。味过于辛，筋脉沮⑧弛，精神乃央⑨。是故谨和五味，骨正筋柔，气血以流，腠理以密，如是则骨气以精，谨道如法，长有天命。

【注释】

①五味：酸、苦、甘、辛、咸。这里指饮食的五味。②五宫：五脏。五脏，古文作"五藏"。"藏"本为藏物之处。古人认为，五脏是储藏精气之所，故命名为"藏"，后又造"臟"以与普通藏物之处相区别，简化作"脏"。宫，上古时代泛指房屋。房屋为人之居所，所以"宫"与"藏"意义相同，故五脏也称为"五宫"。③津：渡口。这里引申为"溢满"。④短肌：皮肤干枯，不润泽。⑤气抑：气郁滞不舒。⑥濡：濡滞。⑦厚：反训为"薄"。⑧沮：败坏，衰败。⑨央：通"殃"，受伤。

【译文】

阴精的产生，来源于饮食五味的营养。不过，贮藏阴精的五脏，也会因过食五味而受到伤害。过食酸味，会使肝气集聚而亢盛，脾气就会衰竭；过食咸味，会使骨骼损伤，肌肉短缩，心气就会抑郁；过食甜味，会导致心气满闷，气逆作喘，面色发黑，这样肾气就会失去平衡；过食苦味，会使脾气过燥而濡滞，胃气就会薄弱；过食辛味，会使筋脉败坏、弛纵，精神就会受损。因此，谨慎地调和五味，会使骨骼强健，筋脉柔和，气血通畅，腠理固密，元气精纯。总之，重视养生之道，并且依照正确的方法加以实行，就能长久地享受自然的寿命。

◎金匮真言论篇：疾病从哪里来◎

【导读】

金匮，即用金属制成的藏书柜，用于收藏珍贵的典籍。真言，即真理之言。本篇主要论述了“五脏应四时”的理论。这是中医学的核心理论之一，所以被称为需要用金匮收藏的真理之言。

本篇的主要内容包括：一、阐明四时气候和五脏的对应关系，以及各类季节性疾病的发生原因和条件；二、介绍一日之中各个时段以及人体各个部位的阴阳关系，说明阴阳学说在医学上的作用；三、论述人体、四时、五行、五色、五味、五音等之间的联系和对应情况。

【原文】

黄帝问曰：天有八风，经有五风①，何谓？

岐伯对曰：八风发邪②，以为经风，触五脏，邪气发病。所谓得四时之胜③者，春胜长夏，长夏④胜冬，冬胜夏，夏胜秋，秋胜春。所谓四时之胜也。

东风生于春⑤，病在肝⑥，俞在颈项⑦；南风生于夏，病在心，俞在胸胁；西风生于秋，病在肺，俞在肩背；北风生于冬，病在肾，俞在腰股⑧；中央为土，病在脾，俞在脊。

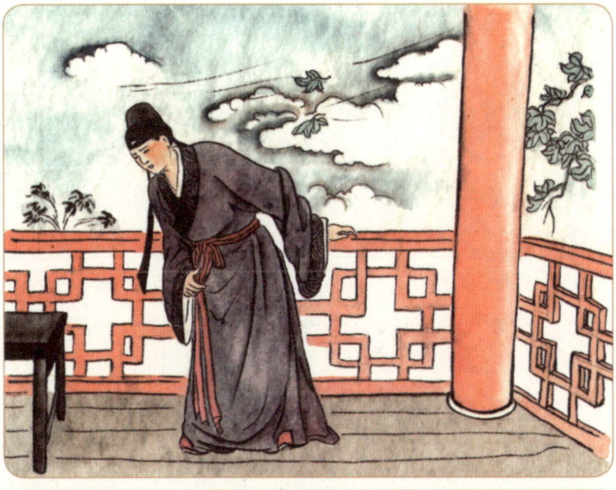

秋季邪气伤人，疾病多发生在肩背。

故春气⑨者病在头，夏气者病在脏⑩，秋气者病在肩背，冬气者病在四支⑪。

故春善病鼽衄⑫，仲夏善病胸胁，长夏善病洞泄寒中⑬，秋善病风疟，冬善病痹厥⑭。

故冬不按跻[15]，春不鼽衄，春不病颈项，仲夏不病胸胁，长夏不病洞泄寒中，秋不病风疟，冬不病痹厥、飧泄而汗出也。

【注释】

① 八风：八方之风。五风：指肝风、心风、脾风、肺风、肾风五脏之风。② 八风发邪：张志聪："八方不正之邪风，发而为五经之风，触人五脏，则邪气在内而发病也。" ③ 胜：克制。④ 长夏：夏秋两季之间，相当于农历的六月。⑤ 东风生于春：马元台认为"春主甲乙木，其位东，故东风生于春。"南风、北风、西风可依此类推。⑥ 病在肝：根据五行学说，春季与东方及人的肝脏对应，东风成为致病邪气则伤肝，所以说病在肝。此外，在心、在肺、在脾、在肾皆可依此类推。⑦ 俞在颈项：王冰："春气发荣于万物之上，故俞在颈项。"俞，通"腧"（shù），腧穴。"腧"与"输"为同源字，有运输气血的意思。腧穴既是气血积聚处，也是外邪侵入人体的通道。从根本意义上说，俞、腧、输三字可以通用，但在《黄帝内经》的不同篇章中用的字不同，可见其并非一人一时之作。本书除通假字之外，指具体腧穴时均用"俞"，指腧穴总称时均用"腧"。⑧ 股：大腿。⑨ 气：外界气候。⑩ 脏：内脏。此处指心。⑪ 四支：即四肢。⑫ 鼽（qiú）：鼻塞流涕。衄（nǜ）：鼻出血。⑬ 寒中：寒气在中，指里寒证。⑭ 痹厥：手足麻木逆冷。⑮ 按跻（qiāo）：按摩导引。这里是指扰动筋骨的过度活动。

【译文】

黄帝问道：天有八方之风，人的经脉有五脏之风，是什么意思呢？

岐伯回答说：自然界的八方之风是外部的致病邪气，它侵犯经脉，产生经脉的风病，风邪还会继续随着经脉侵害五脏，使五脏发生疾病。所谓的感受一年中四时季节相克的情况，指的是春胜长夏，长夏胜冬，冬胜夏，夏胜秋，冬胜春。某个季节出现了克制它的季节气候，就是所说的四时相胜。

东风生于春季，通常引发肝脏的病变，病邪从颈部侵入；南风生于夏季，通常引发心脏的病变，病邪由胸胁侵入；西风生于秋季，通常引发肺部的病变，病邪由肩背侵入；北风生于冬季，通常引发肾部的病变，病邪由腰股侵入；长夏季节和中央的方位属于土，通常引发脾部的病变，病邪从脊部侵入。

所以，春季邪气伤人，疾病多发生在头部；夏季邪气伤人，疾病多发生在心脏；秋季邪气伤人，疾病多发生在肩背；冬季邪气伤人，疾病多发生在四肢。

所以，春天多发生鼻流清涕和鼻出血的病患，夏天多发生在胸胁部位的疾患，长夏多出现腹泻等里寒病，秋天多发生风疟病，冬天多发生痹厥病。

因此，冬天不做剧烈运动扰乱体内的阳气，来年春天就不会发生鼽衄和颈项部位的疾病，夏天就不会出现胸胁的疾患，长夏季节就不会发生腹泻一类的里寒病，秋天就不会发生风疟病，冬天也不会发生痹厥、飧泄、出汗过多等病证。

【原文】

夫精[①]者，身之本也。故藏于精者，春不病温。夏暑汗不出者，秋成风疟。此平人脉法也。

故曰：阴中有阴，阳中有阳。平旦至日中[②]，天之阳，阳中之阳也；日中至黄昏[③]，天之阳，阳中之阴也；合夜至鸡鸣[④]，天之阴，阴中之阴也；鸡鸣至平旦[⑤]，天之阴，阴中之阳也。故人亦应之。

夫言人之阴阳，则外为阳，内为阴。言人身之阴阳，则背为阳，腹为阴。言人身之脏腑中阴阳，则脏者为阴，腑者为阳。肝心脾肺肾五脏皆为阴，胆胃大肠小肠膀胱三焦六腑皆为阳。所以欲知阴中之阴、阳中之阳者何也？为冬病在阴，夏病在阳，春病在阴，秋病在阳，皆视其所在，为施针石[⑥]也。故背为阳，阳中之阳，心也；背为阳，阳中之阴，肺也；腹为阴，阴中之阴，肾也；腹为阴，阴中之阳，肝也；腹为阴，阴中之至阴[⑦]，脾也。此皆阴阳表里内外雌雄相输应[⑧]也。故以应天之阴阳也。

【注释】

①精：饮食所化的精华，人类生殖的原质都叫精。②平旦至日中：清晨至中午，即六时至十二时。③日中至黄昏：中午至日落，即十二时至十八时。④合夜至鸡鸣：日落至半夜，即十八时至二十四时。⑤鸡鸣至平旦：半夜至清晨，即零时至六时。⑥针：针刺。石：砭石。⑦至阴：根据中医理论，脾属土。古人认为天为最大的阳，地为最大的阴，即至阴，所以脾为至阴。⑧阴阳、表里、内外、雌雄：这些相对的名词都是用来取象比类说明阴阳的。输应：阴阳、表里、内外、雌雄发生相互对应、呼应的关系。

【译文】

精，是人体的根本。所以，阴精内藏而不外泄，春天就不会患上温热病。夏天暑热之时如果不能排汗散热，到秋天就会患上风疟病。

所以说：阴阳之中，各有阴阳。白昼属阳。清晨到中午，是阳中之阳；中午到黄昏，则是阳中之阴。夜晚属阴。日落到半夜，是阴中之阴；半夜到清晨，则是阴中之阳。人的阴阳之气也是这样。

就人体阴阳而论，外部属阳，内部属阴。就身体的部位来说，背部为阳，腹部为阴。就脏腑的阴阳来说，脏属阴，腑属阳。肝、心、脾、肺、肾五脏都属阴，胆、胃、大肠、小肠、膀胱、三焦六腑都属阳。为什么要了解阴阳之中

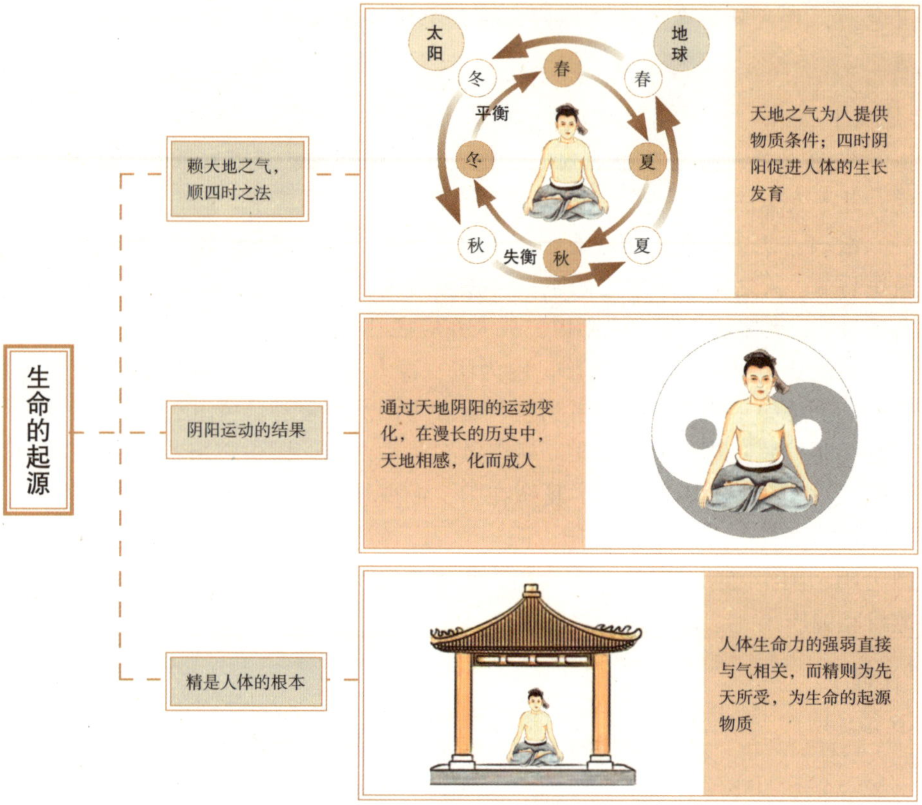

各有阴阳的道理呢？因为只有据此来诊断四时疾病的阴阳属性，才能正确地进行治疗。冬病发生在阴，夏病发生在阳，春病发生在阴，秋病发生在阳，都要根据疾病各自所在的部位来进行针刺和砭石的治疗。所以，背部为阳，阳中之阳为心；背部为阳，阳中之阴为肺；腹部为阴，阴中之阴为肾；腹部为阴，阴中之阳为肝；腹部为阴，阴中的至阴为脾。以上都是人体阴阳、表里、内外、雌雄相互联系和对应的关系。因此，人与自然界的阴阳变化是相应的。

【原文】

帝曰：五脏应四时，各有收受①乎？

岐伯曰：有。东方青色，入通于肝，开窍于目，藏精于肝，其病发惊骇，其味酸，其类草木，其畜鸡，其谷麦，其应四时，上为岁星②，是以春气在头也，其音角③，其数八④，是以知病之在筋也，其臭臊。

南方赤色，入通于心，开窍于耳，藏精于心，故病在五脏，其味苦，其类火，其畜羊，其谷黍，其应四时，上为荧惑星⑤，是以知病之在脉也，其音徵，其数七，其臭焦。

中央黄色，入通于脾，开窍于口，藏精于脾，故病在舌本，其味甘，其类土，其畜牛，其谷稷，其应四时，上为镇星⑥，是以知病之在肉也，其音宫，其数五，其臭香。

五色	五味	五脏	五官	五情	五行
青	酸	肝	目	怒	木
赤	苦	心	舌	喜	火
黄	甘	脾	口	思	土
白	辛	肺	鼻	忧	金
黑	咸	肾	耳	恐	水

注：①五行的相生、相克关系

相生关系：木生火、火生土、土生金、金生水、水生木。

相克关系：木克土、土克水、水克火、火克金、金克木。

②五色与五脏：肝色青、心色赤、肺色白、脾色黄、肾色黑。

③五味与五脏：酸生肝、苦生心、甘入脾、辛入肺、咸入肾。

④五官与五脏：目为肝之官、舌为心之官、口为脾之官、鼻为肺之官、耳为肾之官。

⑤五情与五脏：肝在志为怒、心在志为喜、脾在志为思、肺在志为忧、肾在志为恐。

西方白色，入通于肺，开窍于鼻，藏精于肺，故病在背，其味辛，其类金，其畜马，其谷稻，其应四时，上为太白星⑦，是以知病之在皮毛也，其音商，其数九，其臭腥。

北方黑色，入通于肾，开窍于二阴，藏精于肾，故病在谿⑧，其味咸，其类水，其畜彘⑨，其谷豆，其应四时，上为辰星⑩，是以知病之在骨也，其音羽，其数六，其臭腐。

故善为脉⑪者，谨察五脏六腑，一逆一从、阴阳、表里、雌雄之纪，藏之心意，合心于精。非其人勿教，非其真勿授，是谓得道。

【注释】

① 收受：所用。受，发生作用。② 岁星：木星。③ 角（jué）：五音之一。宫、商、角、徵、羽为五音，分别与五行相配，角属木，徵属火，宫属土，商属金，羽属水。④ 其数八："八"为"木"的成数。根据易理，数生五行：天一生水，地六成之；地二生火，天七成之；天三生木，地八成之；地四生金，天九成之；天五生土，地十成之。肝属木，所以说"其数八"。⑤ 荧惑星：火星。⑥ 镇星：土星。⑦ 太白星：金星。⑧ 谿（xī）：指肘膝腕踝。⑨ 彘（zhì）：猪。⑩ 辰星：水星。⑪ 为脉：诊脉。

【译文】

黄帝问：五脏与四时相应，都各有所用吗？

岐伯回答说：有。比如东方的颜色是青色，与人体的肝相应。肝开窍于目，精气内藏于肝，发病部位多在头部。它在五味中属酸，在五行中属木，在五畜中为鸡，在五谷中为麦，与四时中的夏季相应，在天体中为岁星，它的疾病多发生在筋部。在五音中为角，在五行生成数中为八，在五气中为腥臊。

南方的颜色是赤色，与心相应。心开窍于耳，精气内藏于心，发病多在五脏。它在五味为苦，在五行中为火，在五畜中为羊，在五谷中为黍，与四时中的夏季相应，在天体为荧惑星，它的疾病多发生在血脉。在五音中为徵，在五行生成数中为七，在五气中为焦味。

中央的颜色是黄色，与脾相应。脾开窍于口，精气内藏于脾，发病多在脊部。它在五味中为甘，在五行中属土，在五畜中为牛，在五谷中为稷，与四时中的长夏相应，在天体中为土星，它的疾病多发生在肌肉。在五音中为宫，在五行生成数中为五，在五气中为香味。

西方的颜色为白色，与肺相应。肺开窍于鼻，精气内藏于肺，发病多在背部。它在五味中为辛，在五行中属金，在五畜中为马，在五谷中为稻，与四时中的秋季相对应，在天体中为金星，它的疾病多发生在皮毛。在五音中为商，在五行生成数中为九，在五气中为腥味。

五行的关系

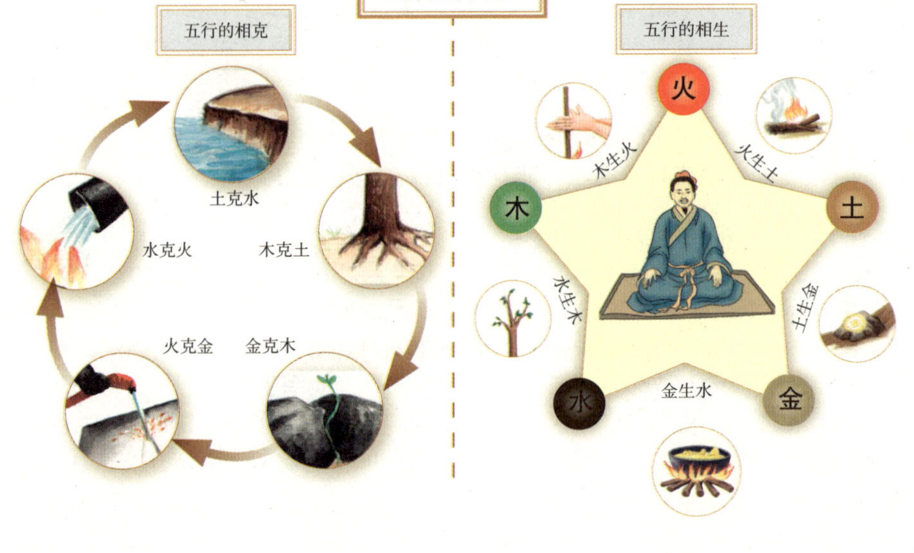
五行的相克
土克水
水克火
木克土
火克金
金克木
五行的相生
火
木
土
水
金
木生火
火生土
水生木
土生金
金生水

北方的颜色为黑色，与肾相通，肾开窍于前后二阴，精气内藏于肾，发病多在四肢。在五味中为咸，在五行中属水，在五畜中为猪，在五谷中为豆，与四时中的冬季相对应，在天体中为水星，它的疾病多发生在骨骼。在五音中为羽，在五行生成数中为六，在五气中为腐味。

所以善于诊脉的医生，能够谨慎、细心地审察五脏六腑的变化，了解气血顺逆的情况，把阴阳、表里、雌雄的相应关系，条理分明地加以归纳，并把这些深奥的道理牢记于心，精心思索并灵活运用。这些理论是非常宝贵的，千万不要传授给那些不具备学习条件或者并非真心诚意想要学习的人，这才是医学理论的传授之道。

◎阴阳应象大论篇：阴阳五行与疾病诊治◎

【导读】

阴阳，既指天地四时之阴阳，又指人体之阴阳。应，即对应、相应。象，指的是自然界万事万物的各种现象。阴阳是中国传统医学以及中国古代哲学的核心概念之一，本篇内容将天地间的各种物象归属于阴阳，又结合五行学说将其分属于五行，所以名为“阴阳应象大论”。

本篇的内容可分为两个方面：一是论述天地万物的阴阳规律，以及人体与阴阳、四时、五行的内在关系；二是具体说明如何运用阴阳学说治疗疾病。

【原文】

黄帝曰：阴阳者，天地之道也，万物之纲纪①，变化之父母②，生杀之本始③，神明④之府也，治病必求于本⑤。故积阳为天，积阴为地。阴静阳躁，阳生阴长，阳杀阴藏。阳化气，阴成形⑥。寒极生热，热极生寒。寒气生浊，热气生清。清气在下，则生飧泄。浊气在上，则生䐜胀⑦。此阴阳反作，病之逆从⑧也。

故清阳为天，浊阴为地；地气上为云，天气下为雨；雨出地气，云出天气。故清阳出上窍⑨，浊阴出下窍⑩；清阳发腠理，浊阴走五脏；清阳实四支，浊阴归六腑。

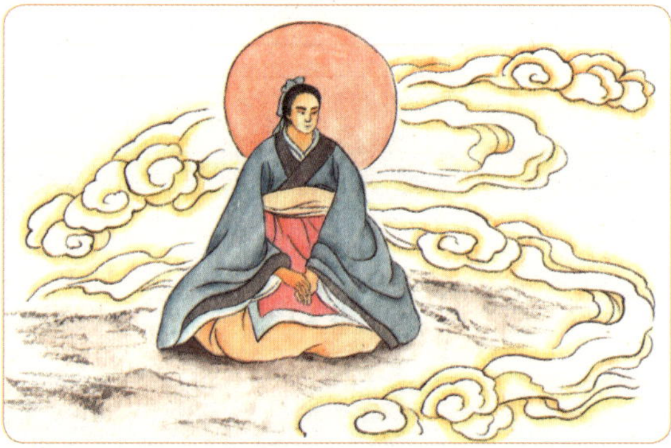

阳能化生为力量，阴能成万物的形体。

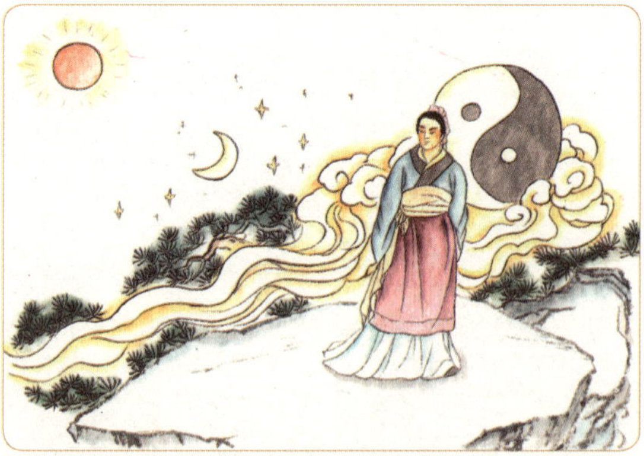

阴阳，是宇宙间的普遍规律。

【注释】

①纲纪：有纲领的意思。总的为纲，分支为纪。②变化之父母：万物生长变化的根源。父母，这里有根源、起源的意思。③生：生长。杀：杀伐，消亡。本始：根本。④神明：变化不测谓之神，品物流行谓之明。推动万物生成和变化的力量称为“神明”。⑤本：根源，根本。这里指阴阳。⑥阳化气，阴成形：这里的气指能力、力量。形，指形体、物质。⑦膜（chēn）胀：上腹部胀满。⑧逆：病的异常称“逆证”。从：病的正常称“顺证”。⑨上窍：指眼耳口鼻七窍。⑩下窍：指尿道和肛门。

【译文】

黄帝说：阴阳，是宇宙间的普遍规律，是一切事物的纲领，是万物发展变化的起源，也是一切事物新生、成长、变化、毁灭的动力和源泉，所以治疗疾病的时候，必须以阴阳为根本去进行考察。拿自然界的变化来说，阳气积聚而上升，就成为天；阴气凝聚而下降，就成为地。阴主静，阳主动；阳主生发，阴主成长；阳主杀伐，阴主收藏。阳能化生为力量，阴能够成就万物的形体。寒达到了极点就会生热，热达到了极点就会生寒。寒气的凝聚能产生浊阴，热气的升腾能产生清阳。清阳之气在上，如果不能上升，就会发生泄泻症。浊阴之气在下，如果不能下降，就会引发胀满之病。这违背了阴阳运行规律，因此疾病也有顺证和逆证的区别。

清阳之气变为天，浊阴之气变为地。地气蒸腾上升而成为云，天气凝结下降而成为雨。雨从天而降，但却出自地气；云由地气形成，却出自天气。人体的变化也是这样，清阳之气出于耳、目、口、鼻等上窍，浊阴之气出于前、后阴下窍。清阳从腠理发散，浊阴内注于五脏。清阳使四肢得以充实，浊阴使六腑能够相安。

【原文】

水为阴，火为阳，阳为气[①]，阴为味[②]。味归形[③]，形归气，气归精[④]，精归化[⑤]，精食气[⑥]，形食味[⑦]，化生精，气生形[⑧]。味伤形，气伤精[⑨]，精化为气，气伤于味[⑩]。

阴味出下窍，阳气出上窍。味厚者为阴[⑪]，薄为阴之阳。气厚者为阳，薄为阳之阴。味厚则泄，薄则通。气薄则发泄，厚则发热。壮火[⑫]之气衰，少

阳	运动	外向	上升	温热	明亮	无形	功能	兴奋	推动	温煦
阴	静止	内守	下降	寒冷	晦暗	有形	物质	抑制	凝聚	滋润

火[13]之气壮。壮火食气[14]，气食少火[15]。壮火散气，少火生气。气味辛甘发散为阳，酸苦涌泄为阴。

【注释】

①气：这里指功能或活动能力。②味：泛指有任一性味的食物。③形：指形体，包括脏腑、肌肉、血脉、筋骨、皮毛等。归：生成，滋养。④气归精：真气化生精。⑤精归化：精血充盛，又可化生真气。化，化生。⑥精食（sì）气：精的生成要仰求营养物质。食，仰求、给养或依赖。⑦形食（sì）味：形体有赖食物的营养。⑧化生精，气生形：气化、生化的作用，既促进了精的生成，同时又充养了形体。⑨味伤形，气伤精：味和气也会伤害人体的形和精。⑩精化为气，气伤于味：精可以化生气，发挥其功能，饮食五味失调也可以伤气，损伤其功能。⑪味厚者为阴：根据中医药学理论，药物之性包括四气五味。四气源于一年四季寒热温凉的变化，所以药气分为温、热、凉、寒四大类。五味源于地气，分为酸、苦、甘、辛、咸五大类。四气源于天，所以属阳；五味源于地，所以属阴。但气味又有厚薄的不同，气厚的为纯阳，味厚的为纯阴，气薄的为阳中之阴，味薄的为阴中之阳。⑫壮火：过于亢盛的阳气，这种火实质上已经不是生理性的而是病理性的邪火。⑬少火：微少的阳气，这种火属于生理性的，是人体生命活动的动力。⑭壮火食气：壮火侵蚀和消耗元气。⑮气食（sì）少火：元气依赖于少火的充养。

【译文】

水主阴，火主阳。阳是无形的气，阴则是有形的味。食物进入身体中的胃腑，经过腐熟蒸化能化生出水谷中的清气。清气进入五脏并与五脏精气结合，化生出人体生命所需的营养物质。精依赖于水谷清气的补养，形体依赖于饮食五味的补给。食物经过生化成为精，精气化后充养形体。如果饮食不节制，就会损害形体；气偏盛，则会损伤精。精血充足会化生为气，五味太过则会伤害气。

属阴的五味从下窍排出，属阳的真气从上窍泄出。五味之中，味浓厚的属纯阴，味清淡的属阴中之阳。阳气之中，气醇厚的属纯阳，气薄弱的属阳中之阴。五味之中，味浓厚的会使人泄泻，味薄弱的能使肠胃通利。阳气之中，气薄弱的能渗泻邪气，气坚厚的能助阳发热。阳气亢盛能使元气衰弱，阳气正常能使元气旺盛。因为亢盛的阳气会侵蚀元气，而元气有赖于正常的阳气，所以过盛的阳气会耗散元气，微少的阳气能使元气增强。气味之中，辛甘而有发散作用的属阳，酸苦而有涌泄作用的属阴。

【原文】

阴胜则阳病，阳胜则阴病。阳胜则热，阴胜则寒。重寒则热，重热则寒。寒伤形，热伤气。气伤痛，形伤肿。故先痛而后肿者，气伤形也；先肿而后痛者，形伤气也。风胜则动，热胜则肿，燥胜则干，寒胜则浮[①]，湿胜则濡泻[②]。

天有四时五行，以生长收藏，以生寒暑燥湿风。人有五脏，化五气[③]，以生喜怒悲忧恐。故喜怒伤气，寒暑伤形。暴怒伤阴，暴喜伤阳。厥气[④]上行，满脉去形。喜怒不节，寒暑过度，生乃不固。故重阴必阳，重阳必阴。故曰：冬伤于寒，春必温病；春伤于风，夏生飧泄；夏伤于暑，秋必痎疟；秋伤于湿，冬生咳嗽。

【注释】

① 浮：浮肿。② 濡泻：延久的泄泻。③ 五气：五脏之气，由五气而生出五志，即喜、怒、悲、忧、恐五种情志。④ 厥气：逆行之气。

【译文】

如果阴气偏胜，阳气必然受到损害而引发病变。同样，如果阳气偏胜，阴气也必定受到损害而引发病变。阳气偏胜就会表现为热性病，阴气偏胜就会产生寒性病。寒到极点，又会出现热象；热到极点，又会出现寒象。寒邪能够损害人的形体，热邪能够损伤人的真气。真气受伤，会引发疼病；形体受到损害，就会因为肌肉壅滞而发生肿胀。所以，凡是先痛后肿的，就是因为得了气病而

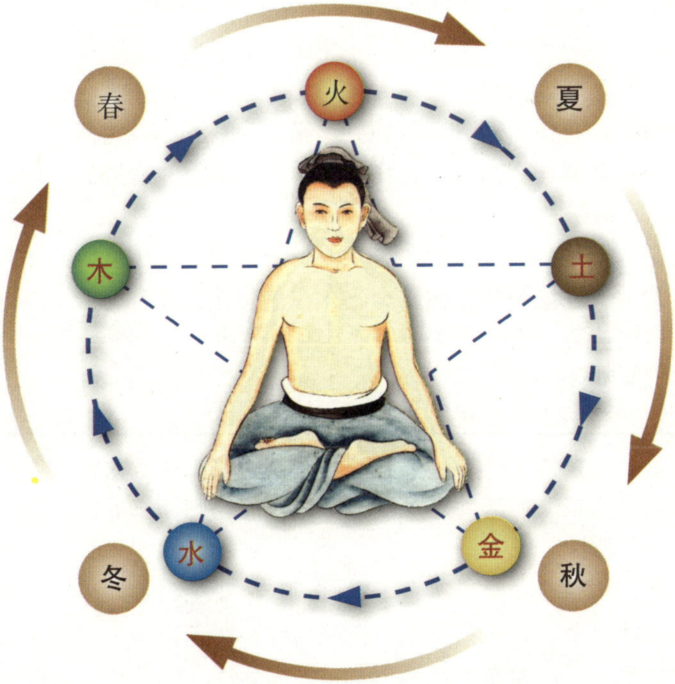

伤及形体；凡是先肿后痛的，就是因为形体先受到了损害，然后影响了真气。体内风邪偏盛，形体就会动摇、颤抖，手足也会痉挛；热邪偏盛，肌肉就会红肿；燥邪偏盛，津液就会干枯；湿邪偏盛，就会发生泄泻。

自然界有春、夏、秋、冬四时的更替和木、火、土、金、水五行的变化，形成了生、长、收、藏的规律，产生了寒、暑、燥、湿、风五种气候。人有五脏，五脏化生出五气，产生出喜、怒、悲、忧、恐这些不同的情志。所以，过喜过怒，都会伤气。寒暑外侵，则会损伤形体。大怒会伤阴气，大喜会伤阳气。如果气逆上行，血脉阻塞，就会神气浮越，脱离形体而去。喜怒不节制，寒暑不调适，就会危害人的生命。所以说，阴气过盛就要走向它的反面而为阳，阳气如果过盛，也会走向它的反面而为阴。因此，冬季感受的寒气太多，到了春季就容易患上温病；春季感受的风气太多，到了夏季就容易患上飧泄症；夏季感受的暑气太多，到了秋季就容易患上疟疾；秋季感受的湿气太多，到了冬季就容易发生咳嗽。

【原文】

帝曰：余闻上古圣人，论理人形，列别①脏腑，端络经脉②，会通六合③，各从其经，气穴所发，各有处名，谿谷属骨④，皆有所起，分部逆从，各有条理，四时阴阳，尽有经纪，外内之应，皆有表里，其信然乎？

岐伯对曰：东方生风，风生木，木生酸，酸生肝，肝生筋，筋生心，肝主目。其在天为玄，在人为道，在地为化。化生五味，道生智，玄生神，神在天为风，在地为木，在体为筋，在脏为肝，在色为苍，在音为角，在声为呼，在变动为握，在窍为目，在味为酸，在志为怒。怒伤肝，悲胜怒；风伤筋，燥胜风；酸伤筋，辛胜酸。

南方生热，热生火，火生苦，苦生心，心生血，血生脾，心主舌。其在天为热，在地为火，在体为脉，在脏为心，在色为赤，在音为徵，在声为笑，在变动为忧，在窍为舌，在味为苦，在志为喜。喜伤心，恐胜喜；热伤气，寒胜热；苦伤气，咸胜苦。

中央生湿，湿生土，土生甘，甘生脾，脾生肉，肉生肺，脾主口。其在天为湿，在地为土，在体为肉，在脏为脾，在色为黄，在音为宫，在声为歌，在变动为哕，在窍为口，在味为甘，在志为思。思伤脾，怒胜思；湿伤肉，风胜湿；甘伤肉，酸胜甘。

西方生燥，燥生金，金生辛，辛生肺，肺生皮毛，皮毛生肾，肺主鼻。其在天为燥，在地为金，在体为皮毛，在脏为肺，在色为白，在音为商，在声为哭，在变动为咳，在窍为鼻，在味为辛，在志为忧。忧伤肺，喜胜忧；热伤皮毛，寒胜热；辛伤皮毛，苦胜辛。

北方生寒，寒生水，水生咸，咸生肾，肾生骨髓，髓生肝，肾主耳。其在天为寒，在地为水，在体为骨，在脏为肾，在色为黑，在音为羽，在声为呻，在变动为栗，在窍为耳，在味为咸，在志为恐。恐伤肾，思胜恐；寒伤血，燥胜寒；咸伤血，甘胜咸。

故曰：天地者，万物之上下也；阴阳者，血气之男女⑤也；左右者，阴阳之道路也⑥；水火者，阴阳之征兆⑦也；阴阳者，万物之能始⑧也。故曰：阴在内，阳之守也；阳在外，阴之使也。

【注释】

①列别：分别，分辨。②端络经脉：审察经脉的相互联系。端络，纵横。③六合：四方上下为“六合”。另外，十二经脉的阴阳配合也称“六合”。这里包含两个意思，用联系自然界的四方上下六合来类比十二经脉的阴阳六合。④谿谷：山间的河沟为

季节		气候	方位	五音	五行	
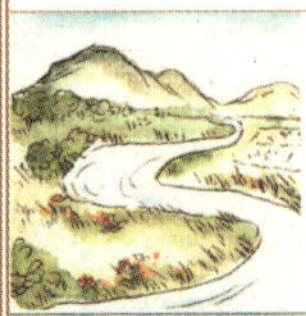	春	风	东方	角	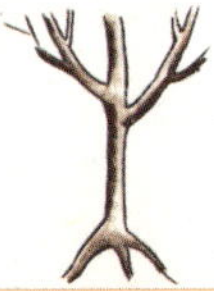	木
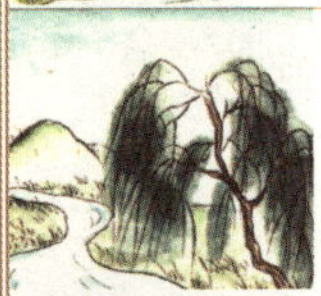	夏	暑	南方	徵	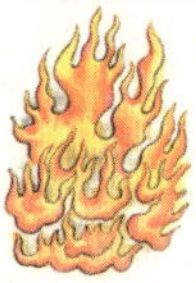	火
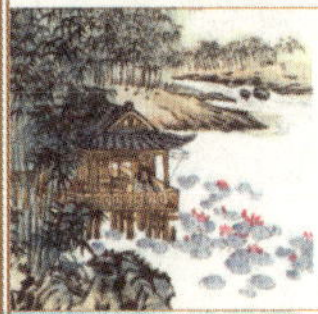	长夏	湿	中央	宫	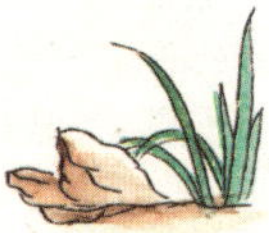	土
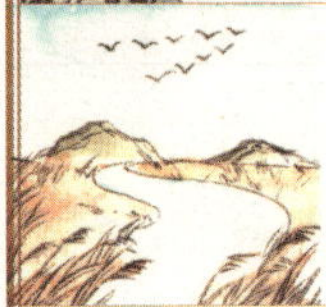	秋	燥	西方	商	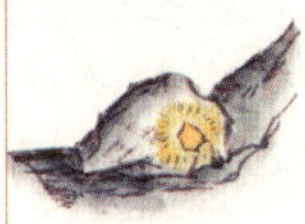	金
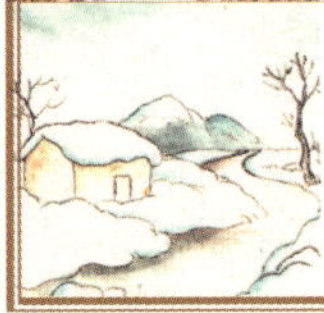	冬	寒	北方	羽	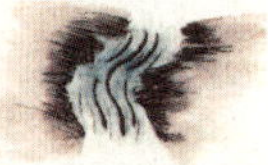	水

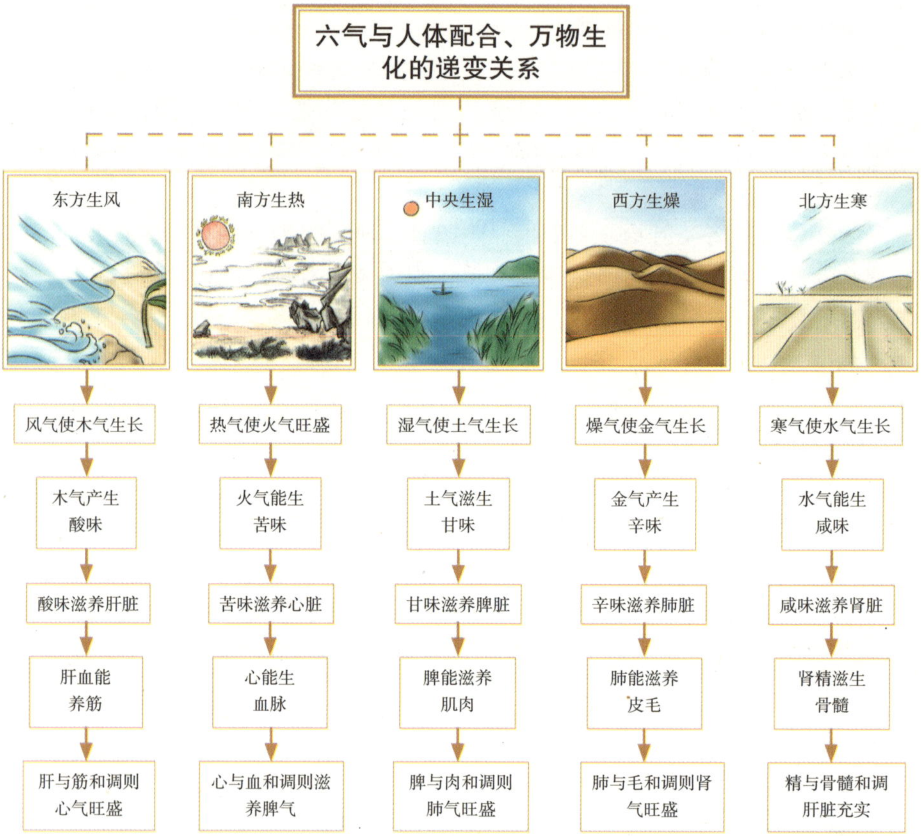
六气与人体配合、万物生化的递变关系
东方生风
风气使木气生长
木气产生酸味
酸味滋养肝脏
肝血能养筋
肝与筋和调则心气旺盛
南方生热
热气使火气旺盛
火气能生苦味
苦味滋养心脏
心能生血脉
心与血和调则滋养脾气
中央生湿
湿气使土气生长
土气滋生甘味
甘味滋养脾脏
脾能滋养肌肉
脾与肉和调则肺气旺盛
西方生燥
燥气使金气生长
金气产生辛味
辛味滋养肺脏
肺能滋养皮毛
肺与毛和调则肾气旺盛
北方生寒
寒气使水气生长
水气能生咸味
咸味滋养肾脏
肾精滋生骨髓
精与骨髓和调肝脏充实

“谿”，同“溪”。两山之间的夹道或流水道称“谷”。中医借之来指肌肉会聚之处，因为肌肉会聚处肌腱交叠而形成凹陷似“谿谷”。属骨：骨相连之处。⑤ 血气之男女：借用男女气血来说明阴阳的相对关系。⑥“左右者”两句：古人认为，阴气右行，阳气左行。⑦ 征兆：即象征。⑧ 能（tāi）始：变化生成之本原。能，通“胎”。

【译文】

黄帝问：我听说古代圣人，谈论人体的形态，辨别内在的脏腑，审察经脉的分布，联系会通六合，各按其经络循行起止。经气所注入的部位，各有其名称；肌肉及骨骼相连接的部位，都有各自的起点；甚至属于骨骼的谿谷，都有各自的起点；分属部位的逆顺，各有它们的条理；四时阴阳的变化，都有一定的规律；外在环境与人体内部的对应关系也各有表里。是否真的是这样呢？

岐伯回答说：东方生风，风能滋养木气，木气可以生酸味，酸味可以养肝，肝血能够养筋，而筋又能养心。肝气与目相关联。它在天为风气，在地为木气，在人体中为筋，在五脏中为肝，在五色中为青，在五音中为角，在五声中为呼，在人体的病变中为握，在七窍中为目，在五味中为酸，在情绪上为怒。大怒会伤肝，但悲伤能够抑制愤怒；风气能伤筋，但燥能够抑制风气；过食酸味会伤筋，但辛味能够抑制酸味。

南方生热，热能生火，火能生苦味，苦味能滋养心气，心生血，血养脾。心气与舌相关联。它的变化在天为热气，在地为火气，在人体中为血脉，在五脏中为心，在五色中为红，在五音中为徵，在五声中为笑，在人体的病变中为忧，在七窍中为舌，在五味中为苦，在情志的变动上为喜。过喜会损伤心，但惊恐能抑制喜悦；热气能损伤气，但寒气可以平抑热气；过食苦味会伤害气，但咸味能抑制苦味。

中央生湿，湿能使土气生长，土能产生甘味，甘味能养脾气，脾能够滋养肌肉，肌肉强壮能充实肺气。脾气与口相关联。它的变化在天为湿气，在地为土气，在人体中为肌肉，在五脏中为脾，在五色中为黄，在五音中为宫，在五声中为歌，在人体的病变中为干呕，在七窍中为口，在五味中为甘，在情志变动上为思。思虑损伤脾，但怒气能抑制思虑；湿气会损伤肌肉，但风气能抑制湿气；过食甘味会损伤肌肉，但酸味能抑制甘味。

西方生燥，燥使金气旺盛，金能产生辛味，辛味能充养肺气，肺气能滋养皮毛，皮毛润泽又滋生肾水。肺气与鼻相关联。它的变化在天为燥气，在地为金气，在人体中为皮毛，在五脏中为肺，在五色中为白，在五音中为商，在五声中为哭，在人体的病变中为咳嗽，在七窍中为鼻，在五味中为辛，在情绪上为忧。忧虑损伤肺，但喜能抑制忧；热会损伤皮毛，但寒能抑制热；过食辛味会损伤皮毛，但苦味能抑制辛味。

北方生寒，寒生水气，水气能产生咸味，咸味能充养肾气，肾气能滋养骨髓，骨髓又能养肝。肾气与耳相关联。它的变化在天为寒气，在地为水气，在人体中为骨髓，在五脏中为肾，在五色中为黑，在五音中为羽，在五声中为呻吟，在人体的病变中为战栗，在七窍中为耳，在五味中为咸，在情绪上为恐。恐惧损伤肾，但思虑能平抑恐惧；寒气损伤血，但燥气能平抑寒气；过食咸味会损伤血，但甘味能抑制咸味。

所以说，天地上下是负载万物的区宇；阴阳是化生血气形成男女生命的本源；左右是阴阳运行的通道；而水火则是阴阳的征象；阴阳变化是一切事物生长的原动力。所以说，阴阳是互相为用的。阴在内，有阳作为它的卫外；阳在外，有阴作为它的辅佐。

【原文】

帝曰：法[①]阴阳奈何？

岐伯曰：阳胜则身热，腠理闭，喘粗为之俯仰，汗不出而热，齿干以烦冤腹满死，能[②]冬不能夏。阴胜则身寒汗出，身常清[③]，数栗而寒，寒则厥，厥则腹满死，能夏不能冬。此阴阳更胜之变，病之形能[④]也。

帝曰：调此二者奈何？

岐伯曰：能知七损八益[⑤]，则二者可调，不知用此，则早衰之节也。年四十，而阴气自半也，起居衰矣。年五十，体重，耳目不聪明矣。年六十，阴痿，气大衰，九窍不利，下虚上实，涕泣俱出矣。故曰：知之则强，不知则老，故同出而名异耳。智者察同，愚者察异[⑥]，愚者不足，智者有余，有余则耳目聪明，身体轻强，老者复壮，壮者益治。是以圣人为无为之事，乐恬惔之能，从欲快志于虚无之守，故寿命无穷，与天地终，此圣人之治身也。

【注释】

①法：取法，运用。②能：同“耐”。③清：通“凊”（qìng），寒。④能：通“态”。⑤七损：指房事中损伤人体精气的七种情况。八益：指房事中对人体精气有益的八种情况。⑥“智者”两句：聪明人在生病之前注意养生，愚蠢的人发病之后才知道调养。同，指健康。异，指疾病衰老。

【译文】

黄帝问：人该怎样取法于阴阳呢？

岐伯回答说：阳气太盛，身体就会发热，腠理紧闭，呼吸困难，身体俯仰反侧。手脚厥冷，不能排汗，并且发热，牙齿干燥，心中烦闷，如果还出现腹部胀满的现象，就是死症。患者能够耐受住冬天，却经受不住夏天。阴气太过，身体就会发冷，出汗较多，身体时常觉冷，常常打寒战，最后就会出现手足厥冷的现象。手足厥冷之后再有腹部胀满，就

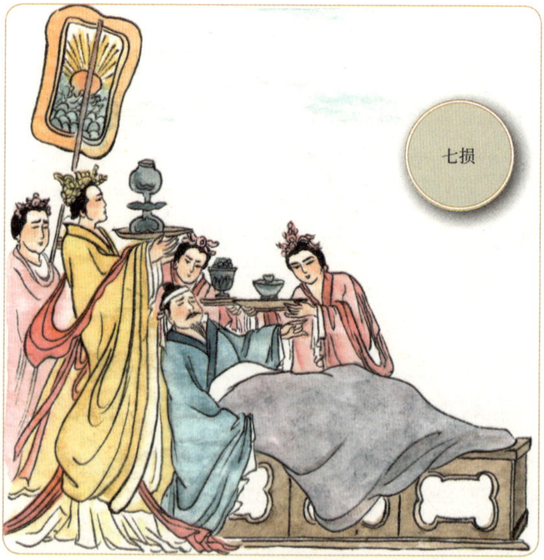

不懂得养生之道的人会提早衰老。

是死症。患者能够耐受住夏天，却经受不住冬天。这就是阴阳偏胜失衡之后人体出现的病症。

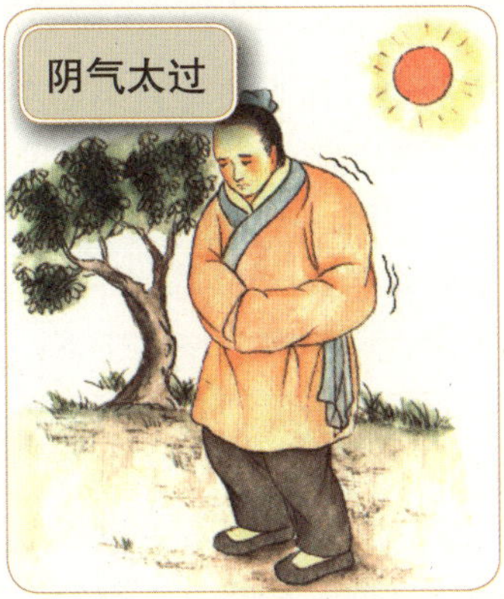

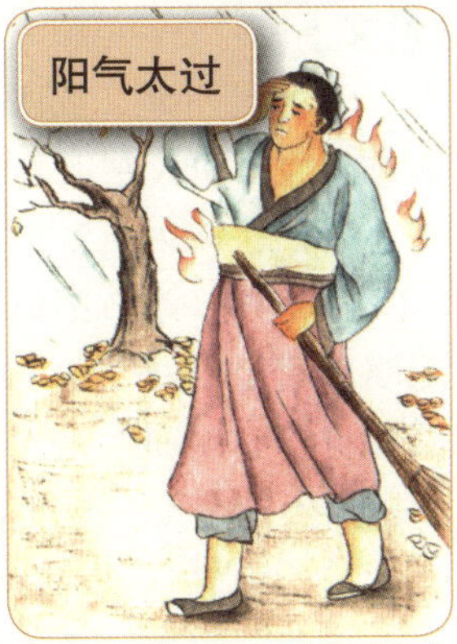

阴气或阳气太过，会使人体的阴阳失去平衡，导致疾病产生。

黄帝问：那么，怎样才能使阴阳调和呢？

岐伯回答说：能够掌握七损八益的道理，就可以做到阴阳调和；如果不知道借用七损八益，就会提早衰老。一般人，到了四十岁，就已经耗掉了一半阴气，起居行动上就会显得衰老了；到了五十岁，就觉得身体笨重，耳不聪，目不明；到了六十岁，阴气痿弱，肾气大大衰减，九窍功能减退，阴虚于下，阳浮于上，不时出现流鼻涕、淌眼泪的现象。所以说，懂得调摄阴阳的人，身体就强健；不懂得调摄阴阳的人，身体就容易衰老。因此，人们同样都出生和生活在世上，结果却各不相同。懂得养生之道的人洞察一般规律；不懂得养生之道的人只知道身体衰弱时和强壮时有所不同。不知道调摄阴阳的人，常感到精力不足；注重调摄阴阳的人，则会感到精力有余。精力有余，就会耳聪目明，身轻体壮，即使身体已衰老，也可以变得很健硕，本来就强壮的人，就会更强壮了。所以，圣人顺应自然，不做无益于养生的事情，以恬静快乐为旨趣，在清虚的环境寻求最大的幸福，因而能长命百岁，与天地同寿。这就是圣人的养生方法啊！

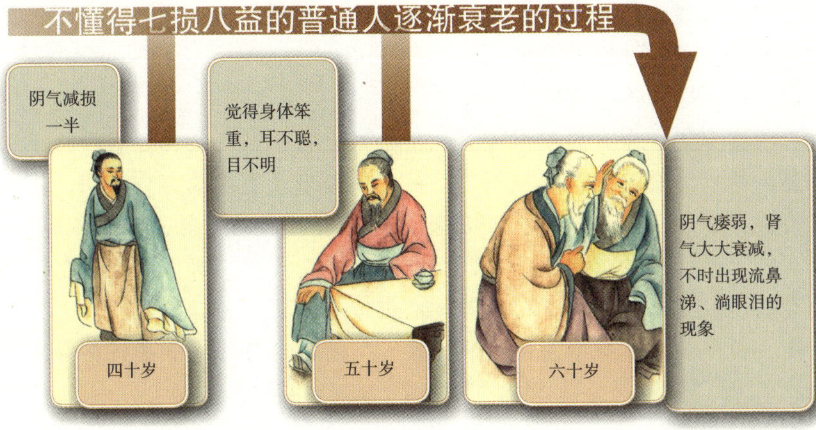

【原文】

天不足西北，故西北方阴也，而人右耳目不如左明也。地不满东南，故东南方阳也，而人左手足不如右强也。

帝曰：何以然？

岐伯曰：东方阳也，阳者其精并①于上，并于上则上盛而下虚，故使耳目聪明而手足不便②也。西方阴也，阴者其精并于下，并于下则下盛而上虚，故其耳目不聪明而手足便也。故俱感于邪，其在上则右甚，在下则左甚，此天地阴阳所不能全也，故邪居之。

故天有精，地有形，天有八纪③，地有五里④，故能为万物之父母。清阳上天，浊阴归地，是故天地之动静，神明为之纲纪，故能以生长收藏，终而复始。惟贤人上配天以养头，下象地以养足，中傍人事⑤以养五脏。天气通于肺，地气通于嗌⑥，风气通于肝，雷气通于心，谷气⑦通于脾，雨气通于肾。六经为川，肠胃为海，九窍为水注之气。以天地为之阴阳，阳之汗，以天地之雨名之；阳之气，以天地之疾风名之。暴气象雷，逆气象阳。故治不法天之纪，不用地之理，则灾害至矣。

【注释】

①并：聚集。②便：便利，灵巧，自如。③八纪：立春、立夏、立秋、立冬、春分、秋分、夏至、冬至八个大节气。④五里：指东、南、西、北、中央五方。⑤人事：日常饮食和情志。⑥嗌（yì）：喉下食管处，即咽。⑦谷气：两山间通水之道路称“谷”。人体肌肉与肌肉之间的部分也称“谷”。张志聪：“谷气，山谷之通气也。”

【译文】

天之阳气在西北方是不充足的，所以西北方属阴，而人与天气相应，右耳也就不如左耳敏锐。地之阴气在东南方是不充盈的，所以东南方属阳，而人左边的手足也就不如右边的灵活。

黄帝问：这是什么道理？

岐伯回答说：东方属阳，阳气的精华聚合在上部，上部旺盛了，下部就必然虚弱，所以才会出现耳聪目明，手足却不便利的情况。西方属阴，阴气的精华聚合在下部，下部旺盛了，上部就必然虚弱，所以才会出现耳不聪目不明，而手足却灵活有力的情况。所以，同样是感受了外邪，如果是在上部，身体右侧就会病得较重；如果在下部，身体左侧就会病得较重。天地阴阳之气不能分布均衡，而人的身体也有阴阳盛衰的区别，所以邪气才能乘虚侵袭并滞留在人体内。

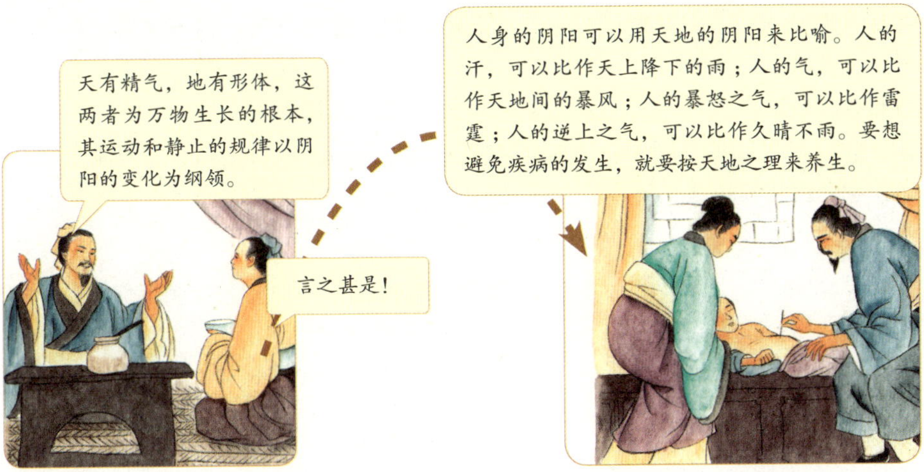

所以，天有精气，地有形体。天有八节的节序，地有五方的布局。因此，天地能成为万物生长的根本。阳气轻清而升于天，阴气重浊而降于地。因此，天地的运动和静止，是以阴阳的不断变化为纲领的，因而能使万物的生、长、收、藏，循环往复，永无休止。只有通晓这些道理的人，才能配合天气来养护头颅，顺就地气来养护双脚，依傍人事来养护五脏。天之气与肺相通，地之气与咽相通，风木之气与肝相通，雷火之气与心相通，溪谷之气感应于脾，雨水之气滋润于肾。六经好像大河，肠胃好像大海，九窍就像水流灌注的地方。假如以天地的阴阳来比喻人身的阴阳，那么人的汗，就好像天上降下的雨；人的气，就好像天地间的疾风。人的暴怒之气，就好像雷霆；人的逆上之气，就好像久晴不雨。所以，养生如果不符合天地之理，疾病就一定会发生。

【原文】

故邪风之至，疾如风雨，故善治者治皮毛，其次治肌肤，其次治筋脉，其次治六腑，其次治五脏。治五脏者，半死半生也。故天之邪气，感则害人五脏；水谷之寒热，感则害于六腑；地之湿气，感则害皮肉筋脉。

故善用针者，从阴引阳，从阳引阴①，以右治左，以左治右，以我知彼②，以表知里，以观过与不及之理，见微得过，用之不殆。

善诊者，察色按脉，先别阴阳；审清浊而知部分；视喘息③，听音声而知所苦；观权衡规矩④而知病所主。按尺寸⑤，观浮沉滑涩，而知病所生。以治无过，以诊则不失矣。

故曰：病之始起也，可刺而已；其盛，可待衰而已。故因其轻而扬之⑥，因其重而减之⑦，因其衰而彰之⑧。形不足者，温之以气；精不足者，补之以味。其高者，因而越之⑨；其下者，引而竭之⑩；中满⑪者，泻之于内；其有邪者，渍形以为汗⑫；其在皮者，汗而发之；其慓悍者，按而收之⑬；其实者，散而泻之。审其阴阳，以别柔刚⑭，阳病治阴，阴病治阳，定其血气，各守其乡，血实宜决之，气虚宜掣引之。

【注释】

①“从阴”两句：取阴经之穴以治疗阳经之病；取阳经之穴以治疗阴经之病。②以我知彼：用正常人与病人比较，来推测病变情况。我，指正常人。彼，指病人。③喘息：指呼吸的气息和动态。④权衡规矩：指四时的不同脉象，即春弦如规之圆，夏洪如矩之方，秋毛如衡之平，冬沉如权之重。⑤尺：尺肤。寸：寸口。⑥轻：病邪轻浅，病在表。扬：用轻宣疏散的方法驱邪外泄。⑦重：病邪重深，病在里。减之：以攻泻的方法祛除病邪。⑧衰：正气衰弱。彰之：给予补益之剂。⑨越之：使用涌吐的方法。⑩引而竭之：使用通便的方法。⑪中满：胸腹胀满。⑫渍形以为汗：即“清以为汗”，用辛凉解肌的疗法。⑬其慓悍者，按而收之：病情发展太过，可以用抑收法。⑭柔刚：柔剂、刚剂，即药性平和或猛烈的药剂。

【译文】

所以，邪风的到来，就像暴风骤雨一样迅猛，所以善于治病的医生，在病邪刚侵入皮毛的时候，就会给予治疗；医术稍差的医生，在病邪侵入到肌肤时才治疗；医术较差的医生，在病邪侵入到筋脉时才治疗；医术更差的医生，在病邪侵入到六腑时才治疗；医术最差的医生，在病邪侵入到五脏时才治疗。如果病邪已经侵入到五脏，那么治愈与死亡的可能性就各占一半。人们如果感受了天的邪气，就会伤及五脏；如果感受了饮食的或寒或热，就会损伤六腑；如果感受了地的湿气，就会伤害皮肉筋脉。

所以，善于运用针刺的医生，要观察经脉虚实，有时要从阴引阳，有时要从阳引阴，取右边的穴位以医治左边的病，取左边的穴位以医治右边的病，以自己的正常状态来比较病人的异常状态，从表面的症状去了解内在的病变，这是为了观察病的太过和不及的原因。看清了哪些病是轻微的，哪些病是严重的，再用以指导治疗实践，就不会失败了。

善于治病的医生，在观察病人的气色和按察病人的脉搏时，首先会判断疾病属阴还是属阳。审察五色的清浊，就能了解病变发生在哪个部位；通过观察病人的呼吸情况，听病人的声音，就能知道病人的痛苦所在；看四时不同的脉象，就能了解疾病生于哪一脏腑；诊察尺肤的滑涩和寸口的浮沉，从而知道疾病所在的部位。这样，治疗的时候就不会有过失了，诊断也不会出现失误了。

所以说，病在刚发生的时候，用针刺法就可治愈；在病邪盛时，就需要等邪气稍退后再去治疗。所以，病情较轻的时候，要加以宣泄；病情较重的时候，要加以攻泻；在病邪衰退正气也虚的时候，则要用补益的方法去治疗。形体羸弱的，应当设法温暖其气；精气不足的，应该用味道浓厚的食物补之。如果病在膈上，可以用吐法；病在下部，可以用疏导之法；病邪在中部，胸腹胀满的，可以用泻下之法；病邪在体表的，可以用汤药浸渍的方法发汗；病邪在皮肤的，可以用发汗的方法使病邪外泄；病情发展太重的，可以用抑收法；病属实证的，可以用散法或泻法。诊察病的阴阳，来决定用柔剂还是用刚剂。病在阳的，也可治其阴；病在阴的，也可治其阳。判断病邪在气还是在血，防止相互扰乱，血实的就用泻血法，气虚的就用升补法。

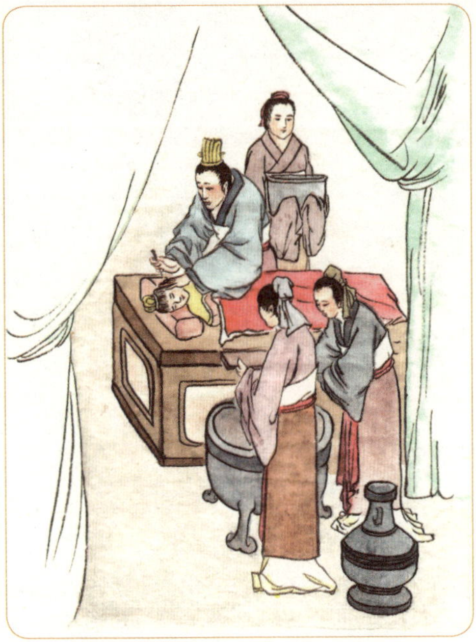

病在刚发生的时候，用针刺法就可治愈。

◎灵兰秘典论篇：十二脏腑功能简述◎

【导读】

灵兰，即灵台兰室之意。秘典，即秘而不传的珍贵典籍。灵兰秘典，与金匮真言、玉版论要等都是用来形容篇中所论内容的重要性，不反映该篇内容的主旨。

本篇的主要内容如下：一是以古代官制中的各个官职做比喻，论述人体十二脏腑的功能和相互联系；二是着重指出心在十二脏腑中的主宰地位及其重要作用。

【原文】

黄帝问曰：愿闻十二脏之相使①，贵贱②何如？

岐伯对曰：悉乎哉问也，请遂言之。心者，君主之官③也，神明出焉。肺者，相傅④之官，治节出焉。肝者，将军⑤之官，谋虑出焉。胆者，中正之官，决断⑥出焉。膻中⑦者，臣使⑧之官，喜乐出焉。脾胃者，仓廪之官⑨，五味出焉。大肠者，传道⑩之官，变化⑪出焉。小肠者，受盛⑫之官，化物⑬出焉。肾者，作强⑭之官，伎巧⑮出焉。三焦者，决渎⑯之官，水道出焉。膀胱者，州都⑰之官，津液藏焉，气化⑱则能出矣。凡此十二官者，不得相失也。故主明则下安，以此养生则寿，殁世不殆，以为天下则大昌。主不明则十二官危，使道⑲闭塞而不通，形乃大伤，以此养生则殃，以为天下者，其宗大危，戒之戒之！

【注释】

①十二脏：指心、肝、脾、肺、肾、膻中、胆、胃、大肠、小肠、三焦、膀胱十二个脏器。相使：相互联系。②贵贱：主要与次要。③官：职守。④相傅：辅佐君主的宰相。相，为佐君者。傅，为教育太子及诸皇子者。⑤将军：以将军比喻肝的易动而刚强之性。⑥中正：即中精，胆为清净之府，藏清汁。决断：决定判断的能力。⑦膻（dàn）中：心脏的外围组织，也叫“心包络”。⑧臣使：即内臣。因膻中贴近心，故为心的臣使。⑨仓廪（lǐn）之官：脾胃有受纳水谷和运化精微之能，故称“仓廪之官”。古代储藏有壳谷物的地方称为仓，储藏去壳谷物的地方称为廪。⑩传道：传导运输。道，同“导”。⑪变化：饮食消化、吸收、排泄的过程。⑫受盛：接受和容纳。⑬化物：分别清浊，消化食物。⑭作强：作用强而有力，即指能力充实。⑮伎巧：技巧。⑯决渎：通利水道。⑰州都：水陆会聚的地方。⑱气化：因气的运动而产生的生理变化。⑲使道：人体十二脏腑相互联系的通道。

【译文】

黄帝问道：我想听听人体六脏六腑这十二个器官的职责分工，它们之间有主从的差别吗？

岐伯回答说：你问得真详细呀！我尽量说一下吧。心，主宰全身，是君主之官，智慧由此产生。肺，是相傅之官，犹如辅佐君主的宰相，主一身之气，调节全身的活动。肝，主怒，好比将军，谋略由此而出。胆，就像负责决策的官员，具有决断力。膻中，围护着心，并且接受其命令，是臣使之官；心志的喜怒哀乐，靠它传达出来。脾和胃主司饮食的受纳和消化，是仓廪之官，五味的营养就是靠它们的作用而得以消化、吸收和运输的。大肠是传导之官，能传送食物中的废物，使其变化为粪便排出体外。小肠是受盛之官，承受胃中下行的食物而进一步分化清浊。肾，是作强之官，能够使人发挥强力而产生各种技巧。三焦，就好像总管一样，能使人身上的水道通畅。膀胱是州都之官，蓄藏津液，通过气化作用排出尿液。以上这十二官，尽管职责不同，但必须协调统一，不能相互脱节。所以，如果君主英明通达，那么下属也会安定正常。用这个道理来养生，就可以长寿，终生都不会发生严重的病证；以这个道理来治理天下，就会使国家昌盛繁荣。如果君主不能明智通达，那么包括其本身在内的十二官就都有危险了。各器官无法发挥正常功能，形体就要受到严重伤害。在这种情况下，就没有办法谈养生了，只会招致灾殃，缩短寿命。同样的，昏庸的君主治理天下，政权就岌岌可危了，千万要警惕再警惕呀！

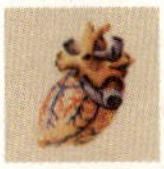
心主宰全身，神明出焉，与舌相关

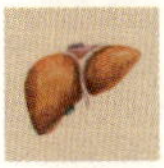
肝主怒，主筋，谋略出焉，与目相关

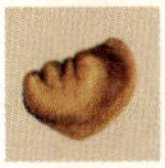
脾主运化、统血，输布水谷精微，与口相关

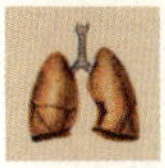
肺主一身之气，调节全身活动，与鼻相关

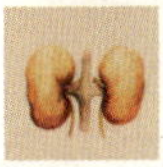
肾藏先天之精，主水，纳气，技巧出焉，与二阴相关

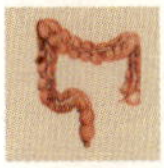
大肠能传送食物中的废物

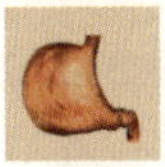
胃为水谷之海，受纳并腐熟五谷

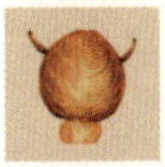
膀胱蓄藏津液，通过气化作用排出尿液

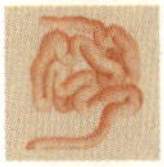
小肠承受胃中下行的食物并进一步分化清浊

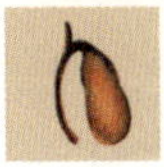
胆贮存并排泄胆汁，还会参与食物消化

【原文】

至道在微，变化无穷，孰知其原[1]！窘[2]乎哉，消者瞿瞿[3]，孰知其要！闵闵[4]之当，孰者为良！恍惚[5]之数，生于毫氂[6]，毫氂之数，起于度量，千

之万之，可以益大，推之大之，其形乃制。

黄帝曰：善哉，余闻精光⑦之道，大圣之业，而宣明⑧大道，非斋戒⑨择吉日，不敢受也。

黄帝乃择吉日良兆，而藏灵兰之室⑩，以传保焉。

【注释】

①原：本源。②窘（jiǒng）：困难。③瞿瞿（jù）：不易审查。④闵闵：忧虑深远的样子。⑤恍惚：似有似无。⑥毫氂（lí）：形容极微小。氂，同"厘"。⑦精光：精纯明白。⑧宣明：通达光明。⑨斋戒：洗心日斋，诚意日戒，即诚心诚意。⑩灵兰之室：灵台兰室，黄帝藏书的地方。

【译文】

至深的道理是精妙难测的，其变化也没有穷尽，谁能了解它的本源？这实在是困难得很呀！极精微而不易审查的道理，可谁能明白其中的精要呢？纵然道理很深远且合宜，谁能知道它的好处？事物的发展一般都是从似有似无的极其微小者开始的，虽然极其微小，但也是可以度量的。事物经过千倍万倍的累加，就会一步步增大。扩大到一定程度，它的形状就明显了。疾病也一样，是由极其隐微的征兆逐渐发展而成。

黄帝说：讲得好！我听到了精粹透彻的道理和圣人的事业。如此明白晓畅的宏大理论，如果不专心修省并选择吉祥的日子，实在不敢接受它。

于是，黄帝就挑选有良好预兆的吉日，把这些理论珍藏在灵台兰室，很好地保存起来，以便于流传后世。

◎五脏生成篇：详诊五脏之病◎

【导读】

五脏，指人体内的心、肺、肝、脾、肾五个脏器。本篇主要讨论了通过诊察色脉以测候五脏之病的问题。因为五色之脉是由五脏的气血所生成的，所以篇名为"五脏生成"。

本篇的内容要点如下：一是指出五脏与其所合的脉、皮、筋、肉、骨以及色、毛、爪、唇、发等方面的关系；二是论述五味、五色、五脉与五脏之间的关系；三是说明色诊、脉诊在临床上的应用以及色脉合参的重要性。

【原文】

心之合[①]脉也，其荣[②]色也，其主[③]肾也。肺之合皮也，其荣毛也，其主心也。肝之合筋也，其荣爪也，其主肺也。脾之合肉也，其荣唇也，其主肝也。

五色关乎五脏

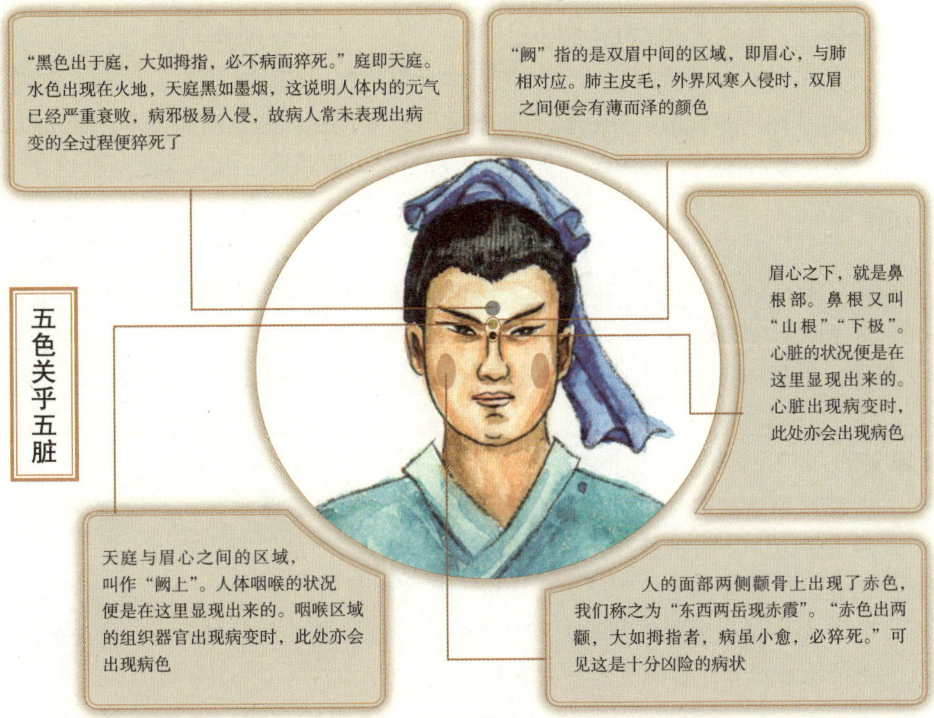
"黑色出于庭，大如拇指，必不病而猝死。"庭即天庭。水色出现在火地，天庭黑如墨烟，这说明人体内的元气已经严重衰败，病邪极易入侵，故病人常未表现出病变的全过程便猝死了
"阙"指的是双眉中间的区域，即眉心，与肺相对应。肺主皮毛，外界风寒入侵时，双眉之间便会有薄而泽的颜色
眉心之下，就是鼻根部。鼻根又叫"山根""下极"。心脏的状况便是在这里显现出来的。心脏出现病变时，此处亦会出现病色
天庭与眉心之间的区域，叫作"阙上"。人体咽喉的状况便是在这里显现出来的。咽喉区域的组织器官出现病变时，此处亦会出现病色
人的面部两侧颧骨上出现了赤色，我们称之为"东西两岳现赤霞"。"赤色出两颧，大如拇指者，病虽小愈，必猝死。"可见这是十分凶险的病状

五色的正常色与异常色

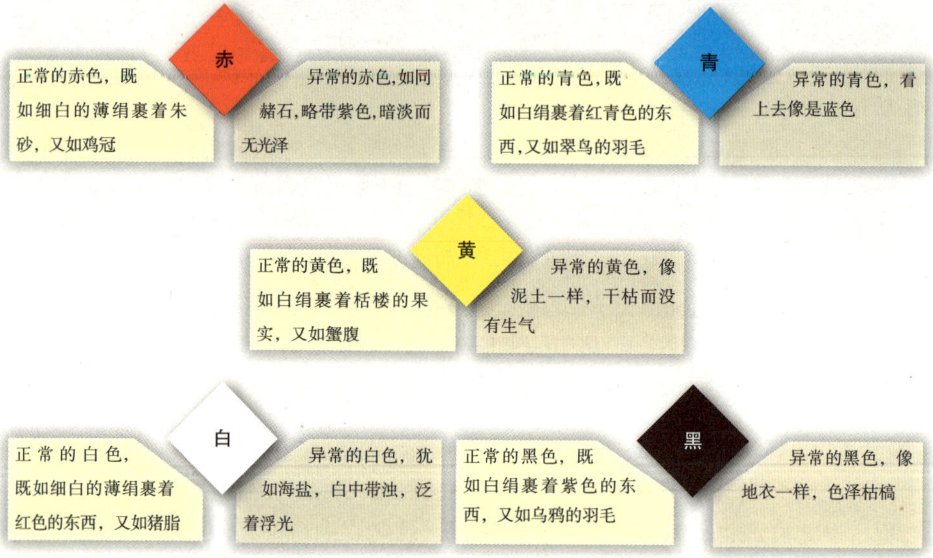

肾之合骨也，其荣发也，其主脾也。

是故多食咸，则脉凝泣[4]而变色；多食苦，则皮槁而毛拔[5]；多食辛，则筋急[6]而爪枯；多食酸，则肉胝䐢而唇揭[7]；多食甘，则骨痛而发落。此五味之所伤也。故心欲苦，肺欲辛，肝欲酸，脾欲甘，肾欲咸。此五味之所合也。

【注释】

①合：配合，外合。心、肝、脾、肺、肾在内，脉、筋、肉、皮、骨在外，外内表里相合，所以叫“心合脉”“肺合皮”等。②荣：荣华，五脏精华在体表的反映。③主：制约。④凝泣（sè）：凝结而不畅通。泣，通“涩”。⑤毛拔：毛发脱落。⑥筋急：筋脉拘挛。⑦肉胝䐢（zhòu）而唇揭：肉厚而唇缩。胝，手足老茧。䐢，同“皱”。揭，掀起。

【译文】

心脏与脉络相配合，肾的情况通过面色就能知道，肾脏能制约心脏。肺脏与皮肤相配合，心脏的情况从毛发上就可以推知，心脏能制约肺脏。肝脏与筋脉相配合，肺脏的情况从爪甲上就知道，肺脏能制约肝脏。脾脏与肌肉相配合，肝脏的情况从口唇上就能知道，肝脏能制约脾脏。肾与骨骼相配合，脾脏的情况从毛发上就能知道，脾脏能制约肾脏。

所以，过食咸味，会导致血脉凝涩，面色发生变化；过食苦味，会导致皮肤枯槁，毫毛脱落；过食辛味，会导致筋脉劲急，爪甲枯干；过食酸味，会导致肌肉粗厚皱缩，口唇掀揭；过食甘味，会导致骨骼疼痛，头发脱落。这是偏食五味所造成的损害。所以，心欲得苦味，肺欲得辛味，肝欲得酸味，脾欲得甘味，肾欲得咸味。这是五味与五脏之气的相合关系。

【原文】

五脏之气，故色见青如草兹①者死，黄如枳实②者死，黑如炲③者死，赤如衃血④者死，白如枯骨者死，此五色之见死也。

青如翠羽⑤者生，赤如鸡冠者生，黄如蟹腹者生，白如豕膏⑥者生，黑如乌羽⑦者生。此五色之见生也。生于心，如以缟⑧裹朱；生于肺，如以缟裹红；生于肝，如以缟裹绀⑨；生于脾，如以缟裹栝楼实⑩；生于肾，如以缟裹紫。此五脏所生之外荣也。

色味当五脏⑪：白当肺、辛，赤当心、苦，青当肝、酸，黄当脾、甘，黑当肾、咸。故白当皮，赤当脉，青当筋，黄当肉，黑当骨。

【注释】

①草兹：死草色，为青中带有枯黑之色。②枳（zhǐ）实：中药名，色青黄。③炲（tái）：黑黄色，色如烟灰。④衃（pēi）血：凝血，色黑赤。⑤翠：指翡翠，鸟名，羽毛为青色。⑥豕膏：猪的脂肪，色白而光润。⑦乌羽：乌鸦的羽毛，色黑而有光泽。⑧缟（gǎo）：白绢。⑨绀（gàn）：青赤色。⑩栝（guā）楼实：药名，为葫芦科植物栝楼的果实，熟时为橙黄色。⑪色味当五脏：色味与五脏相合。当，合。

【译文】

五脏外荣于面色上的气色。如果表现出青黑之色，颜色像死草一样，就是死证；如果出现黄如枳实之色，就是死证；如果出现黑如烟灰之色，就是死证；如果出现红如凝血之色，就是死证；出现白如枯骨之色的，就是死证。这是五色中表现为死证的情况。

面色青如翠鸟的羽毛，主生；面色红如鸡冠，主生；面色黄如蟹腹，主生；面色白如猪脂，主生；面色黑如乌鸦毛，主生。这是从五种面色来判断生气的情况。心有生气，面色就像细白的薄绢裹着朱砂一样；肺有生气，面色就像细白的薄绢裹着红色的东西一样；肝有生气，面色就像白绢裹着红青色的东西一样；脾有生气，面色就像白绢裹着栝楼的果实一样；肾有生气，面色就像白绢裹着紫色的东西一样。这些都是五脏气血充盈、荣华于外的征象。

五色、五味与五脏的相合关系是这样的：白色和辛味与肺相合，赤色和苦味与心相合，青色和酸味与肝相合，黄色和甘味与脾相合，黑色和咸味与肾相合。因为五脏在外与五体相合，所以白色与皮肤相合，赤色与脉相合，青色与筋相合，黄色与肉相合，黑色与骨相合。

【原文】

诸脉者皆属①于目，诸髓者皆属于脑，诸筋者皆属于节，诸血者皆属于心，诸气者皆属于肺。此四支八谿之朝夕②也。

故人卧血归于肝，肝受血而能视，足受血而能步，掌受血而能握，指受血而能摄。卧出而风吹之，血凝于肤者为痹，凝于脉者为泣，凝于足者为厥，此三者，血行而不得反其空③，故为痹厥也。人有大谷十二分④，小谿⑤三百五十四名，少十二俞⑥，此皆卫气之所留止，邪气之所客⑦也，针石缘⑧而去之。

【注释】

①属：注。②八谿：指上肢的肘腕，下肢的膝踝，左右共八处，故称“八谿”。朝夕：通“潮汐”。③空（kǒng）：孔窍。④大谷十二分：大谷，指人体的大关节。在手有肩、肘、腕，在足有髁、膝、髋各三节共计十二处，即“十二分”。⑤小谿：肉之小会，也就是人体腧穴。⑥少十二俞：即少十二关。⑦客：留止。⑧缘：因，用。

【译文】

各条脉络，都属于目，而诸髓都连属于脑，诸筋都连属于骨节，诸血都连属于心，诸气都连属于肺。同时，气血的运行朝夕来往，不离于四肢八谿的部位。

因此，人睡觉时，血贮藏到肝脏，肝得到血，进而滋养眼睛，使眼睛能看见东西；脚得到血的充养，就能行走；手掌得到血的充养，就能握住东西；手指得到血的充养，就能拿取物体。假如刚睡醒就外出感受风邪，血液的运行就会滞涩，凝于肌肤的，会发生痹证；凝于经脉的，会导致气血运行不畅；凝滞在脚部的，会引发厥冷。造成这三种疾病的原因是

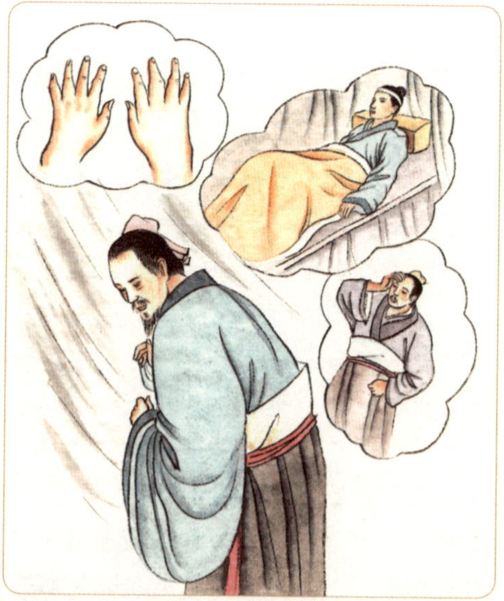

刚睡醒就外出会感受风邪而发生痹证。

气血运行不畅，不能正常返回到组织间隙的孔穴之处。人体全身共有大谷十二处，小豀三百五十四处，这里面不包括十二脏腑各自的腧穴数目。这些大谷和小豀都是卫气留止的地方，也是邪气客居之所。治疗疾病的时候，可循着这些部位施以针石，以祛除邪气。

【原文】

诊病之始，五决为纪[①]，欲知其始，先建其母[②]。所谓五决者，五脉也。

是以头痛巅[③]疾，下虚上实[④]，过在足少阴、巨阳[⑤]，甚则入肾。徇蒙招尤[⑥]，目冥[⑦]耳聋，下实上虚，过在足少阳、厥阴，甚则入肝。腹满䐜胀[⑧]，支鬲胠胁[⑨]，下厥上冒[⑩]，过在足太阴、阳明。咳嗽上气[⑪]，厥在胸中，过在手阳明、太阴，心烦头痛，病在鬲中，过在手巨阳、少阴。

【注释】

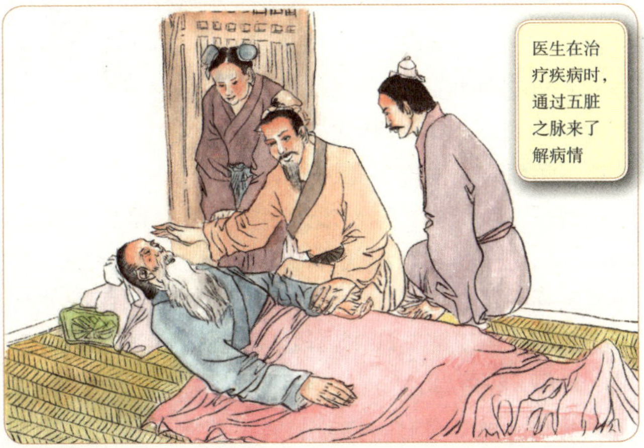

诊病的根本，是以五决为纲领。

①五决为纪：以五脏之脉为纲纪。②母：指胃气。胃为水谷之海，是人的生命赖以存在的根本。③巅：巅顶，即头顶。④下虚上实：正气虚于下，邪气实于上。⑤过：病。巨阳：太阳的别称。⑥徇蒙招尤：眩晕且视物昏花不清，头颤且摇动不定。⑦目冥：慢性眼病，目暗。⑧腹满：饱闷。䐜胀：内外急迫。⑨支鬲胠（qū）胁：胸膈和胠胁像有东西撑拄一样。支，拄，支撑。鬲，通“膈”，胸膈。胠，指腋下胁上空软部分。⑩冒：神志不清。⑪上气：逆喘。

【译文】

诊病的根本，是以五决为纲领。要想知道疾病是怎么发生的，就先要考察那一脏脉的胃气怎样。所谓五决，就是五脏之脉。

所以，头痛等巅顶部位的疾病，属于下虚上实，病邪在足少阴和足太阳经。如果病情恶化，可深入转移于肾。头晕眼花、身体摇动、耳聋，属下实上虚，病邪在足少阳和足厥阴经。病情严重，可深入转移于肝。腹部胀满、胸膈阻塞、胁肋疼痛、下体厥冷、上体眩晕，属于下气上逆，病邪在足太阴和足阳明两经。咳嗽气喘，胸中气机逆乱，病邪在手阳明和手太阴经。病情要是加重，就会传入肺脏。心烦头痛、胸膈不适的，病邪在手太阳和手少阴经。病势如加剧，就会传入心脏。

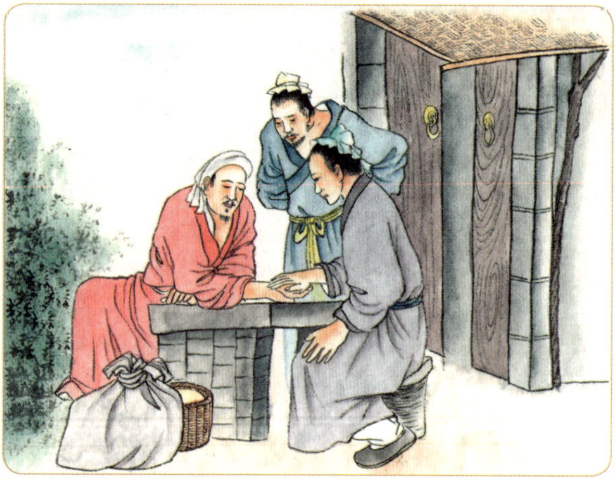

脉象的小大、滑涩、浮沉等，可以通过医生的手指辨认。

【原文】

夫脉之小大滑涩浮沉，可以指别；五脏之象，可以类推[①]；五脏相音[②]，可以意识；五色微诊[③]，可以目察。能合脉色，可以万全。赤脉之至也，喘[④]而坚，诊曰有积气在中，时害于食，名曰心痹，得之外疾，思虑而心虚，故邪从之。白脉之至也，喘而浮，上虚下实，惊，有积气在胸中，喘而虚，名曰肺痹，寒热，得之醉而使内[⑤]也。青脉之至也，长而左右弹，有积气在心下支胠，名曰肝痹，得之寒湿，与疝同法，腰痛足清头痛。黄脉之至也，大而虚，有积气在腹中，有厥气，名曰厥疝[⑥]，女子同法，得之疾使四支汗出当风。黑脉之至也，上坚而大，有积气在小腹与阴[⑦]，名曰肾痹，得之沐浴清水[⑧]而卧。

凡相五色之奇脉，面黄目青，面黄目赤，面黄目白，面黄目黑者，皆不死也。面青目赤，面赤目白，面青目黑，面黑目白，面赤目青，皆死也。

【注释】

①“五脏”两句：五脏藏于内，五脏的征象可用取类比象的方法来推测。②相音：察听病人音声之清浊长短疾徐。相，察。③微诊：是说色诊极精微。④喘：通“湍”，急速。⑤使内：指房事。内，房事的避讳语。⑥厥疝：病名，多因脾虚，肝气横逆所致。症见腹中逆气上冲，胃脘作痛，呕吐，足冷，少腹痛引睾丸。⑦阴：指前阴。⑧清水：指凉水。

【译文】

脉象的小、大、滑、涩、浮、沉等，医生可以通过手指鉴别；五脏功能显露在外的，可以通过相类事物的比象来推求；五脏各自相应合的声音，可以凭

五脏的生理病理变化

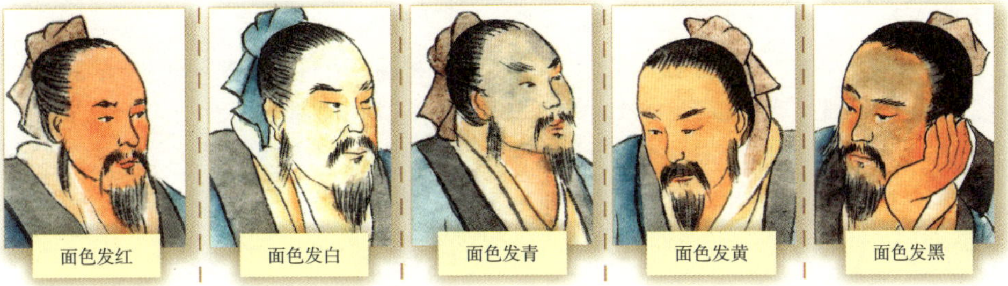

心痹	肺痹	肝痹	厥疝	肾痹
思虑过度，使心气虚弱，病邪乘虚而入	偶发寒热，并在醉后行房	受了寒湿，病理和疝气一样，所以有腰痛、足冷、头痛等症状	剧烈劳动，出汗后受了风邪的侵袭	因用冷水沐浴后立即睡觉所引起
脉搏湍急而坚强，诊断为病气积聚在中腔，常会影响饮食	脉搏急湍又浮，上虚下实，病气积聚在胸中，气喘而肺虚	脉搏跳动周期长并且左右弹指，病气积聚在心下，支撑两腋下	脉搏大而虚，病气积聚腹中，有一股逆气使身体疼痛	上部脉搏强劲而大，病气积聚在小腹和前阴

意会鉴别；五色的细微变化，可以用眼睛来观察。诊断疾病时，如能将色、脉两者结合起来，就可以做到万无一失了。面部呈现红色，脉象急促而坚实的，可诊为邪气积聚于腹中。这种疾病常会妨害饮食，病名为心痹。这种病之所以会发生，是由于思虑过度致使心气虚弱，邪气趁机侵入。面部呈现白色，脉象急促而浮大的，上虚下实，所以常出现惊恐的症状，病邪积聚于胸中，迫使肺气喘，但肺气本身是虚弱的，病名叫肺痹。这种病是由发寒热，并醉酒后行房事所引发的。面部呈现青色，脉象长并左右弹击手指的，是病邪积聚于心下，支撑两侧胁肋，此病名叫肝痹。这种病通常由寒湿引起，与疝的病理相同，它的症状是腰痛、足冷、头痛等。面部呈现黄色，脉象上大而虚的，是病邪积聚在腹中，有逆气产生，这个病的名字叫作厥疝。女子身上会出现这种情况，多由四肢过劳，出汗后感受风邪所致。面部呈现黑色，脉象下坚实而大，是病邪积聚在小腹与前阴，病名叫作肾痹，多因冷水沐浴后睡觉受凉而发生。

大凡诊察五色，面黄目青、面黄目赤、面黄目白、面黄目黑，皆为不死的征象，因为面带黄色，表明土气尚存。面青目赤、面赤目白、面青目黑、面黑目白、面赤目青等现象，则皆为死亡的征象，因为面色没有黄色，表明土气已经败绝。

◎汤液醪醴论：五谷养生法◎

【导读】

汤液、醪醴，是由五谷制成的酒类，其中清稀淡薄的叫作汤液，稠浊味浓的称为醪醴。本篇开篇讲述的是汤液、醪醴方面的内容，所以以此名篇。

本篇的主要内容包括：一、论述汤液、醪醴的制作方法和应用；二、阐述病人与医生的标本关系；三、介绍水气病的发病原因和治疗方法。

【原文】

黄帝问曰：为五谷汤液及醪醴①奈何？

岐伯对曰：必以稻米，炊之稻薪，稻米者完，稻薪者坚。

帝曰：何以然？

岐伯曰：此得天地之和，高下之宜，故能至完，伐取得时，故能至坚也。

【注释】

①汤液：米汁。醪（láo）醴（lǐ）：酒类。醪，浊酒。醴，甜酒。

【译文】

黄帝问道：怎样用五谷来制作汤液及醪醴呢？

岐伯回答说：必须要用稻米作原料，以稻秆作燃料。因为稻米之气完备，稻秆又很坚实。

黄帝问道：为什么这么说？

岐伯说：稻谷秉承天地的和气，生长在高低适宜的地方，所以得气最完备；它收割在秋季，是在最适当的季节收割的，所以稻秆最坚实。

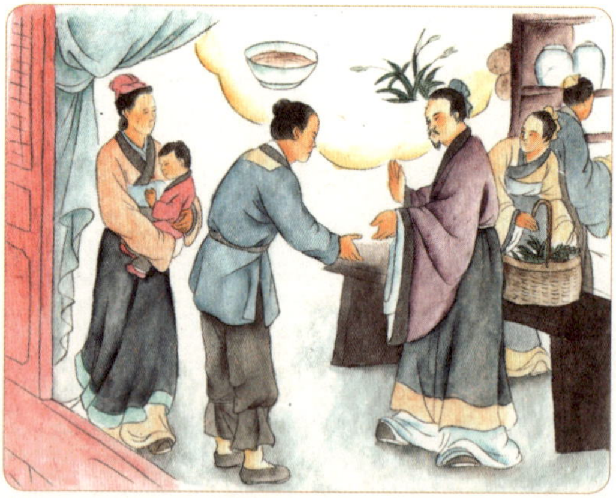

必须要用稻米作原料才能制作汤液和醪醴。

【原文】

帝曰：上古圣人作汤液醪醴，为而不用①何也？

岐伯曰：自古圣人之作汤液醪醴者，以为备耳，夫上古作汤液，故为而弗服也。中古之世，道德稍衰[②]，邪气时至，服之万全。

帝曰：今之世不必已何也？

岐伯曰：当今之世，必齐[③]毒药攻其中，镵石[④]针艾治其外也。

帝曰：形弊血尽而功不立者何？

岐伯曰：神不使也。

帝曰：何谓神不使？

岐伯曰：针石，道[⑤]也。精神不进，志意不治，故病不可愈。今精坏神去，荣卫不可复收。何者？嗜欲无穷，而忧患不止，精气弛坏，荣泣卫除[⑥]，故神去之而病不愈也。

【注释】

①为而不用：制备后不用以煎药。②道德稍衰：讲究养生之道、追求合乎人道的生活方式的人逐渐减少。③必齐（zī）：必须用。齐，通“资”，用。④镵（chán）石：石针。⑤道：通“导”，引导气血。⑥荣泣（sè）卫除：荣血枯涩，卫气消失。泣，通“涩”。

【译文】

黄帝问：上古时代有医术高明的医生，制成了汤液和醪醴，虽然制作好了，却只是用它来供给祭祀和宴请宾客，而不用它煎药，这是什么道理？

岐伯说：自古医术高明的医生，做好汤液和醪醴是用来以备万一的，因为上古太和之世，人们身心康泰，很少患病，所以虽然汤液制成了，却还是放在那里不用的。到了中古时代，养生之道稍稍衰落，人们的身心比较虚弱，因此外界邪气时常能够乘虚伤人，但病人只要

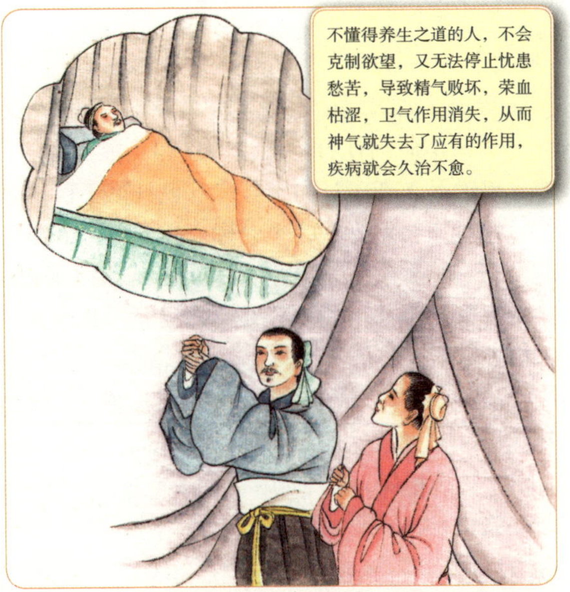
不懂得养生之道的人，不会克制欲望，又无法停止忧患愁苦，导致精气败坏，荣血枯涩，卫气作用消失，从而神气就失去了应有的作用，疾病就会久治不愈。

现在的人和中古时代不同，一有疾病，就必须用药物内服，用砭石、针灸外治，病才能痊愈。

服些汤液醪醴，病也就会好的。

黄帝说：现在的人，就算服用了汤液醪醴，病也不一定好，这是什么缘故呢？

岐伯说：现在的人和中古时代不同了，一有疾病，必定要用药物内服，用砭石、针灸外治，病才能痊愈。

黄帝说：病情发展到了形体败坏、气血枯竭的地步，治疗就没有办法见效了，这其中有什么道理？

岐伯说：这是因为病人的神气已经不能发挥应有的作用了。

黄帝说：什么叫作神气不能发挥应有的作用？

岐伯说：用针石治病，不过是一种引导血气的方法而已，治疗结果主要取决于病人自身的精神志意。如果病人的神气已经衰微，志意已经散乱，即使有好的方法，神气也不能发挥应有的作用，病还是不能好。况且，现在病人的情况，是已经到了精神败坏、神气消散、荣卫气血不能再恢复的地步了。为什么病情会发展到这样的地步呢？主要是由于病人不懂得养生之道，放纵欲望而没有克制，忧患愁苦又不能停止，以致精气败坏，荣血枯涩，卫气作用消失，这样一来神气也就失去了应有的作用。病人对治疗措施已经没有任何反应，疾病当然就不会痊愈了。

【原文】

帝曰：夫病之始生也，极微极精①，必先入结于皮肤。今良工皆称曰：病成②名曰逆，则针石不能治，良药不能及也。今良工皆得其法，守其数③，亲戚兄弟远近④音声日闻于耳，五色日见于目，而病不愈者，亦何暇不早乎？

岐伯曰：病为本，工为标，标本不得，邪气不服，此之谓也。

帝曰：其有不从毫毛而生，五脏阳以竭也，津液充郭⑤，其魄独居，精孤于内，气耗于外⑥，形不可与衣相保，此四极⑦急而动中，是气拒于内，而形施于外，治之奈何？

岐伯曰：平治于权衡⑧，去宛陈莝⑨，微动四极，温衣，缪刺⑩其处，以复其形。开鬼门，洁净府⑪，精以时服，五阳已布，疏涤五脏，故精自生，形自盛，骨肉相保，巨气乃平。

帝曰：善。

【注释】

①极微极精：十分轻微隐蔽。②病成：病情严重，病证已成。③数：指技术要领。④远近：即亲疏。⑤津液充郭：津液充满于皮肤。郭，皮肤。⑥“其魄”三句：

精得阳则化气行水，今阳气衰竭，体内阴精过剩，水液停留，所以说“其魄独居”，故“精孤于内，气耗于外”。这是病理上的连锁关系。魄，指阴精。⑦四极：四肢。⑧权衡：指脏腑阴阳二脉。⑨去宛陈莝（cuò）：去除郁积的废物。⑩缪（miù）刺：病在左而刺右，病在右而刺左的针刺方法。⑪洁净府：通利小便。净府，膀胱。

【译文】

黄帝说：疾病初起时，病情是极其轻浅隐蔽的，病邪只是潜留在皮肤内。现在，医生一看病，就会说疾病已经形成，而且病情的发展和预后很不好，用针石不能治愈，吃汤药也不能达到病灶了。现在的医生都懂得治疗的方法，精通针刺和用药的技术，与病人像亲人兄弟一样亲近，每天都能听到病人声音的变化，每天都能看到病人五色的改变，可是却治不好病，这是不是没有提前治疗的缘故呢？

岐伯说：这是因为疾病的性质和病人自身是“本”，医生的治疗方法和药物为“标”；病人与医生不能很好地配合，病邪就不能驱除。说的就是这种情况啊。

黄帝说：有的病不是从外表皮肤发生的，而是发于阳气衰竭的五脏。水气充满皮肤，阴气旺盛至极，阴气单独留在体内，而阳气在外部耗损严重，

汤液和醪醴

名称	解释	影响
汤液	以五谷作为原料熬煮而成的清液，可以用来滋养五脏	后世方剂学家在其影响之下，发明了汤剂、酒剂；现代方药中的粳米、秫米、薏米、赤小豆等，也是直接从汤液和醪醴中发展而来的
醪醴	将五谷熬煮之后，发酵酿造而成，可以用来治疗五脏之病	

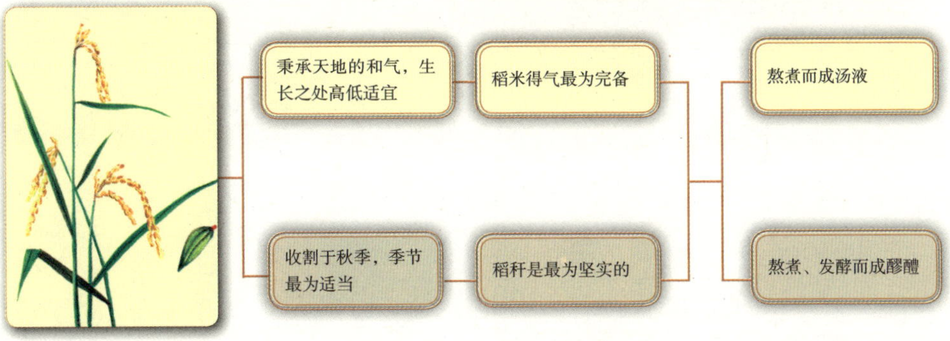

身体浮肿，不能穿上原来的衣服，四肢肿急而影响到内脏。这种情况是阴气格拒于内，而水气弛张于外，对这种病应当怎样治疗呢？

岐伯说：要平复水气。根据病情衡量轻重，驱除体内的瘀血和积水，并让病人的四肢做些轻微运动，使阳气逐渐宣行，还要让病人注意保暖，以助其恢复体内的阳气，驱散凝聚的阴气，然后用缪刺的方法，针刺水肿的地方，放出积水以恢复原来的形态，之后用发汗和利小便的方法，打开汗孔，泻出膀胱里的水液，使阴精归于平复。通过输布五脏阳气，疏通五脏的水液郁积，这样精气自然就会生成，形体也会强盛起来，骨骼与肌肉就能相辅相成，正气自然就会恢复正常了。

黄帝说：讲得好！

◎脉要精微论篇：望闻问切四诊法◎

【导读】

本篇专门阐述了各种诊断方法，特别强调了切脉和望色的重要性，并论述了脉诊的要领，这些内容丰富多彩而又精微神妙，所以篇名为“脉要精微论”。

本篇的主要内容有：一、指出针法要以平旦和持脉为常规原则；二、介绍望诊中察看睛明、五色以及脏腑、形体的方法；三、说明脉诊的方法和作用；四、说明脉象与四时的关系；五、介绍通过病人的声音、大小便和梦境诊察疾病的方法；六、论述如何根据切脉部位来了解内脏的病变，并对各种脉象所主疾病做了举例说明。

【原文】

黄帝问曰：诊法何如？

岐伯对曰：诊法常以平旦，阴气未动，阳气未散，饮食未进，经脉未盛，络脉调匀，气血未乱，故乃可诊有过之脉①。

切脉动静而视精明②，察五色③，观五脏有余不足，六腑强弱，形之盛衰，以此参伍④，决死生之分。

夫脉者，血之府⑤也，长⑥则气治，短⑦则气病，数则烦心⑧，大则病进⑨，上盛⑩则气高，下盛则气胀，代⑪则气衰，细⑫则气少，涩⑬则心痛，浑浑革至如涌泉⑭，病进而色弊，绵绵其去如弦绝⑮，死。

夫精明五色者，气之华也。赤欲如白裹朱，不欲如赭⑯；白欲如鹅羽，不欲如盐；青欲如苍璧之泽⑰，不欲如蓝；黄欲如罗裹雄黄⑱，不欲如黄土；黑欲如重漆色⑲，不欲如地苍⑳。五色精微象见矣，其寿不久也㉑。夫精明者，所以视万物，别白黑，审短长。以长为短，以白为黑，如是则精衰矣。

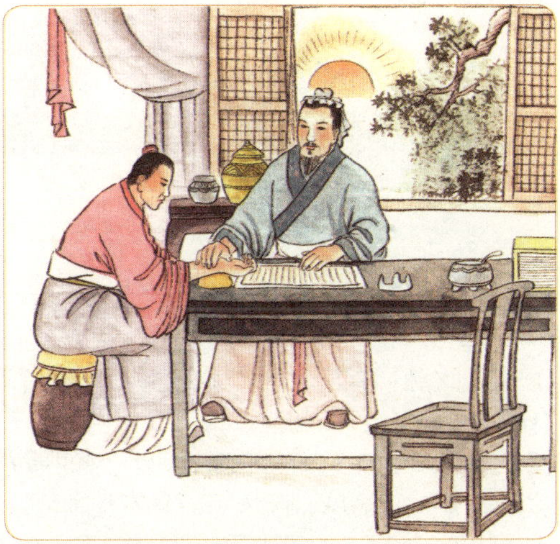

通常，诊脉的最佳时间是清晨。

脉象及其主病

<table>
<tr><td rowspan="2">长脉</td><td>正常</td><td>脉体充满寸、关、尺三部本位，长而和缓</td><td>气血流畅平和为气治</td></tr>
<tr><td>异常</td><td>超过本位，长而洪、大、实</td><td>邪气盛实而正气亦不衰，正邪搏击</td></tr>
<tr><td rowspan="2">短脉</td><td rowspan="2">脉体不足寸、关、尺三部本位</td><td rowspan="2">气不足为气病</td><td>虚，气虚血少</td></tr>
<tr><td>实，气滞血瘀</td></tr>
<tr><td rowspan="2">数脉</td><td rowspan="2">脉来急速，一息六至或以上</td><td>数而有力为实热</td><td rowspan="2">内心烦热</td></tr>
<tr><td>数而无力为虚热</td></tr>
<tr><td rowspan="3">大脉</td><td>正常</td><td>脉体宽大而和缓</td><td>气血充盛</td></tr>
<tr><td rowspan="2">异常</td><td>大而有力则为邪热实证</td><td rowspan="2">病势正在向前发展</td></tr>
<tr><td>大而无力则为虚损，气不内守</td></tr>
<tr><td>上盛</td><td colspan="2">上部脉大而有力</td><td>气逆于上，胸满气喘</td></tr>
<tr><td>下盛</td><td colspan="2">下部脉大而有力</td><td>邪滞于下，腹部胀满</td></tr>
<tr><td>代脉</td><td colspan="2">脉来缓弱并出现有规律的间歇</td><td>脏气衰微，其病危重</td></tr>
<tr><td>细脉</td><td colspan="2">脉细如线，但应指清晰</td><td>正气衰少</td></tr>
<tr><td>涩脉</td><td colspan="2">脉来不流利，往来艰涩</td><td>血少气滞</td></tr>
<tr><td>弦脉</td><td colspan="2">来时若有若无，微细无力，或像弓弦猝然断绝</td><td>气血已绝，生机已断</td></tr>
</table>

太过与不及

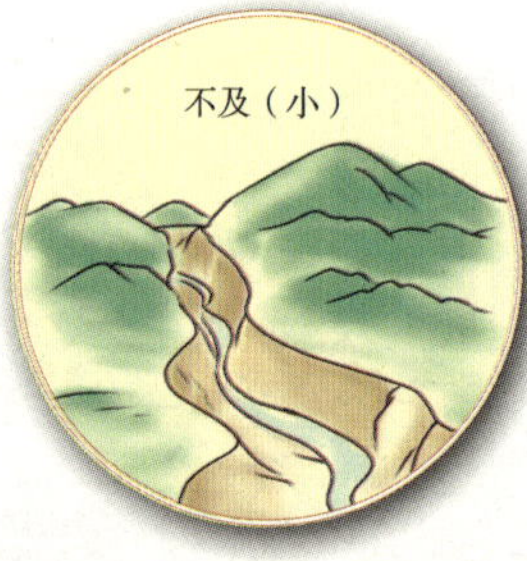

将经脉比作河流，不及、小即如水位不足，太过、大即如水位太高

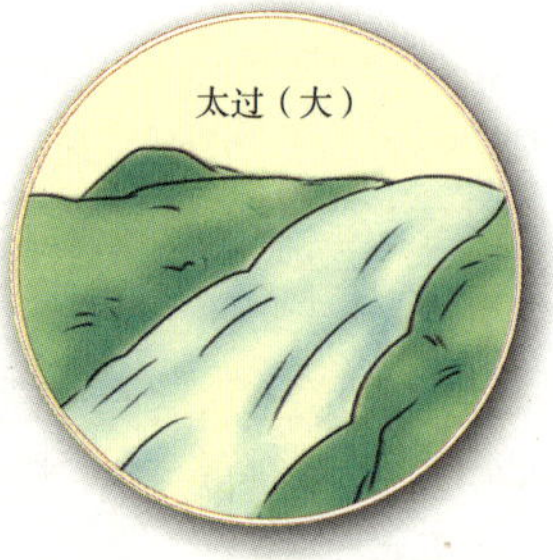

【注释】

①有过之脉：有病之脉。②动静：脉象搏动的变化。精明：即目之精光。精，同“睛”。③五色：面部红、黄、青、白、黑五种色泽。④参伍：综合比较，对比异同。⑤脉者，血之府：脉是血液汇聚的地方。⑥长：指长脉，脉体长而且超过本位。⑦短：指短脉，脉体短而且不及本位。⑧数（shuò）：指数脉，即一息五至以上的脉象。烦心：心里烦躁。⑨大：指大脉，脉象满指，坚实有力。病进：病势正在发展、恶化。⑩上盛：上部脉，即寸脉搏动有力。盛，搏动有力。下文“下盛”，

即下部脉，尺脉搏动有力。⑪代：指代脉，来数中止，不能自还，是一种有规律的间歇脉。⑫细：指细脉，应指细小微弱。⑬涩：指涩脉，往来滞涩，如轻刀刮竹。⑭“浑浑”句：王冰：“浑浑，言脉气乱也。革至者，谓脉来弦而大，实而长也。如涌泉者，言脉汩汩，但出而不返也。”⑮“绵绵”句：王冰：“绵绵，言微微似有，而不甚应手也。如弦绝者，言脉卒断，如弦之绝去也。”⑯赭（zhě）：赤而紫的颜色。⑰苍璧之泽：色泽青而明润。苍，青绿色。璧，玉石。⑱罗裹雄黄：黄中透红之色。罗，丝织物。雄黄，药名。⑲重漆色：色泽黑而有光泽。重，重复。漆之又漆，谓“重漆”。⑳地苍：土地苍黑，枯暗如尘。㉑“五色”两句：吴崑：“真元精微之气，化作色相，毕现于外，更无藏蓄，是真气脱也，故寿不久。”

【译文】

黄帝问道：诊脉的方法是怎样的呢？

岐伯回答说：通常，诊脉的最佳时间是清晨，此时人还没有劳作，阴气未被扰动，阳气尚未耗散，饮食也未曾进入身体，经脉之气尚未充盛，络脉之气也平和均匀，气血未受到扰乱，因而容易诊察出有病的脉象。

在诊察脉搏动静变化的同时，还应观察病人双眼的神色，诊察五色的变化，观察脏腑的强弱虚实及形体的盛衰，将这几个方面综合考察比较，以判断疾病的吉凶和死生。

脉是血液汇聚之所在，而血液的循行要依赖气的统率。长脉说明气血流畅平和为气治，短脉说明气不足为气病，数脉说明内心烦热，大脉说明邪气方张而病势正在向前发展，上部脉盛说明气逆于上，下部脉盛说明邪滞于下，细脉说明正气衰少，涩脉说明血少气滞。脉来时大而急速如泉水上涌，说明病势正在发展，会有危险；脉来时若有若无，微细无力，或是像弓弦一般猝然断绝而去，说明气血已绝，生机已断，是死亡的征兆。

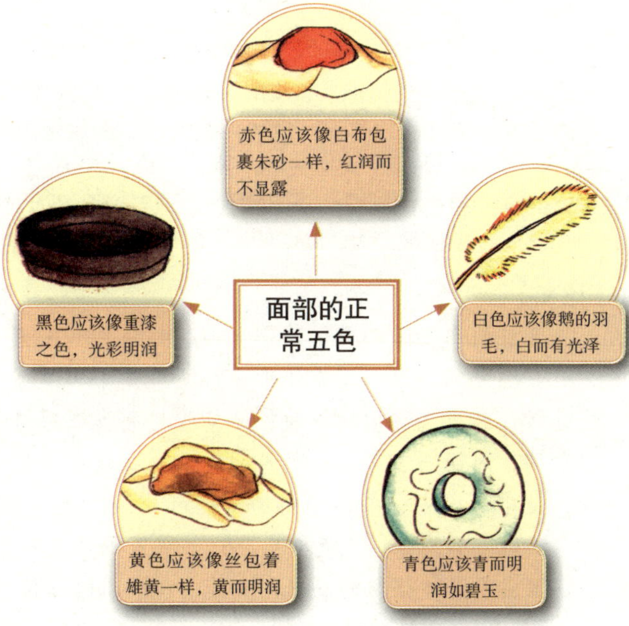

两目的精明和面部的

五色，都是内脏的精气所表现出来的光华。赤色应该像白布包裹朱砂一样，红润而不显露，不应该像赭石那样，色赤带紫，没有光泽；白色应该像鹅的羽毛，白而有光泽，不应该像盐那样白而带灰暗色；青色应该青而明润如碧玉，不应该像青靛那样青而带沉暗色；黄色应该像丝包着雄黄一样，黄而明润，不应该像黄土那样，枯暗无华；黑色应该像重漆之色，光彩明润，不应该像地苍那样，枯暗如尘。假如五脏真色极败之象暴露于外，就是真气外脱了，人的寿命也就不长了。两眼精明是用来观察万物，分别黑白，审察长短的，如果长短不明，黑白不清，就是精气衰竭了。

【原文】

五脏者，中之守①也。中盛脏满，气胜伤恐者，声如从室中言，是中气之湿也；言而微，终日乃复言者，此夺气也；衣被不敛，言语善恶不避②亲疏者，此神明之乱也；仓廪③不藏者，是门户不要④也；水泉⑤不止者，是膀胱不藏也。得守者生，失守者死。

夫五脏者，身之强也。头者精明之府⑥，头倾视深⑦，精神将夺矣；背者胸中之府，背曲肩随，府将坏矣；腰者肾之府，转摇不能，肾将惫矣；膝者筋之府，屈伸不能，行则偻附⑧，筋将惫矣；骨者髓之府，不能久立，行则振掉⑨，骨将惫矣。得强则生，失强则死。

【注释】

①五脏者，中之守：五脏的功能是藏精气而守于内。中，内。守，藏。②不避：不分。③仓廪：指脾胃。有皮的谷藏曰“仓”，无皮的米藏曰“廪”。仓廪指储藏米谷的仓库。中医认为脾胃有受纳腐熟水谷、运化精微的功能，故称脾胃为“仓廪”。④门户不要（yāo）：大便失禁。要，约束。⑤水泉：小便。⑥精明之府：精气聚集的地方。⑦头倾视深：头部侧垂而不能抬起，两目深陷且无光。⑧偻（lóu）附：曲背低头，即驼背。附，同“俯”。⑨振掉：摇摆晃动。

【译文】

五脏的作用是藏精气而守于内。如果邪气充盛于腹中，脏气壅满，讲话时声音重浊不清，像在室中说话一样，就是中焦湿盛的缘故；声气低微，语言不能连续，是正气虚脱的缘故；不知收拾整理衣服被子，不分亲疏远近，时而亲昵和蔼，时而恶言恶语，是神明错乱的缘故；脾胃不能藏纳水谷精气且大便失禁，是中气失守、肛门不能约束的缘故；小便失禁，是膀胱不能闭藏的缘故。如果五脏能够内守，人就能生存；如果五脏精气不能固藏，人就会死亡。

五脏是身体强健的基础。头是精神活动的部位，如果头部低垂，目陷无光，

五脏是身体强健的基础

五脏	主部位	致病结果	症状
头	精神活动的部位	精神将要衰败	头部低垂，目陷无光
背	胸中脏气聚会的部位	胸中脏气将要败坏	背弯曲而肩下垂
腰	肾气聚集的部位	肾气将要衰惫	不能转动
膝	筋汇聚的地方	筋的功能将要衰惫	膝部不能屈伸，走路时屈身附体
骨	精髓藏留的地方	髓虚，骨的功能将要衰惫	不能久立，走路震颤摇摆

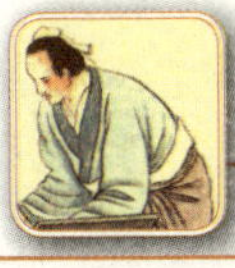
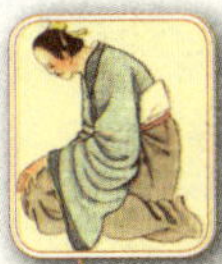
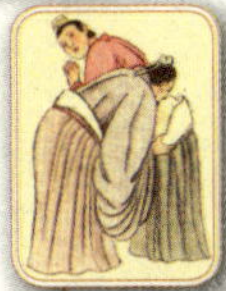
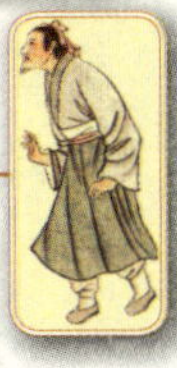
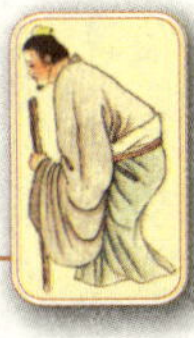

精神就将要衰败。背是胸中脏气聚会的部位，如果背弯曲而肩下垂，胸中脏气就将要败坏。腰是肾气聚集的部位，如果不能转动，肾气就将要衰惫。膝是筋汇聚的地方，如果膝部不能屈伸，走路时屈身附体，筋的功能就将要衰惫。骨是精髓藏留的地方，如果不能久立，走路震颤摇摆，就是髓虚，骨的功能就将要衰惫。总之，如果五脏能够恢复强健，人就可以痊愈；如果五脏不能恢复强健，人就会死亡。

【原文】

岐伯曰：反四时者，有余为精，不足为消。应太过，不足为精；应不足，有余为消。阴阳不相应，病名曰关格。

帝曰：脉其四时动奈何？知病之所在奈何？知病之所变奈何？知病乍[①]在内奈何？知病乍在外奈何？请问此五者，可得闻乎？

岐伯曰：请言其与天运转也。万物之外，六合之内，天地之变，阴阳之应，彼春之暖，为夏之暑，彼秋之忿[②]，为冬之怒[③]，四变之动[④]，脉与之上下[⑤]，以春应中规[⑥]，夏应中矩[⑦]，秋应中衡[⑧]，冬应中权[⑨]。是故冬至四十五日，阳气微上，阴气微下；夏至四十五日，阴气微上，阳气微下。

阴阳有时，与脉为期，期而相失，知脉所分，分之有期，故知死时。微妙在脉，不可不察，察之有纪，从阴阳始，始之有经，从五行生，生之有度，四时为宜，补泻勿失，与天地如一，得一之情，以知死生。是故声合五音[⑩]，色合五行⑪，脉合阴阳。

【注释】

①乍：突然，猛然。②忿：比喻秋气萧索劲急。③怒：比喻严冬的寒烈气势。④四变之动：春夏秋冬四时的往来变迁。⑤上下：往来。即脉象浮沉盛衰的变化。⑥春应中规：春脉应符合圆规的形象，圆滑流畅。中，符合。规，画圆的工具。⑦夏应中矩：夏脉应符合方矩的形象，盛大方正。矩，画方形的工具。⑧秋应中衡：秋脉应符合秤杆的形象，平稳恒定。衡，秤杆。⑨冬应中权：冬脉应符合秤砣的形象，沉伏下垂。权，秤砣。⑩声合五音：人的声音和五音相应合。⑪色合五行：人的气色与五色相应合，即青合木、黄合土、赤合火、白合金、黑合水。

【译文】

岐伯说：人的脉气有时与四时之气相反，如果邪气胜过精气就会表现为有余，如果血气先已消耗就会表现为不足。按照时令来讲，脏气当旺，脉气应有余，若反见不足的，是邪气胜过了精气；脉气应不足，若反见有余的，是正不胜邪，血气消耗而邪气猖獗。这种由阴阳气血不相从，邪正不相应的情况引发的疾病名叫关格。

黄帝说：脉象是怎样顺应四时的变化而变动的呢？怎样通过脉诊知道病变的所在呢？怎样通过脉诊知道疾病的变化呢？怎样通过脉诊知道病突发于内呢？怎样通过脉诊知道病突发于外呢？您能详细为我讲解一下这五个问题吗？

岐伯回答说：让我讲一讲人体的阴阳升降与天地的运转循环相适应的情况吧。万物之外，六合之内，天地间的变化，阴阳的相应，如春天的温暖气候，发展为夏天的暑热气候；秋天的劲急之气，发展为冬天的寒杀之气。与这种四时气候的变化类似，人体的脉象也不断变化而升降浮沉。春天人体的脉象犹如圆规画圆那样圆滑，夏天人体的脉象犹如矩形一样盛大，秋天的脉象像秤杆那样平稳恒定，冬天的脉象像秤砣

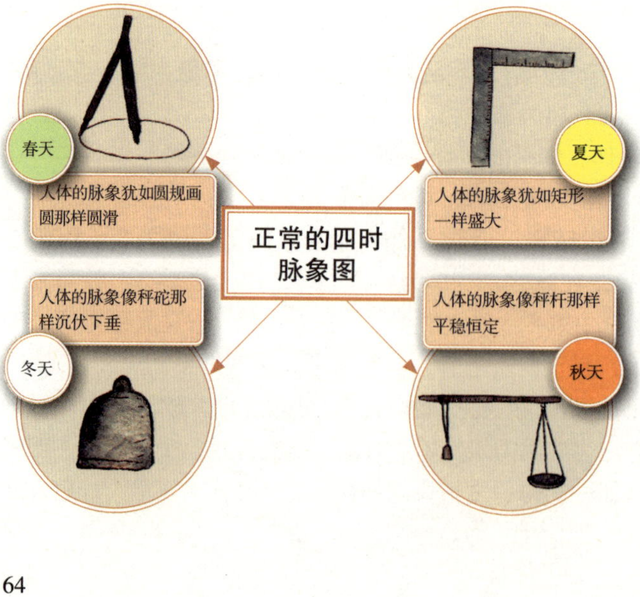

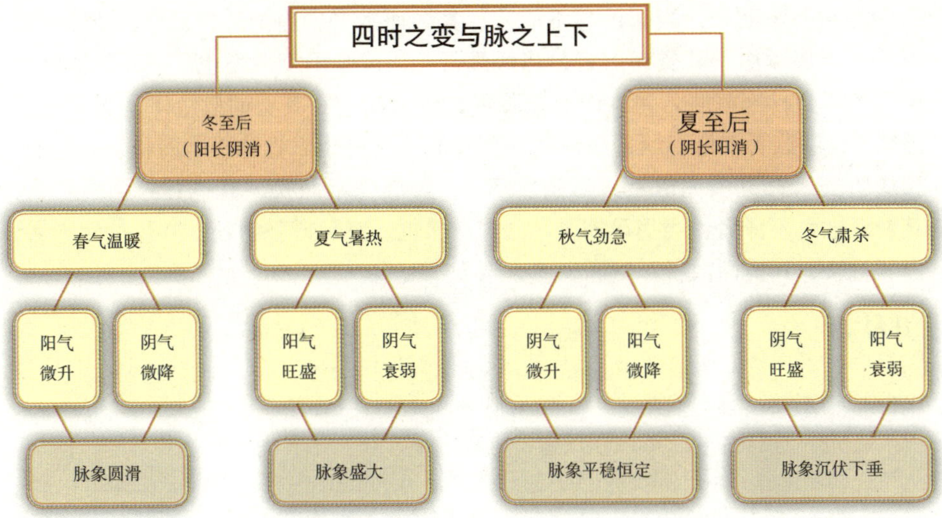

那样沉伏下垂。四时阴阳的情况也是这样，冬至到立春的四十五天，阳气微升，阴气微降；夏至到立秋的四十五天，阴气微升，阳气微降。

四时阴阳的升降是有一定的时间规律的，人体脉象的变化也与之相应。如果脉象变化与四时阴阳不相应，就是病态的。根据脉象的异常变化就可以知道病发生在哪个脏器，再根据脏气的盛衰和四时衰旺的时期，就可以判断出疾病和死亡的时间。四时阴阳变化之微妙，都在脉象上有所反映，因此不可不细心地体察；诊察脉象的纲领，是从辨别阴阳开始的。阴阳也有开端，它是借着五行产生的。它的产生有一定的法则，那就是以四时变化为规律。诊断疾病时要以四时阴阳为准则，遵循四时阴阳的变化规律且没有偏离，这样人体就能保持相对平衡，并与天地阴阳相统一。如果真正掌握了这种看问题的诀窍，就可以判断疾病的预后和死生。所以，人的声音是和五音相应合的，人的气色是和五行相应合的，人的脉象则是和天地四时的阴阳变化相应合的。

【原文】

是知阴盛则梦涉大水恐惧，阳盛则梦大火燔灼，阴阳俱盛则梦相杀毁伤；上盛则梦飞，下盛则梦堕；甚饱则梦予，甚饥则梦取；肝气盛则梦怒，肺气盛则梦哭；短虫多则梦聚众，长虫多则梦相击毁伤①。

是故持脉有道，虚静为保。春日浮，如鱼之游在波②；夏日在肤，泛泛乎万物有余；秋日下肤③，蛰虫将去；冬日在骨，蛰虫④周密，君子居室。故曰：知内者按而纪之，知外者终而始之。此六者⑤，持脉之大法。

心脉搏坚而长，当病舌卷不能言；其耎而散者，当消环自已[6]。肺脉搏坚而长，当病唾血；其耎而散者，当病灌汗[7]，至今不复散发也[8]。肝脉搏坚而长，色不青，当病坠若搏，因血在胁下，令人喘逆；其耎而散色泽[9]者，当病溢饮[10]，溢饮者渴暴多饮，而易[11]入肌皮肠胃之外也。胃脉搏坚而长，其色赤，当病折髀[12]；其耎而散者，当病食痹[13]。脾脉搏坚而长，其色黄，当病少气；其耎而散色不泽者，当病足骱肿[14]，若水状也。肾脉搏坚而长，其色黄而赤者，当病折腰；其耎而散者，当病少血，至今不复也。

【注释】

①按：本节内容与本篇的主旨不符，其相似内容见于《灵枢·淫邪发梦》，应当是误收于本篇。②如鱼之游在波：形容春脉浮而未显。③下肤：脉搏由浮而微沉。④蛰虫：藏伏于土中过冬的虫。⑤六者：指春、夏、秋、冬、内、外。⑥“心脉搏坚”四句：搏坚而长，脉象搏动坚硬，过于本位。耎而散，虚软而细散。徐春甫：“搏、坚，皆为太过。耎而散，皆为不及。五脏各因太过不及而病也。”消环自已，脉象搏动坚硬，过于本位，虚软而细散。张介宾：“消，尽也。环，周也。谓期尽一周，即病自已矣。”⑦灌汗：形容自汗或盗汗。《脉经》作“漏汗”，这个解释更为合理。肺脉耎而散为肺虚，肺合皮毛，肺虚则皮毛不固，故自汗或盗汗。⑧至今不复散发也：张介宾：“汗多亡阳，故不可更为发散也。”⑨色泽：面色光泽。张志聪：“《金匮要略》云：‘夫水病人，面目鲜泽。’盖水溢于皮肤，故其色润泽也。”⑩溢饮：病名。水气外溢，充满皮肤四肢。⑪易：《甲乙经》作“溢”，这个解释更为合理。⑫折髀（bì）：股部疼痛如折。髀，股部。⑬食痹：病名。张介宾：“食痹者，食入不化，入则闷痛呕汁，必吐出乃止。”⑭足骱（háng）肿：胫骨连及足部的区域浮肿。骱，胫骨，即小腿骨。

【译文】

因此，一个人阴气盛就会梦见渡大水，并生出恐惧，阳气盛就会梦见大火烧灼，阴阳俱盛则会梦见相互残杀，上部盛会梦见飞腾，下部盛会梦见下坠，吃得过饱的时候，就会梦见赠送东西给别人，饥饿时就会梦见去获取东西。肝气盛，做梦就会好发怒气；肺气盛，做梦就会悲哀啼哭。如果腹内短虫多，就会梦见众人集聚；腹内长虫多，则会梦见打架受伤。

因此，诊脉时要有一定的方法和要诀，必须虚心静气，才能保证诊断的正确性。脉象因季节的不同而不同。春天的脉应该上浮在外，好像鱼浮游于水波之中；夏天的脉在皮肤中，洪大而盛，充满指下，就像夏天万物生长的茂盛状态；秋天的脉在皮肤之下，就像蛰虫将要伏藏；冬天的脉沉伏在骨，就像冬眠之虫闭藏不出，人们也都深居简出一样。所以说，要知道内脏的情况，可以从

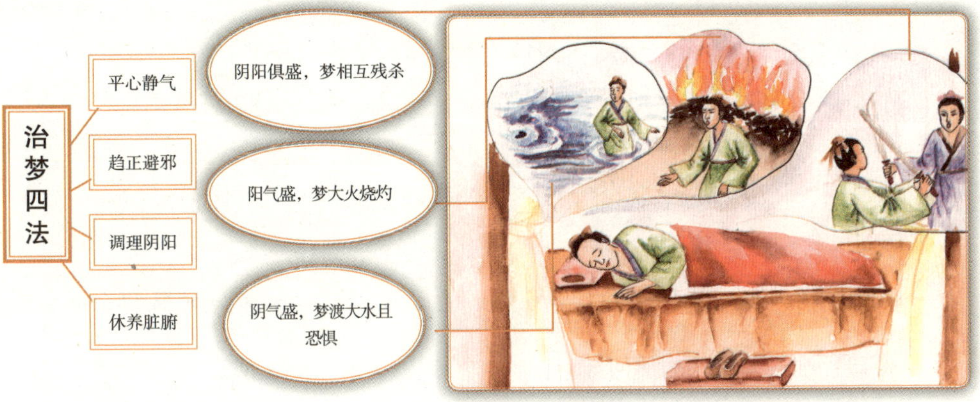
治梦四法
平心静气
趋正避邪
调理阴阳
休养脏腑
阴阳俱盛，梦相互残杀
阳气盛，梦大火烧灼
阴气盛，梦渡大水且恐惧

脉象上区别出来；要知道外部经气的情况，可通过诊察经脉循行的经络来推究致病的根源。以上这春、夏、秋、冬、内、外六个方面，就是诊脉的法则。

心脉搏动有力而长，说明心经邪盛，火盛气浮，会出现舌头卷曲而不能言语的症状。如果脉象软而散乱，则是刚脉渐转柔和，等营卫之气循环一周后，疾病就会痊愈。肺脉搏动有力而长，说明火邪犯肺，会出现痰中带血的状况。如果脉象软而散乱，属于肺脉不足，会出现汗出不止的病证，在这种情况下，不能再用发散的方法治疗。肝脉搏动有力而长，面色就会发青，如果不发青，说明病不是从内部产生的，而是因跌坠或搏击所致。瘀血积于胁下，妨碍了肺气的升降，使人喘逆。如果脉象软而散乱，面目颜色有光泽，就是溢饮病，发病原因是口渴暴饮，水不化气，以致水气流入肌肉皮肤之间、肠胃之外。胃脉搏动有力而长，面色发赤，会出现大腿疼痛的状况，腿像折断了一样。如果脉象软而散乱，则说明胃气不足，这是食痹病。脾脉搏动有力而长，面色发黄，是脾气不运，症状是少气无力。如果脉象软而散乱，面色没有光泽，就是脾虚，不能运化水湿，身体会出现足胫浮肿的症状，好像得了水肿病一样。肾脉搏动有力而长，面部黄里透红，说明心脾之邪盛，并侵犯了肾，使肾受损，病症是腰疼严重，好像腰折断了一样。如果脉象软而散乱，则表明精血虚少，身体不能恢复健康。

【原文】

帝曰：诊得心脉而急，此为何病？病形何如？

岐伯曰：病名心疝[①]，少腹当有形也。

帝曰：何以言之？

岐伯曰：心为牡脏[②]，小肠为之使[③]，故曰少腹当有形也。

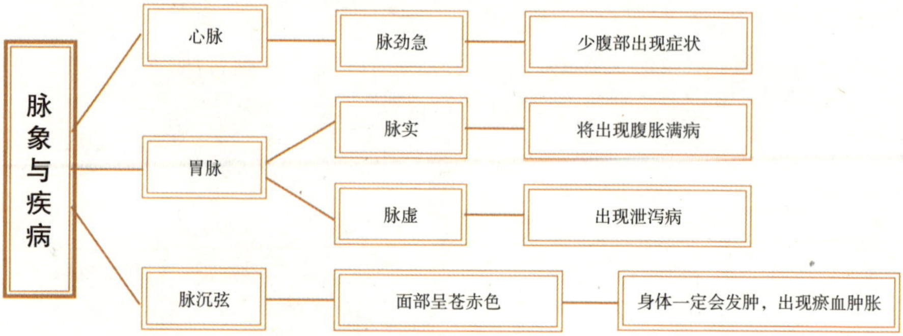

帝曰：诊得胃脉，病形何如？

岐伯曰：胃脉实则胀，虚则泄④。

帝曰：病成而变⑤何谓？

岐伯曰：风成为寒热⑥，瘅成为消中⑦，厥成为巅疾⑧，久风为飧泄⑨，脉风成为疠⑩，病之变化，不可胜数。

帝曰：诸痈肿筋挛骨痛，此皆安生？

岐伯曰：此寒气之肿⑪，八风之变也。

帝曰：治之奈何？

岐伯曰：此四时之病，以其胜治之愈也⑫。

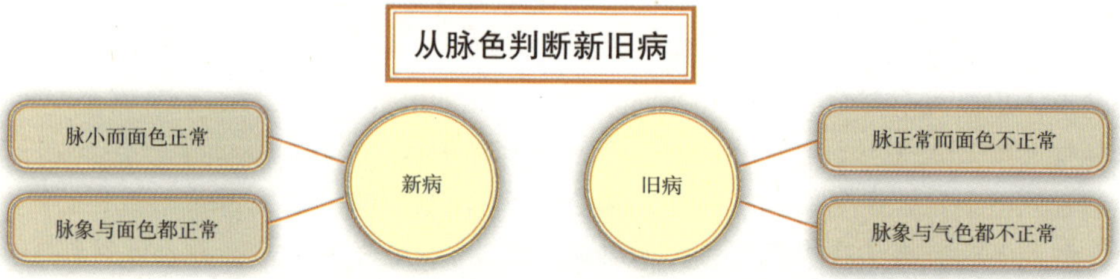

帝曰：有故病，五脏发动，因伤脉色，各何以知其久暴至之病乎？

岐伯曰：悉乎哉问也！征⑬其脉小色不夺者，新病也；征其脉不夺⑭其色夺者，此久病也；征其脉与五色俱夺者，此久病也；征其脉与五色俱不夺者，新病也。肝与肾脉并至，其色苍赤，当病毁伤⑮不见血，已见血，湿若中水也。

【注释】

① 心疝：病名，是一种由寒邪侵犯心经所致的急性痛证。症见下腹有形块突起，气上冲胸，心暴痛。② 心为牡脏：心脏为阳脏。张介宾：“牡，阳也。心属火，而居于膈上，故曰牡脏。”③ 小肠为之使：心与小肠相表里，所以称小肠为“心之使”。

④“胃脉实”两句：高世栻：“胃脉有余而实，则胀。胀，腹胀，脾实之病也。胃脉不足而虚，则泄。泄，溏泄，脾虚之病也。举胃与脾，则凡腑与脏合之脉，可类推，其因腑病脏矣。”⑤病成而变：疾病的成因及变化。⑥风成为寒热：风邪造成的病是恶寒发热。王冰：“《生气通天论》曰：‘因于露风，乃生寒热。’故风成为寒热也。”⑦瘅（dān）成为消中：热邪造成的疾病是多食而易饥的消中。吴崑：“瘅，热邪也。积热之久，善食而饥，名曰消中。”⑧厥成为巅疾：厥逆之气上行造成的疾病是癫痫。吴崑：“巅、癫同，古通用。气逆上而不已，则上实而下虚，故令忽然癫仆，今世所谓五癫也。”⑨久风为飧泄：张志聪：“风乃木邪，久则内干脾土，而成飧泄矣。故曰：‘春伤于风，邪气留连，乃为洞泄。’”飧泄，病名，指泄泻完谷不化。⑩疠（lì）：麻风病。⑪肿：痈肿。⑫“以其胜”两句：指五行气味相胜。张志聪：“以胜治之者，以五行气味之胜治之而愈也。如寒淫于内，治以甘热，如东方生风，风生木，木生酸，辛胜酸之类。”⑬征：验征，查看。⑭夺：失去常态。⑮当病毁伤：为暴病损毁所伤。

【译文】

黄帝说：诊脉时，如果发现心脉劲急，这是什么病？病的症状是怎样的呢？

岐伯说：这种病名叫心疝，少腹部位一定有症状出现。

黄帝说：这是什么道理呢？

岐伯说：心为阳脏，心与小肠相表里，脏病下移传到腑，小肠受其影响，引起疝痛，所以少腹部会出现症状。

黄帝说：诊察到胃脉有病，会有什么病变出现呢？

岐伯说：胃脉实表明邪气有余，将出现腹胀满病；胃脉虚表明胃气不足，将出现泄泻病。

黄帝说：疾病的形成及其发展变化又是怎样的呢？

岐伯说：感受风邪，可引发寒热病；热邪滞留过久，就会成为消中病；气逆上而不止，会成为癫痫病；风气通于肝，风邪经久不愈，木邪侮土，会出现飧泄病；风邪侵入血脉，长久停留则会成为疠风病。疾病的发展变化多端，不可胜数。

黄帝说：各种痈肿、筋挛、骨痛的病变，是怎样产生的呢？

岐伯说：这都是因为寒气聚集和八风邪气侵犯人体而发生的变化。

黄帝说：怎样进行治疗呢？

岐伯说：这是四时偏胜的邪气引起的病变，根据五行相胜的规律去治疗就会痊愈。

黄帝说：有旧病从五脏发动，影响到脉色并发生变化，怎样区别它是旧病还是新病呢？

岐伯说：你问得很详细啊！只要验看脉色，就可以加以区别。脉小而面色正常的，是新病；脉正常而面色不正常的，是旧病；脉象与气色都不在正常状态的，也是旧病；脉象与面色都正常的，是新病。脉见沉弦，是肝脉与肾脉并至。如果面部是苍赤色的，疾病就是由毁伤瘀血导致的。无论外部是否见血，身体都会发肿，就如同被湿邪侵犯或被水气中伤的现象一样，这是瘀血肿胀。

【原文】

尺内①两傍，则季胁②也，尺外以候肾，尺里以候腹，中附上③，左外以候肝，内以候鬲；右外以候胃，内以候脾。上附上④，右外以候肺，内以候胸中；左外以候心，内以候膻中。前以候前，后以候后⑤。上竟上者⑥，胸喉中事也，下竟下者⑦，少腹腰股膝胫足中事也。

粗大⑧者，阴不足阳有余，为热中⑨也。来疾去徐⑩，上实下虚，为厥巅疾；来徐去疾，上虚下实，为恶风⑪也。故中恶风者，阳气受也。有脉俱沉细数者，少阴厥也；沉细数散者，寒热也；浮而散者为眴仆⑫。

诸浮不躁者皆在阳，则为热；其有躁者在手⑬。诸细而沉者皆在阴，则为骨痛；其有静者在足。数动一代者，病在阳之脉也，泄及便脓血。诸过者切⑭之，涩者阳气有余也；滑者阴气有余也。阳气有余为身热无汗，阴气有余为多汗身寒，阴阳有余则无汗而寒。推而外之⑮，内而不外，有心腹积也。推而内之，外而不内，身有热也。推而上之，上而不下，腰足清也。推而下之，下而不上，头项痛也。按之至骨，脉气少者，腰脊痛而身有痹也。

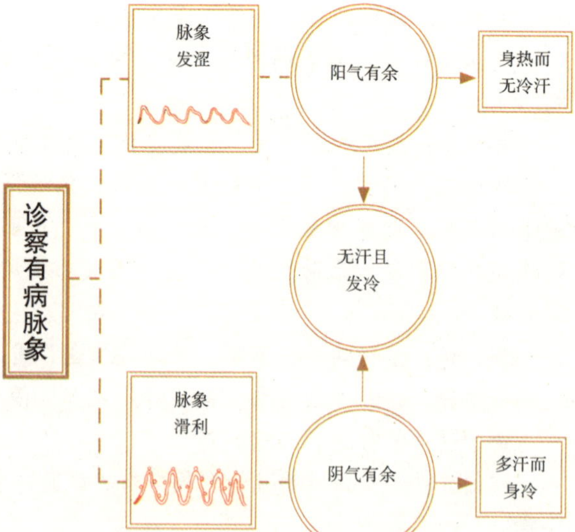

【注释】

①尺内：指尺脉。②季胁：胸肋的下部。③中附上：指关部脉。④上附上：指寸脉。⑤前以候前，后以候后：切

按寸、关、尺三部脉时，手指向掌侧移少许按之，称为“前”，以测候人体的前半边；以手指向臂侧移少许按之，称为“后”，以测候人体的后半边。⑥上竟上者：手指从寸部脉向上（掌侧）移动。竟，到头。⑦下竟下者：手指从尺部脉向下（臂侧）移动。⑧粗大：洪大。⑨热中：内热。张介宾：“阳实阴虚，故为内热。”⑩来疾去徐：脉来时急而去时缓。来，脉来搏击应急。去，脉去如波浪落下。⑪恶风：疠风病，即今指麻风病。因其病状险恶，故古人以为是感受邪恶之风所致。⑫眴（xuàn）：眩晕。仆：跌倒。⑬其有躁者在手：与下文的“其有静者在足”相应。张介宾：“脉浮为阳，而躁则阳中之阳，若浮而兼躁，乃为阳极，故当在手，谓手三阳经也；若沉细而静，乃为阴极，故当在足，谓足三阴经也。”⑭过：有过之脉。切：切脉。⑮推而外之：推脉向外。王冰：“脉附臂筋，取之不审，推筋令远，使脉外行。”

【译文】

尺脉两旁的内侧可以用来诊候季胁部。外侧可以用来诊候肾脏，中间诊候腹部。关部脉的左手外侧可以用来诊候肝脏，内侧可以用来诊候膈部，右手的外侧可以用来诊候胃腑，内侧可以用诊候脾脏。寸部脉右手外侧可以用诊候肺脏，内侧可以来诊候胸中，左臂外侧可以来诊候心脏，内侧可以用来诊候膻中。前可以用来诊候病人的胸腹部，后可以用来诊候病人的肩背之后。把按寸部脉的手指向上移动，可以诊候胸部与喉中的疾病；把按尺部脉的手指向下移动，可以诊候少腹、腰、股、膝、胫、足等处的疾病。

脉象洪大，是由于阴精不足而阳有余，这是热中之病。脉象来时迅疾而去时徐缓，是由于上部实而下部虚，会出现厥逆、癫仆一类的疾病。脉象来时徐缓而去时急疾，是由于上部虚而下部实，这容易引发疠风一类的疾病。患这种病的原因，是阳气虚，失去了捍卫的功能，导致病人感受邪气，进而发病。两手脉都沉细而数的，是少阴经经气逆乱所导致的疾病。如果脉象沉细数而散乱，就是阴血亏损，容易引发阴虚阳亢的虚劳寒热病。脉浮而散乱，容易产生眩晕仆倒的疾病。

如果脉象浮而

尺肤疹法

对于我国古代特有的诊病方法尺肤诊，《内经》作了较多论述。尺肤诊法诊察病理变化，主要是通过触按、观察尺部即手前臂由腕至肘的肌肤的张力与弹性强度，以及润泽与寒热情况，根据其所显示的缓急、滑涩、冷热、浮沉等方面的表现，对疾病的阴阳、虚实、寒热、表里等病理变化做出推测。

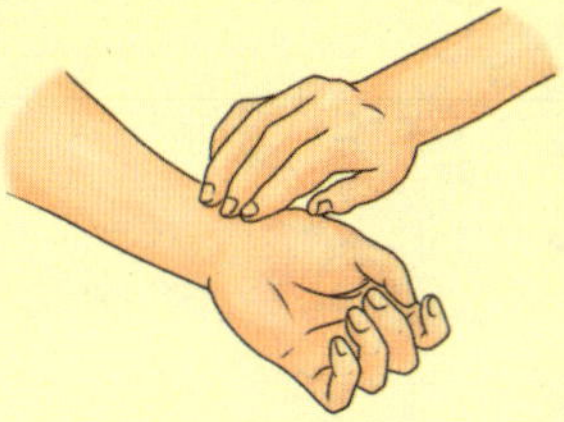

尺肤切诊示意图

不躁急，表示病邪在阳分，容易引起发热的症状，疾病在足三阳经。如果脉象浮而躁急，则病在手三阳经。如果脉象细而沉，表示病在阴分，症状为骨节疼痛，疾病在手三阴经；如果脉象细沉而静，表示病在足三阴经。如果脉搏跳动几次就出现一次停歇，说明病在阳分，这是阳热郁滞的脉象，会有泄痢或大便带脓血的疾病出现。诊察到各种有病的脉象时，如果脉象发涩，说明阳气有余；脉象滑利，说明阴气有余。阳气有余就会身热而无汗；阴寒有余就会多汗而身冷；阴气阳气都有余，就会无汗而发冷。如果按脉时轻按不见脉动，重按才见脉象沉而不浮，说明病在内而不在外，是心腹有积聚病。如果按脉时重按不见脉动，轻按才见脉象浮而不沉，说明病在外而不在内，是身体发热之证。如果诊脉时，只有上部有搏动，下部则脉象虚弱，就是上实下虚，就会出现腰足清冷的疾病。如果诊脉时，只有下部有搏动，上部则脉象虚弱，就是上虚下实，就会出现头项疼痛的疾病。如果重按到骨头才感觉到虚弱的脉动，这就表明阳气不足，会有腰脊疼痛及身体的痹证出现。

◎经脉别论篇：疾病的形成及治疗◎

【导读】

本篇主要讨论了人体各条经脉发病的脉象、症状和疗法，但又不同于专门论述经脉的常论，所以名为“经脉别论”。

本篇首先说明了人体的脉象受到环境、情志和劳逸的影响，医生必须结合患者自身情况进行诊治；其次阐述了饮食生化输布的过程，并指出通过气口脉象可以判断疾病预后；最后讲述了六经偏盛所发生病变的症状和治疗方法。

【原文】

黄帝问曰：人之居处动静勇怯①，脉亦为之变乎？

岐伯对曰：凡人之惊恐恚劳动静，皆为变也。是以夜行则喘②出于肾，淫气③病肺。有所堕恐，喘出于肝，淫气害脾。有所惊恐，喘出于肺，淫气伤心。度水跌仆，喘出于肾与骨，当是之时，勇者气行则已，怯者则着而为病也。故曰：诊病之道，观人勇怯骨肉皮肤，能知其情，以为诊法也。

故饮食饱甚，汗出于胃。惊而夺精，汗出于心。持重远行，汗出于肾。疾走恐惧，汗出于肝。摇体劳苦，汗出于脾。故春秋冬夏，四时阴阳，生病起于过用，此为常也。

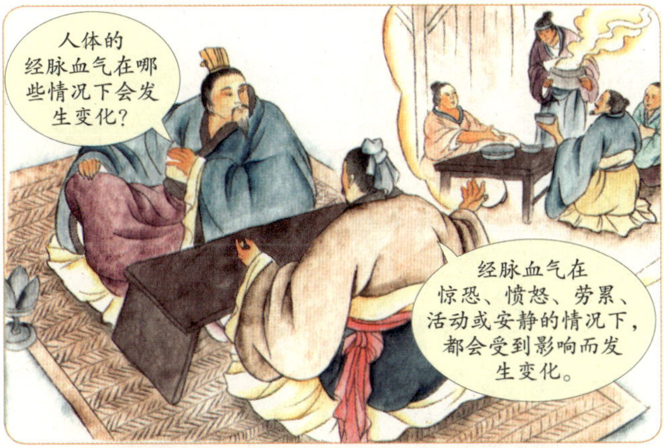
人体的经脉血气在哪些情况下会发生变化？
经脉血气在惊恐、愤怒、劳累、活动或安静的情况下，都会受到影响而发生变化。

人们的居住环境、劳逸情况和性情会影响经脉血气的变化。

食气入胃，散精于肝，淫气④于筋。食气入胃，浊气⑤归心，淫精于脉。脉气流经，经气归于肺，肺朝百脉⑥，输精于皮毛。毛脉合精，行气于府。府精神明，留于四脏⑦，气归于权衡。权衡⑧以平，气口成寸，以决死生。

饮入于胃，游溢⑨

精气，上输于脾。脾气散精，上归于肺，通调水道，下输膀胱。水精四布，五经并行，合于四时五脏阴阳，揆度[10]以为常也。

【注释】

①居处：居住的处所和环境。动静：生活的辛劳和安逸。勇怯：性格的勇敢和怯懦。②喘：这里的“喘”非“气喘”之“喘”，而是指脉气因惊恐恚劳动静，发生的变化。③淫气：气有余而为害。张介宾：“过用曰淫。”④淫气：此处意为滋润，渗透。⑤浊气：谷气。人体所需的营养，一为源于天的空气，古人称为“清气”；一为源于地的五谷之气，古人称为“浊气”。⑥肺朝百脉：百脉会合于肺。朝，会。⑦四脏：指心、肝、脾、肾四脏。⑧权衡：指阴阳气血平衡。⑨游溢：敷布分散。⑩揆度：揣测，测度。

【译文】

黄帝问道：当人们的居住环境、劳逸状况和勇敢程度有所不同时，其经脉血气也随之发生变化吗？

岐伯回答说：人在惊恐、愤怒、劳累、活动或安静的情况下，经脉血气都要受到影响而发生变化。所以，夜间远行劳累，就会扰动肾气，使肾气不能闭藏而外泄。同时，气喘从肾脏发出，其偏胜之气，就会侵犯肺脏。如果因坠堕而受到恐吓，就会扰动肝气。同时，气喘从肝发出，其偏胜之气就会侵犯脾脏。如果有所惊恐，则神越气乱，扰动肺气。气喘从肺发出，其偏胜之气就会侵犯心脏。如果渡水时发生跌仆，由于跌仆伤骨，肾主骨，水湿之气与肾相通，导致肾气和骨气受到扰动。气喘从肾和骨发出，在这种情况下，身体强盛的人，气血畅行，病就会自愈；怯弱的人，气血留滞，就会出现病变。所以说，诊察疾病，必须观察病

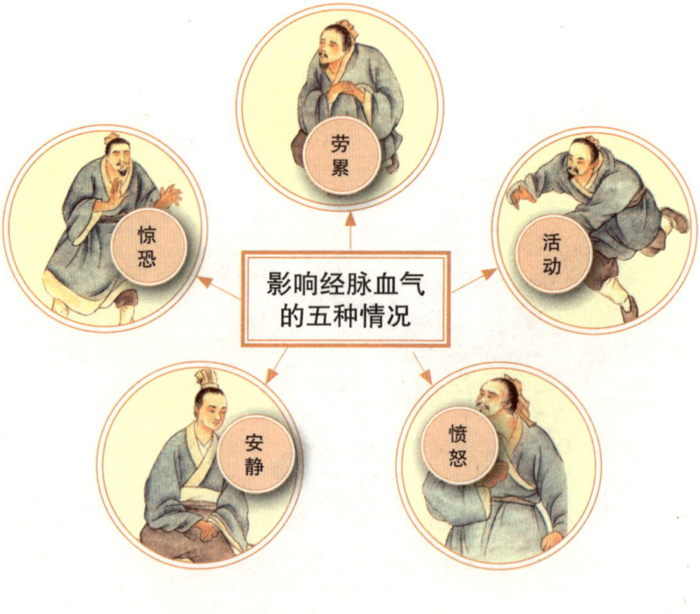

人的勇怯及骨骼、肌肉、皮肤的变化，从而了解病情，并以此作为诊病的方法。

所以，如果饮食过饱，就会使得食气蒸发，胃部出汗；惊恐就会神气浮越，导致心气受伤，心出汗；负重而远行的时候，骨劳气越，会导致肾气受伤，肾出汗；疾走且恐惧的时候，由于疾走伤筋，恐惧伤魂，则会导致肝气受伤，肝出汗；劳累过度的时候，由于脾主肌肉四肢，就会导致脾气受伤，脾出汗。春、夏、秋、冬四季阴阳的变化都有其规律，人之所以会在这些变化中发患病，就是因为体力透支、饮食不节、劳累过度、精神疲惫等，这是经常会出现的情况。

食物进入胃中消化，化生的一部分精微之气输散到肝脏，这些精微之气再经由肝脏滋养全身的筋脉。饮食进入胃中，所化生的另一部分浓厚的精微之气，进入心，再经由心滋养血脉。血气流行在经脉当中。到达肺，肺又将血气输送到全身百脉中去，最后把精气输送到皮毛。皮毛和经脉的精气汇合，又回流到脉中，脉中的精微之气，运行到六腑。六腑的精气化生神明，输入流于四脏。这些正常的生理活动，都要仰赖气血阴阳的平衡；气血阴阳平衡，会表现在气口的脉象变化上；气口的脉象变化，可以用来判断疾病的死生。

水液入胃以后，游溢布散其精气，上行输送到脾；脾将精华布散转输，将精华向上输送到肺；肺气运行，通调水道，向下输送到膀胱。这样，水精四布，在外布散于皮毛，向内灌输于五脏的经脉，并能与四时寒暑的更替和五脏阴阳的变化相符合，这是可以测度的经脉的正常生理现象。

【原文】

太阳脏独至①，厥喘虚气逆，是阴不足阳有余也，表里②当俱泻，取之下俞③。阳明脏独至，是阳气重并④也，当泻阳补阴，取之下俞。少阳脏独至，是厥气也，跻前卒大，取之下俞。少阳独至者，一阳⑤之过也。太阴脏搏者，用心省真，五脉气少，胃气不平，三阴也，宜治其下俞，补阳泻阴。一阳独啸，少阳厥也⑥，阳并于上，四脉争张，气归于肾，宜治其经络，泻阳补阴。一阴⑦至，厥阴之治也，真虚痟心⑧，厥气留薄，发为白汗⑨，调食和药，治在下俞。

帝曰：太阳脏何象？

岐伯曰：象三阳而浮也。

帝曰：少阳脏何象？

岐伯曰：象一阳也，一阳脏者，滑而不实也。

帝曰：阳明脏何象？

岐伯曰：象大浮也太阴脏搏，言伏鼓也。二阴搏至，肾沉不浮也。

【注释】

①独至：偏盛。张介宾："言脏气不和而有一脏太过者，气必独至。"②表里：经脉的表里，这里指太阳和少阴。③下俞：该经的下腧。下腧是足经之腧穴，这里指足太阳经腧穴束骨穴和足少阴经腧穴太溪穴。④重并：同时并聚。张志聪："两阳合于前，故日阳明。阳明之独至，是太少重并于阳明，阳盛故阴虚矣。"⑤一阳：少阳。⑥"一阳独啸"两句：新校正："详此上明三阳，此言三阴，今此再言少阳而不及少阴者，疑此一阳二阴之误也。"独啸，张介宾："独啸，独炽之谓。"⑦一阴：足厥阴肝经。⑧真虚痟（yuān）心：真气大虚，心中酸痛不适。⑨白汗：出大汗。

【译文】

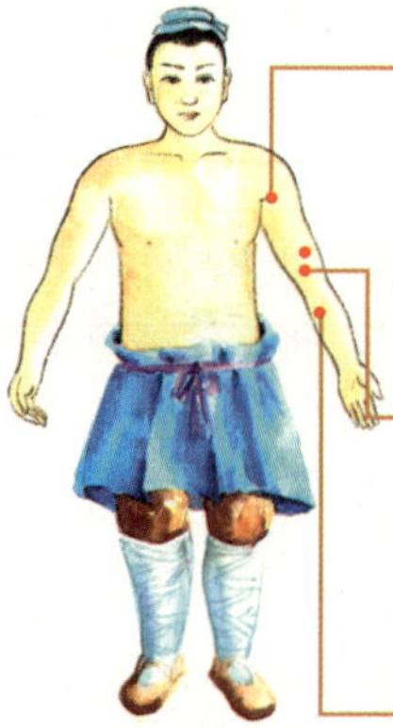

太阳经偏盛	脉象	阴不足阳有余
	症状	厥逆、喘息、虚气上逆
	诊法	表里两经都用泻法，取足太阳经的束骨穴和足少阴经的太溪穴
少阳经偏盛	脉象	厥气
	症状	阳跻脉前的少阳脉猝然盛大
	诊法	取少阳经的临泣穴进行治疗
阳明经偏盛	脉象	太阳、少阳之气过盛
	诊法	用泻阳补阴疗法，泻足阳明经的陷谷穴，补足太阴经的太白穴

太阳经脉偏盛，就会引发厥逆、喘息、虚气上逆等症状，这是阴不足而阳有余的缘故，表里两经都应当用泻法，取足太阳经的束骨穴和足少阴经的太溪穴。阳明经脉偏盛，是太阳、少阳之气盛实于阳明，应当用泻阳补阴的治疗方法，要泻足阳明经的陷谷穴，补足太阴经的太白穴。少阳经脉偏盛，就会引发厥气上逆，所以阳跻脉前的少阳脉会猝然盛大。这时，应当取足少阳经的临泣穴。少阳经脉偏盛而且是单独到来，说明是少阳太过。若发现太阴经脉鼓搏有力，则应当细心审查是否有真脏脉出现。如果五脏的脉气都减少，胃气又不平和，就是足太阴脾经太过，这时应当用补阳泻阴的治疗方法，补足阳明的陷谷穴，泻足太阴的太白穴。二阴经脉独盛，是少阴厥气上逆，而阳气并越于上部，心、肝、脾、肺四脏受到影响，四脏之脉争张于外，病的根源在肾，这时应当治其表里的经络，泻足太阳经的经穴昆仑、络穴飞扬，补足少阴的经穴复溜、络穴大钟。一阴经脉偏盛，是厥阴经脉所主，会引发真气虚弱，心中酸痛不适的症状，厥气留于经脉与正

气相搏而引发大汗，这时应该注意饮食调养和药物的治疗，如果用针刺，应取厥阴经下部的太冲穴，以泻除邪气。

黄帝问：太阳经的脉象是怎样的呢？

岐伯回答说：其脉象好像三阳之气浮盛于外，所以脉象较为轻浮。

黄帝问：少阳经的脉象是怎样的呢？

岐伯回答说：其脉象好像一阳之初生，所以滑利、不坚实。

黄帝问：阳明经的脉象是怎样的呢？

岐伯回答说：其脉象洪大而浮。太阴经的脉象搏动，虽然沉伏，但指下仍感觉搏击有力；二阴经脉搏动，则是由肾脉沉而不浮引发的现象。

审查是否有真脏脉出现	脉象	太阴经脉鼓博有力
五脏的脉气都减少，胃气又不平和	症状	
用补阳泻阴疗法，补足阳明经的陷谷穴，泻足太阴经的太白穴	诊法	
厥气留于经脉，与正气相搏	脉象	厥阴经偏盛
真气虚弱，心中酸痛不适，大汗	症状	
注意饮食调养和药物治疗，取厥阴经下部的太冲穴，泻出邪气	诊法	
阳气过盛	脉象	少阴经单独亢盛
少阴厥气上逆，阳气并越于上部，心、肝、脾、肺四脏之脉争张于外，病根在肾	症状	
治其经络的表里，泻足太阳经穴昆仑穴、络穴飞扬穴，补足少阴经穴复溜穴、络穴大钟穴	诊法	

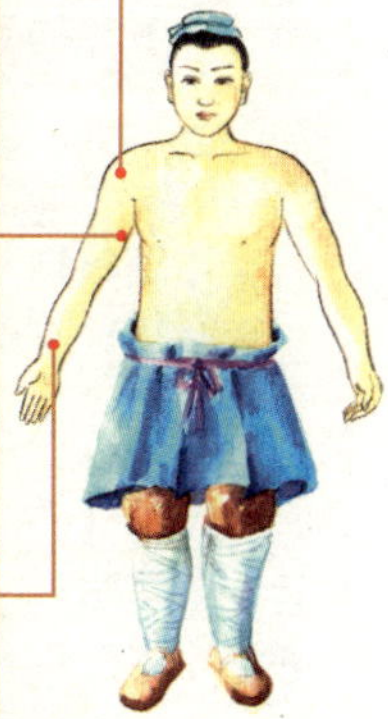

◎脏气法时论篇：五脏的保养◎

【导读】

本篇根据五行生克的规律，论述了五脏之气与四时的关系，提出了五脏之气的生克制化均取法于四时五行的观点，所以名为“脏气法时论”。

本篇的主要内容有：一、论述依据四时、五行的生克制化规律，结合人体五脏之气来治疗疾病的道理；二、阐明五脏病痊愈、加重、稳定、好转的时间，及其禁忌与治疗原则；三、论述五脏虚实的证候及治疗方法；四、论述五色、五味、五谷、五果、五畜、五菜对五脏之所宜。

【原文】

黄帝问曰：合人形以法四时五行而治[①]，何如而从？何如而逆？得失之意，愿闻其事。

岐伯对曰：五行者，金木水火土也，更贵更贱[②]，以知死生，以决成败，而定五脏之气，间甚[③]之时，死生之期也。

帝曰：愿卒闻之。

五脏和四时旺日

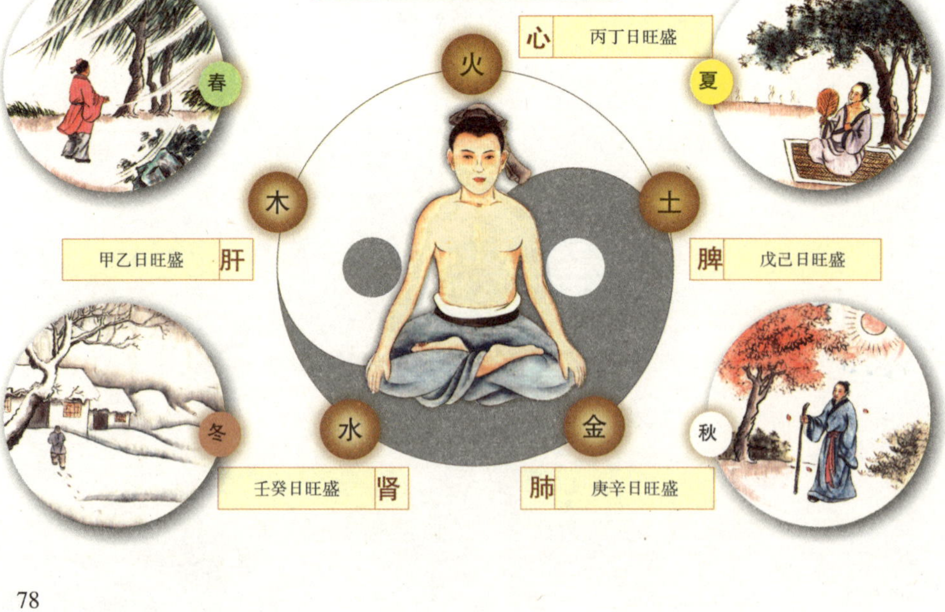

火
心 丙丁日旺盛
夏
春
木
肝 甲乙日旺盛
土
脾 戊己日旺盛
冬
水
肾 壬癸日旺盛
金
肺 庚辛日旺盛
秋

岐伯曰：肝主春，足厥阴少阳主治，其日甲乙[4]，肝苦急，急食甘以缓之。心主夏，手少阴太阳主治，其日丙丁，心苦缓，急食酸以收之。脾主长夏，足太阴阳明主治，其日戊己；脾苦[5]湿，急食苦[6]以燥之。肺主秋，手太阴阳明主治，其日庚辛，肺苦气上逆，急食苦以泄之。肾主冬，足少阴太阳主治，其日壬癸，肾苦燥，急食辛以润之，开腠理，致津液，通气也[7]。

【注释】

①法四时五行而治：根据四时五行生克的规律，制定治疗原则。②更贵更贱：指五行交替地兴旺和衰落。旺时为贵，衰时为贱。高世栻："贵者，木旺于春，火旺于夏。贱者，木败于秋，火灭于冬。更贵更贱者，生化迭乘，寒暑往来也。"③间甚：病减轻为间，病加重为甚。④其日甲乙：甲乙属木，木分阴阳，甲为阳木，乙为阴木，阳木内应足少阳胆经，阴木内属足厥阴肝经，故胆旺于甲日，肝旺于乙日，故曰"其日甲乙"。余脏类推。⑤苦：患，怕，即难以忍受。⑥苦：当为"咸"之误。⑦"开腠理"三句："滑寿：此一句九字，疑原是注文。"

【译文】

黄帝问道：结合人体五脏之气的具体情况，运用四时五行的生克制化规律来治疗疾病，怎样是从，怎样是逆呢？我想了解治疗方法中的从逆和得失的情况。

岐伯回答说：五行就是金、木、水、火、土，配合时令气候，有衰旺胜克的变化。从这些变化中可以预测疾病的生死，分析治疗的成败，确定五脏之气的盛衰、疾病变轻变重的时间，以及生死的日期。

黄帝说：我想听您详尽地讲一讲。

岐伯说：肝属木，旺于春，肝与胆互为表里，春天是足厥阴肝经和足少阳胆经主治的时间，甲乙属木，足少阳胆经为甲木，足厥阴肝经为乙木，所以肝胆在甲乙日最为旺盛；肝对应五种情志中的怒，怒则气急，而甘味能缓解气急，因此病人应当进食甘味来缓解它。心属火，旺于夏，心与小肠互为表里，夏天是手少阴心经和手太阳小肠经主治的时间；丙丁属火，手少阴心经为丁火，手太阳小肠经为丙火，所以心与小肠在丙丁日最为旺盛；心对应五种情志中的喜，喜则气缓，心气过缓则心气虚而散，酸味能收敛，所以病人应当进食酸味来收敛它。脾属土，旺于长夏六月，脾与胃互为表里，长夏是足太阴脾经和足阳明胃经主治的时间；戊己属土，足太阴脾经是己土，足阳明胃经是戊土，所以脾与胃在戊己日最为旺盛；脾性恶湿，湿盛则伤脾，苦味能燥湿，因此病人应当进食苦味来燥湿健脾。肺属金，旺于秋；肺与大肠互为表里，秋天是手太阴肺经和手阳明大肠经主治的时间；庚辛属金，手太阴肺经是辛金，手阳明大肠经是庚金，所以肺与大肠在庚辛日最为旺盛；肺主气，其性清肃，如果气上逆，就会引发肺病，苦味能泄，所以应当进食苦味来宣泄它。肾属水，旺于冬，肾与膀胱互为表里，冬天是足少阴肾经与足太阳膀胱经主治的时间；壬癸属水，足少阴肾经是癸水，足太阳膀胱经是壬水，所以肾与膀胱在壬癸日最为旺盛；肾为水脏，喜润而恶燥，所以病人应当进食辛味来润泽它。这样做，才能开发腠理，输布津液，疏通五脏之气。

【原文】

病在肝，愈于夏，夏不愈，甚于秋，秋不死，持①于冬，起于春，禁当风②。肝病者，愈在丙丁，丙丁不愈，加于庚辛，庚辛不死，持于壬癸，起于甲乙。肝病者，平旦慧③，下晡④甚，夜半⑤静。肝欲散，急食辛以散之，用辛补之，酸泻之⑥。

病在心，愈在长夏，长夏不愈，甚于冬，冬不死，持于春，起于夏，禁温食热衣。心病者，愈在戊己，戊己不愈，加于壬癸，壬癸不死，持于甲乙，起于丙丁。心病者，日中⑦慧，夜半甚，平旦⑧静。心欲耎，急食咸以耎之⑨，用咸补之，甘泻之⑩。

病在脾，愈在秋，秋不愈，甚于春，春不死，持于夏，起于长夏，禁温食饱食湿地濡衣。脾病者，愈在庚辛，庚辛不愈，加于甲乙，甲乙不死，持于丙丁，起于戊己。脾病者，日昳⑪慧，日出⑫甚，下晡静。脾欲缓，急食甘以缓之，用苦泻之，甘补之⑬。

病在肺，愈于冬，冬不愈，甚于夏，夏不死，持于长夏，起于秋，禁寒饮食寒衣。肺病者，愈在壬癸，壬癸不愈，加于丙丁，丙丁不死，持于戊己，起于庚辛。肺病者，下晡慧，日中甚，夜半静⑭。肺欲收，急食酸以收之，用酸补之，辛泻之⑮。

病在肾，愈在春，春不愈，甚于长夏，长夏不死，持于秋，起于冬，禁犯焠㶼热食⑯温炙衣。肾病者，愈在甲乙，甲乙不愈，甚于戊己，戊己不死，持于庚辛，起于壬癸。肾病者，夜半慧，四季甚⑰，下晡静。肾欲坚，急食苦以坚之，用苦补之，咸泻之⑱。

夫邪气之客于身也，以胜相加⑲，至其所生而愈⑳，至其所不胜而甚㉑，至于所生而持㉒，自得其位而起㉓。必先定五脏之脉㉔，乃可言间甚之时，死生之期也。

【注释】

①持：相持而稳定。病情无大变化，相对稳定。②禁当风：禁止吹风。③慧：清

五脏病	肝病	心病	脾病	肺病	肾病
治愈季	夏	长夏	秋	冬	春
加重季	秋	冬	春	夏	长夏
稳定季	冬	春	夏	长夏	秋
好转季	春	夏	长夏	秋	冬
禁忌	受风邪侵袭	食温热食物，衣服太过温暖	食温热食物，饮食过饱，居湿地，穿湿衣	食寒冷食物，穿得太单薄	食经过火烤油炸的过热食物，穿经火烘烤过的衣服
治愈日	丙丁日	戊己日	庚辛日	壬癸日	甲乙日
加重日	庚辛日	壬癸日	甲乙日	丙丁日	戊己日
稳定日	壬癸日	甲乙日	丙丁日	戊己日	庚辛日
好转日	甲乙日	丙丁日	戊己日	庚辛日	壬癸日
清爽时	早晨时	中午时	午后时	傍晚时	半夜时
加重时	傍晚时	夜半时	日出时	中午时	辰戌丑未四时
平稳时	夜半时	早晨时	傍晚时	半夜时	傍晚时
调理	肝病须疏泄，应当用辛味药	心病须缓软，应当用咸味药	脾病须缓和，应当用甘味药	肺气须收敛，用酸味药	肾气须坚固，应当用苦味药
补药	辛味药	咸味药	甘味药	酸味药	苦味药
泻药	酸味药	甘味药	苦味药	辛味药	咸味药

爽舒适。④下晡（bū）：午后申、酉两个时辰为晡，下晡为这两个时辰末，将要进入戌时的时候。⑤夜半：指水旺于子的时候。⑥“用辛”两句：吴崑：“顺其性为补，反其性为泻。肝木喜辛散，而恶酸收，故辛为补，而酸为泻也。”⑦日中：午时，为火旺之时。⑧平旦：平旦属卯，为木旺之时。⑨“心欲耎”两句：张介宾：“心火太过则为燥越，故宜食咸以耎之，盖咸从水化，能相济也。”耎，同“软”。⑩“用咸”两句：吴崑：“心火喜软而恶缓，故咸为补，甘为泻也。”⑪日昳（dié）：午后未时，为脾旺之时。⑫日出：按《甲乙经》，“日出”作“平旦”，“虽日出与平旦时等……盖日出于冬夏之期有早晚，不若平旦之为得也。”⑬“用苦”两句：脾喜燥恶湿，苦性燥，故脾以苦为泻，脾欲缓，甘则顺其性而缓之，故补脾用甘。⑭夜半

静：夜半，应为“日昳”。丹波元简：“据前后文例，当是云‘日昳静’。”⑮“用酸”两句：金性收敛，辛反其性而发散，故为泻。金欲收，酸则顺其性而收，故补肺用酸。⑯焠（cuì）烪（āi）热食：烧爆的食物。焠，烧也。热甚也。下文中的温炙衣指经火烘烤过的衣服。⑰四季甚：王冰：“土旺则甚。”指辰、戌、丑、未四个时辰，相当于一日中的四季。⑱“用苦”两句：王冰：“苦补取其坚也，咸泻取其软也。水性凝滞，咸则反其性而软，故为泻。水欲坚，苦则顺其性而坚，故补肾用苦。”⑲以胜相加：以强凌弱。加，侵侮。如风胜则脾病，为木克土。余脏类推。⑳至其所生而愈：至其所生的时日而愈，如肝病愈于夏，愈于丙丁，为木生火。余脏类推。㉑至其所不胜而甚：至被克的时日而加重，如肝病甚于秋，加于庚辛，为金克木。余脏类推。㉒至于所生而持：至生己的时日，病情相对稳定，如肝病持于冬，持于壬癸，为水能生木。余脏类推。㉓自得其位而起：到本脏当旺的时日，病情出现好转，如肝病起于春，起于甲乙，甲乙与春均为木旺之时。余脏类推。㉔五脏之脉：五脏的正常脉象，如肝脉弦、心脉钩、脾脉缓、肺脉毛、肾脉石。

【译文】

肝脏有病，在夏季最容易治愈；如果在夏季不愈，到秋季病情就会加重；如果病人在秋季没有死亡，到冬季病情就会维持稳定不变的状态，到来年春季病就会好转。因为风气容易侵犯肝，所以肝病病人要避免受到风邪侵袭。有肝病的人，在丙丁日最容易治愈；如果丙丁日不愈，到庚辛日病情就会加重；如果庚辛日病人没有死亡，到壬癸日病情就会维持稳定不变的状态，到了甲乙日病就会好转。患肝病的人，在早晨的时候精神清爽，傍晚的时候病情会加重，到半夜时病情会平稳下来。肝病需要疏泄调达，因此治疗肝病时应用辛味药来疏散它，需要补的要以辛味药来补，需要泻的要以酸味药来泻。

心脏有病，在长夏最容易治愈；如果在长夏不愈，到了冬季病情就会加重；如果病人在冬季没有死亡，到了来年的春季病情就会维持稳定不变的状态，到了夏季病就会好转；心有病的人应忌食温热食物，衣服也不能穿得太暖。有心病的人，在戊己日最容易治愈；如果戊己日不愈，到壬癸日病情就会加重；如果病人在壬癸日没有死亡，到甲乙日病情就会维持稳定不变的状态，到丙丁日病就会好转。心脏有病的人，在中午的时候神清气爽，半夜时病情加重，早晨时病情会平稳下来。心病需缓软，因此治疗时应当用咸味药来柔软它，需要补的要以咸味药来补，需要泻的要以甘味药来泻。

脾脏有病，在秋季最容易治愈；如果在秋季不愈，到春季病情就会加重；如果病人在春季没有死亡，到夏季病情就会维持稳定不变的状态，到长夏病情就会好转。脾病应禁食温热性食物并避免饮食过饱、居湿地、穿湿衣等。脾有病的人，在庚辛日最容易治愈；如果在庚辛日不愈，到甲乙日就会加重；如果病人在甲乙日没有死亡，到丙丁日病情就会维持稳定不变的状态，到了戊己日病情就会好转。脾有病的人，在午后的时间精神清爽，日出时病情加重，傍晚时病情会平稳下来。脾脏病需要缓和，甘能缓中，所以在治疗时应当服用甘味药来缓和它，需要泻的要用苦味药来泻，需要补的要以甘味药来补。

肺脏有病，在冬季最容易治愈；如果在冬季不愈，到夏季病情就会加重；如果病人在夏季没有死亡，至长夏时病情就会维持稳定不变的状态，到了秋季病情就会好转。肺有病应禁忌寒冷饮食及穿得太单薄。肺有病的人，在壬癸日最容易治愈；如果在壬癸日不愈，到丙丁日病情就会加重；如果病人在丙丁日不死，到戊己日病情就会维持稳定不变的状态，到了庚辛日就会好转。肺有病的人，傍晚的时候精神舒爽，到中午时病情加重，到半夜时病情会平稳下来。肺气需要收敛，所以治疗时应当进食酸味药来收敛它，需要补的要用酸味药来补，需要泻的要用辛味药来泻。

肾脏有病，在春季最容易治愈；如果在春季不愈，到长夏时病情就会加重；如果病人在长夏没有死亡，到秋季病情就会维持稳定不变的状态，到冬季病情就会好转。肾病禁食火烤油炸的过热食物和穿经火烘烤过的衣服。肾有病的人，在甲乙日最容易治愈；如果在甲乙日不愈，到戊己日病情就会加重；如果病人在戊己日没有死亡，到庚辛日病情就会维持稳定不变的状态，到壬癸日病就会好转。肾有病的人，在半夜的时候精神舒爽，在一日当中辰、戌、丑、未四个时辰病情加重，在傍晚时病情会平稳下来。肾主闭藏，治疗肾病需要坚固肾气，因此应当服用苦味药来坚固它，需要补的要用苦味药来补，需要泻的要用咸味药来泻。

凡是邪气侵袭人体，都是以强凌弱。遇到与所生之脏相应的时间，疾病就能痊愈；遇到与该脏相克的时间，病情就会加重；遇到与生己之脏相对应的时间，疾病就会呈现稳定状态；遇到该脏应当旺盛的时间，疾病就会好转。不过，必须先明确五脏的平脉脉象，然后才能推测疾病变轻变重的时间及死生的日期。

【原文】

肝病者，两胁下痛引少腹，令人善怒，虚则目䀮䀮无所见①，耳无所闻，善恐如人将捕之，取其经，厥阴与少阳，气逆，则头痛耳聋不聪颊肿。取血者②。

心病者，胸中痛，胁支满，胁下痛，膺背肩甲③间痛，两臂内痛，虚则胸腹大，胁下与腰相引而痛，取其经，少阴太阳，舌下血者。其变病，刺郄④中血者。

脾病者，身重善肌⑤肉痿，足不收行，善瘛⑥脚下痛，虚则腹满肠鸣，飧泄食不化。取其经，太阴阳明少阴血者。

肺病者，喘咳逆气，肩背痛，汗出尻阴股膝髀腨胻足皆痛，虚则少气不能报息⑦，耳聋嗌干，取其经，太阴足太阳之外厥阴内血者。

肾病者，腹大胫肿，喘咳身重，寝汗⑧出憎风⑨，虚则胸中痛，大腹小腹痛，清厥⑩意不乐，取其经，少阴太阳血者。

肝色青，宜食甘，粳米牛肉枣葵皆甘。心色赤，宜食酸，小豆犬肉李韭皆酸。肺色白，宜食苦，麦羊肉杏薤皆苦。脾色黄，宜食咸，大豆豕肉栗藿，皆咸。肾色黑，宜食辛，黄黍鸡肉桃葱，皆辛。辛散，酸收，甘缓，苦坚，咸耎。

毒药⑪攻邪，五谷⑫为养，五果⑬为助，五畜⑭为益，五菜为充⑮，气味合而服之，以补精益气。此五者，有辛酸甘苦咸，各有所利，或散或收，或缓或急，或坚或耎，四时五脏，病随五味所宜也。

【注释】

①目𥆨（huāng）𥆨无所见：眼睛昏花，视物不清。②取血者：在经血盛处放血。③甲：同“胛”。④郄（xì）：阴郄穴。马元台：“手少阴之郄，曰阴郄穴者，在掌后脉中去腕半寸。”⑤肌：当作“饥”。⑥瘛（chì）：抽掣。张介宾：“手足掉掣也。”⑦不能报息：呼吸短促，难以接续。张介宾：“报，复也。不能报息，谓呼吸气短，难于接续也。”⑧寝汗：盗汗。⑨憎风：恶风。⑩清厥：厥冷。⑪毒药：药物之统称，与今之毒药概念不同。药物性味各有所偏，这种药性之偏，古人称之为“毒性”。⑫五谷：粳米、小豆、麦、大豆、黄黍。⑬五果：桃、李、杏、栗、枣。⑭五畜：牛、羊、猪、鸡、犬。⑮五菜：葵、藿（豆叶）、薤、葱、韭。充：充实于脏腑。

【译文】

肝脏有病，会引发两胁下疼痛牵引少腹的症状，使人容易发怒，这是肝气实的症状。如果肝气虚，则会导致两眼昏花而视物不明，两耳也听不见声音，容易恐惧，好像有人要逮捕他似的。治疗时，取用厥阴肝经和少阳胆经的经穴。如果肝气上逆，则会引发头痛、耳聋、听觉失灵、面颊肿胀。治疗时，应取厥阴、少阳经脉，进行针刺放血治疗。

心脏有病，会出现胸中疼痛，胁部支撑胀满，胁下疼痛，胸膺部、背部及肩胛间疼痛，两臂内侧疼痛的症状，这是心实的症状。心虚，则会出现胸腹部胀大、胁下和腰部牵引作痛的症状。治疗时，取用少阴心经和太阳小肠经的经穴，并刺舌下的廉泉穴进行放血治疗。如果病情，与刚发病时有所不同，应当

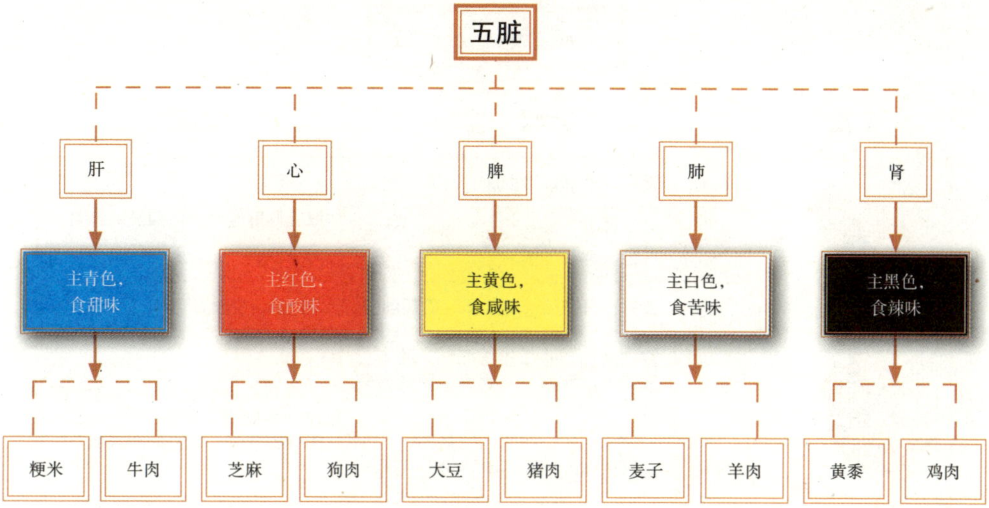

针刺阴郄穴进行放血治疗。

脾脏有病，会导致身体沉重，容易饥饿，肌肉萎软无力，两脚弛缓不收，行走时容易抽搐，脚下疼痛，这是脾实的症状。脾虚则会出现腹部胀满、肠鸣、泄下而食物不化的症状治疗时，取用太阴脾经、阳明胃经和少阴肾经的经穴，进行放血治疗。

肺脏有病，会导致喘咳气逆，肩背部疼痛，出汗，尻、阴股、膝、髋、小腿肚、小腿下半部、脚等部都发生疼痛，这是肺实的症状。如果肺虚，就会出现少气、呼吸困难且难于接续、耳聋、咽干等症状。治疗时，应取用太阴肺经的经穴、足太阳经的外侧，以及足厥阴内侧 ，即足少阴肾经的经穴，进行放血治疗。

肾脏有病，会导致腹部胀大，胫部浮肿，气喘，咳嗽，身体沉重，睡后出汗，恶风，这是肾实的症状。如果肾虚，就出现胸中疼痛、大腹和小腹疼痛、四肢厥冷、心中闷闷不乐的症状。治疗时，取用足少阴肾经和足太阳膀胱经的经穴，进行放血治疗。

肝与青色相应，肝病宜食甘味，粳米、牛肉、枣、葵菜都是属于味甘的。心与赤色相应，心病宜食酸味，小豆、犬肉、李子、韭菜都是属于酸味的。肺与白色相应，肺病宜食苦味，小麦、羊肉、杏、薤都是属于苦味的。脾与黄色相应，脾病宜食咸味，大豆、猪肉、栗子、藿都是属于咸味的。肾与黑色相应，肾病宜食辛味，黄黍、鸡肉、桃、葱都是属于辛味的。辛味能发散，酸味能收敛，甘味能缓急，苦味能坚燥，咸味能软坚。

五脏之病症及疗法

五脏	症状		治疗
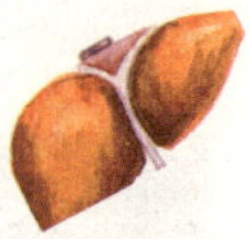 肝	实证	两胁下疼痛牵引少腹，容易发怒	取厥阴肝经和少阳胆经的经穴
	虚证	两眼昏花，视物不清，两耳听不见声音，容易恐惧	
	气逆	头痛，耳聋而听觉失灵，面颊肿胀	取厥阴、少阳的经脉，针刺放血
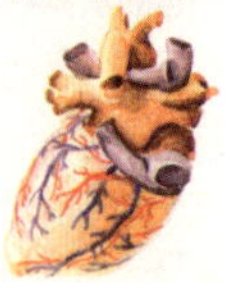 心	实证	胸中疼痛，胁部支撑胀满，胁下、胸膺部、背部、肩胛间、两臂内侧疼痛	取少阴心经和太阳小肠经的经穴，并刺舌下的廉泉穴放血。病情有变化，则刺阴郄穴放血
	虚证	胸腹部胀大，胁下和腰部牵引作痛	
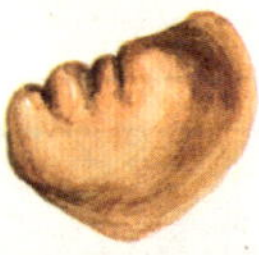 脾	实证	身体沉重，容易饥饿，肌肉萎软无力，行走时容易抽搐，脚下疼痛	取太阴脾经、阳明胃经和少阴神经的经穴，针刺放血
	虚证	腹部胀满，肠鸣，泄下而食物不化	
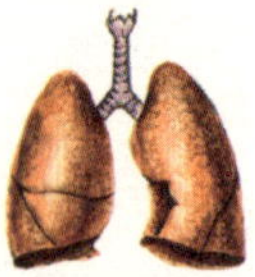 肺	实证	喘咳气逆，肩背部疼痛，尻、阴、股、膝、髋、小腿肚、小腿下半部、脚部都发生疼痛	取太阴肺经的经穴、足太阳经的外侧，以及足厥阴内侧，即足少阴肾经的经穴
	虚证	少气，呼吸困难且难于接续，耳聋，咽干	
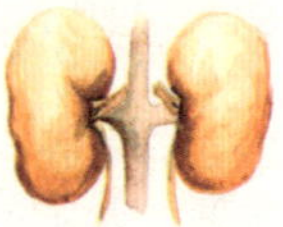 肾	实证	腹部胀大，胫部浮肿，气喘，咳嗽，身体沉重，睡后出汗，恶风	取足少阴肾经和足太阳膀胱经的经穴，针刺放血
	虚证	胸中疼痛，大腹和小腹疼痛，四肢厥冷，心中闷闷不乐	

药物可以用来攻逐病邪，五谷可以滋养五脏之气，五果能帮助五谷充养人体，五畜用以补益五脏，五菜用以充养脏腑。将药物与谷、果、肉、菜依照气味调配服用，可以补精益气。上述五类食物，各有辛、酸、甘、苦、咸等不同气味，各有其不同的作用，它们或散，或收，或缓，或急，或坚，或软，医生要根据春、夏、秋、冬四时和五脏之气的盛衰情况，合理地利用五味来治疗疾病。

◎宣明五气篇：五味与五脏的关系◎

【导读】

宣明，即宣扬阐明之意。五气，即五脏之气。本篇上接《脏气法时论篇》的内容，对于人体五脏之气的功能变化规律进行了更加深入细致的宣扬和阐明，所以名为“宣明五气”。

本篇主要讲述了与五脏之气相关的五味所宜、发病情况、饮食禁忌、药食性味、病情变化、脏腑功能、脉象表现等内容，以作为诊断治疗时的指导原则。

【原文】

五味所入：酸入肝，辛入肺，苦入心，咸入肾，甘入脾，是谓五入。

五气所病①：心为噫②，肺为咳③，肝为语④，脾为吞⑤，肾为欠为嚏⑥，胃为气逆为哕为恐⑦，大肠小肠为泄⑧，下焦溢为水⑨，膀胱不利为癃，不约为遗溺⑩，胆为怒⑪，是谓五病。

五精所并⑫：精气并于心则喜，并于肺则悲，并于肝则忧，并于脾则畏，并于肾则恐，是谓五并，虚而相并者也。

五脏所恶：心恶热，肺恶寒，肝恶风，脾恶湿，肾恶燥，是谓五恶。

五脏化液：心为汗⑬，肺为涕，肝为泪，脾为涎⑭，肾为唾⑮，是谓五液。

【注释】

①五气所病：五脏之气的病变。杨上善：“五脏从口中所出之气，皆是人常气之变也。”②心为噫：王冰：“象火炎上，烟随焰出，心不受秽，故噫出之。噫，噫气。”③肺为咳：王冰：“象金坚劲，扣之有声，邪击于肺，故为咳也。”④肝为语：王冰：“象木枝条，而形支别，语宣委曲，故

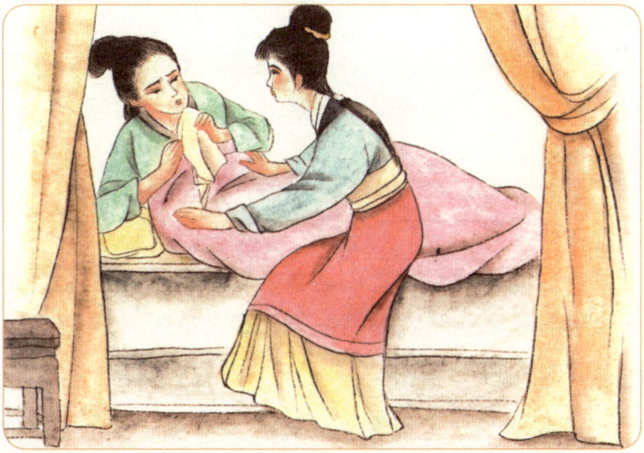

肺气失调使人咳嗽。

出于肝。”语，以事告人，告诉。⑤脾为吞：王冰：“象土包容，物归于内，翕如皆受，故为吞也。”⑥肾为欠为嚏：王冰：“泉水下流，上生云雾，气郁于胃，故欠生焉。”⑦胃为气逆为哕为恐：王冰：“水谷之海，肾与为关，关闭不利，则气逆而上行，以包容水谷，性喜受寒，寒谷相薄，故为哕也。寒盛则哕起，热盛则恐生。何者？胃热则肾气微弱，故为恐也。”哕，呃逆，打嗝。⑧大肠小肠为泄：王冰：“大肠为传导之腑，小肠为受盛之腑，受盛之气既虚，传导之司不禁，故为泄利也。”⑨下焦溢为水：王冰：“下焦为分注之所，气窒不泻，则溢而为水。”⑩“膀胱”两句：王冰：“膀胱为津液之府，水注由之。然三焦脉实，约下焦而不通，则不得小便；足三焦脉虚，不约下焦，则遗溺也。”⑪胆为怒：王冰：“中正决断，无私无偏，其性刚决，故为怒也。”⑫五精所并：五脏精气相乘并于一脏，化生实邪为病。并，合并，会聚一处。⑬心为汗：津液渗入脉中，转化为血液，归属于心，而血中津液，又可渗出于脉外，其中随卫气外泄的部分，就是汗。⑭脾为涎：杨上善：“脾足太阴脉，通于五谷之液，上出廉泉，故名为涎。”涎，口液。⑮肾为唾：张介宾：“唾生于舌下，足少阴肾脉，循喉咙，挟舌本也。”

【译文】

饮食五味进入胃中后，各自进入与其相应的脏腑：酸味入肝，辛味入肺，苦味入心，咸味入肾，甘味入脾。这就是五入。

五脏之气失调后所引发的病变：心气失调会嗳气，肺气失调会咳嗽，肝气失调会多言，脾气失调会吞酸，肾气失调则会打呵欠，打喷嚏。胃气失调则气逆为哕，病人会有恐惧感。大肠、小肠病，病人就不能泌别清浊，传送糟粕，而为泄泻。下焦不能通调水道，则水液泛溢于皮肤而为水肿。膀胱之气化不利，则为癃闭，不能约制，则为遗尿。胆气失调，病人就易发怒。这是五脏之气失调而发生的病变。

五脏之精气相并所引发的疾病：精气并于心则喜，精气并于肺则悲，精气并于肝则忧，精气并于脾则畏，精气并于肾则恐。这就是五并，都是五脏乘虚相并所致。

五脏各有所厌恶：心厌恶热，肺厌恶寒，肝厌恶风，脾厌恶湿，肾厌恶燥。这是五脏所恶。

五脏化生的液体：心之液化为汗，肺之液化为涕，肝之液化为泪，脾之液化为涎，肾之液化为唾。这是五脏化生的五液。

【原文】

五味所禁：辛走气，气病无多食辛；咸走血，血病无多食咸；苦走骨，骨病无多食苦；甘走肉，肉病无多食甘；酸走筋，筋病无多食酸。是谓五禁，无令多食。

五病所发：阴病发于骨，阳病发于血，阴病发于肉，阳病发于冬，阴病发于夏①，是谓五发。

五邪所乱：邪入于阳则狂②，邪入于阴则痹③，搏阳则为巅疾④，搏阴则为瘖⑤，阳入之阴则静，阴出之阳则怒，是谓五乱。

五邪所见：春得秋脉，夏得冬脉，长夏得春脉，秋得夏脉，冬得长夏脉，名曰阴出之阳，病善怒不治⑥，是谓五邪，皆同命，死不治。

【注释】

①“阳病发”两句：肝为阳脏，其病发源于冬；肺为阴脏，其病发源于夏。②邪入于阳则狂：杨上善：“热气入于阳脉，重阳故为狂病。”狂，精神狂乱，相当于今躁狂型精神病。③邪入于阴则痹：杨上善：“寒邪入于阴脉，重阴故为血痹。”④巅疾：头部的疾患，如头痛、眩晕，以至昏仆等病证。⑤搏阴则为瘖（yīn）：张介宾：“邪搏于阴，则阴气受伤，故声为音哑。阴者，五脏之阴也。盖心主舌，而手少阴心脉上走喉咙，系舌本；手太阴肺脉，循喉咙；足太阴脾脉，上行结于咽，连舌本，散舌下；足厥阴肝脉，循喉咙之后，上入颃颡，而筋脉络于舌本；足少阴肾脉，循喉咙，系舌本。故皆主病瘖也。”瘖，嘶哑。⑥“名曰”及以下九字：为错简衍文。

【译文】

疾病所禁食的五味：辛味走气分，患气病者不可多食辛味；咸味走血液，患血病者不可多食咸味；苦味走骨骼，患骨病者不可多食苦味；甜味走肌肉，患肉病者不可多食甜味；酸味走筋膜，患筋病者不可多食酸味。这就是五味的禁忌，病人要自我节制，不能多食。

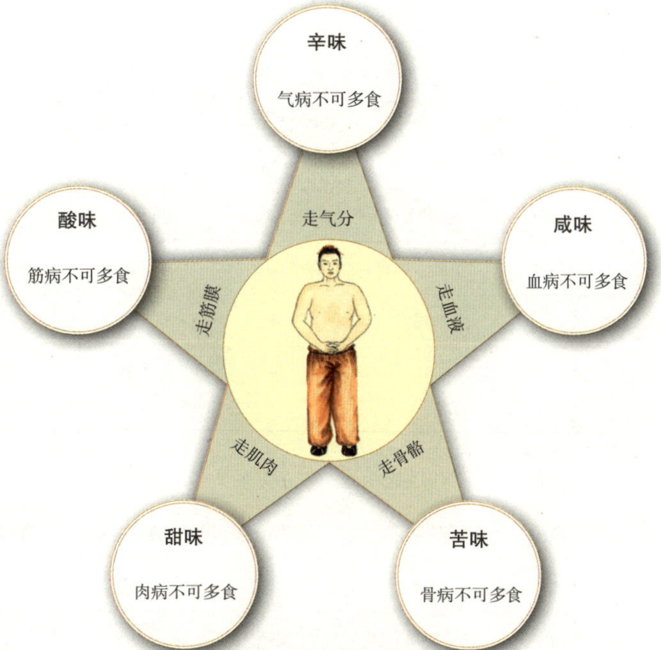

五味的禁忌

五脏发病的部位和季节各不相同，肾为阴脏而主骨，阴病多发生于骨骼；心为阳脏而主血脉，阳病多发生于血液；饮食五味伤脾，病症多为肌肉萎弱无力；阳虚而病，阳病多发生于冬季；阴虚而病，阴病多发生于夏季。这就是五病所发。

五脏为邪所扰的病变：病邪侵入阳分，则阳偏盛，会出现狂病；病邪侵入阴分，则阴偏盛，会出现痹病；病邪侵入阳分，与阳气相争则阳气受伤，会出现头部疾患；病邪侵入阴分，与阴气相争则阴气受伤，会出现音哑之疾；病邪从阳分入于阴分，则从阴而为静；病邪由阴分出于阳分，则从阳而为怒。这就是所谓的五乱。

五脏克贼之邪所表现出的脉象：春天见到秋天的毛脉，是金克木；夏天见到冬天的石脉，是水克火；长夏见到春天的弦脉，是木克土；秋天见到夏天的钩脉，是火克金；冬天见到长夏的濡脉，是土克水。这就是所谓的五邪脉，其预后相同，都属于不治之症。

五脏的五行归类

五行	火	金	木	土	水
五脏	心	肺	肝	脾	肾
五味所入	苦入心	辛入肺	酸入肝	甘入脾	咸入肾
五气所病	心为嗳气	肺为咳嗽	肝为多言	脾为吞酸	肾为呵欠、喷嚏
五精所并	并于心则喜	并于肺则悲	并于肝则忧	并于脾则畏	并于肾则恐
五恶	热	寒	风	湿	燥
五脏化液	汗	涕	泪	涎	唾
五禁	咸	辛	酸	甜	苦
五脏病发	发于血液	发于夏季	发于冬季	发于肌肉	发于骨骼
五邪所见	夏见石脉	秋见钩脉	春见毛脉	长夏见弦脉	冬见濡脉
五藏	神	魄	魂	意	志
五主	血脉	皮毛	筋膜	肌肉	骨骼
五伤	久视伤血	久卧伤气	久行伤筋	久坐伤肉	久立伤骨

【原文】

五脏所藏：心藏神，肺藏魄，肝藏魂，脾藏意，肾藏志，是谓五脏所藏。

五脏所主：心主脉，肺主皮，肝主筋，脾主肉，肾主骨，是谓五主。

五劳[①]所伤：久视伤血，久卧伤气，久坐伤肉，久立伤骨，久行伤筋，是谓五劳所伤。

五脉应象：肝脉弦，心脉钩，脾脉代，肺脉毛，肾脉石，是谓五脏之脉。

【注释】

① 五劳：指因长期劳累过度而形成的五种劳伤。

【译文】

五脏所藏的精神活动：心脏藏神，肺脏藏魄，肝脏藏魂，脾脏藏意，肾脏藏志。这就是五脏所藏。

五脏各有所主：心主宰血脉，肺主宰皮毛，肝主宰筋膜，脾主宰肌肉，肾主宰骨骼。这就是五主。

五种过度的疲劳可以伤耗五脏的精气：久视则劳于精气而伤血，久卧则阳气不伸而伤气，久坐则血脉灌输不畅而伤肉，久立则劳于肾及腰、膝、胫等而伤骨，久行则劳于筋脉而伤筋。这就是五劳所伤。

五脏与四时相应的脉象：肝脉应春，其脉象端直而长，为弦；心脉应夏，其脉象来盛去衰，为钩；脾旺于长夏，其脉象虚弱，为代；肺脉应秋，其脉象轻虚而浮，为毛；肾脉应冬，其脉象沉坚，为石。这就是所谓的应于四时的五脏平脉。

◎热论篇：热性疾病的传变与治疗◎

【导读】

热病，指一切由外感发热引起的疾病。本篇是我国现存的最早的研究热病的专篇，所以篇名“热论”，篇中对热病的含义、病因、症状、传变、治疗、禁忌和预后等进行了详细而系统的论述。

【原文】

黄帝问曰：今夫热病①者，皆伤寒②之类也，或愈或死，其死皆以六七日之间，其愈皆以十日以上者何也？不知其解，愿闻其故。

岐伯对曰：巨阳③者，诸阳之属也。其脉连于风府④，故为诸阳主气也。人之伤于寒也，则为病热，热虽甚不死；其⑤两感于寒而病者，必不免于死。

帝曰：愿闻其状。

岐伯曰：伤寒一日，巨阳受之，故头项痛，腰脊强。二日，阳明受之，阳明主肉，其脉挟鼻络于目，故身热目疼而鼻干，不得卧也。三日，少阳受之，少阳主胆，其脉循胁络于耳，故胸胁痛而耳聋。三阳经络皆受其病，而未入于脏者，故可汗而已。四日太阴受之，太阴脉布胃中络于嗌，故腹满而嗌干。五日少阴受之，少阴脉贯肾络于肺，系舌本，故口燥舌干而渴。六日厥阴受之，厥阴脉循阴器而络于肝，故烦满而囊缩⑥。三阴三阳，五脏六腑皆受病，荣卫⑦不行，五脏不通，则死矣。

其不两感于寒者，七日，巨阳病衰，头痛少愈；八日

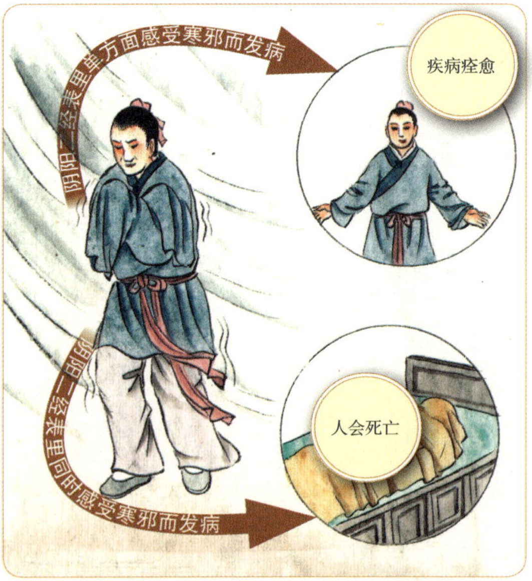
阴阳二经表里单方面感受寒邪而发病
疾病痊愈
阴阳二经表里同时感受寒邪而发病
人会死亡

外感发热的疾病，都属于伤寒一类。其中有的会痊愈，有的则会致人死亡。

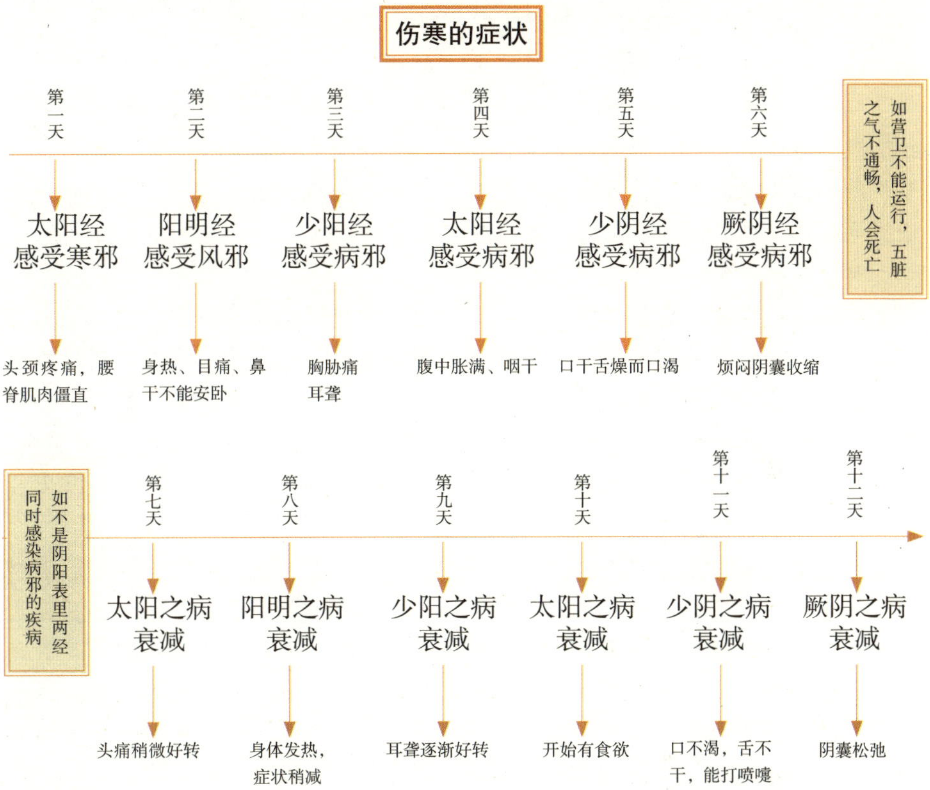

阳明病衰，身热少愈；九日少阳病衰，耳聋微闻；十日太阴病衰，腹减如故，则思饮食；十一日少阴病衰，渴止不满，舌干已而嚏；十二日厥阴病衰，囊纵[8]少腹微下，大气皆去[9]，病日已矣。

【注释】

①热病：指一切有外感发热性质的疾病，如温病、暑病、风病等。②伤寒：此处指广义的伤寒，即多种外感病的总称。③巨阳：指太阳。巨、太，都是“大”的意思，所以太阳，也称为“巨阳”。④风府：穴名，在项后入发际一寸处，属督脉。⑤其：如果。两感于寒而病者，表里俱受寒邪，也就是阴阳俱病。⑥烦满：烦闷。囊缩：阴囊挛缩。⑦荣卫：营气、卫气。荣，通“营”。⑧囊纵：阴囊松缓。⑨大气：指邪气。

【译文】

黄帝问道：现在所说的外感发热的疾病，都属于伤寒一类。其中有的会痊愈，有的则会致人死亡。死亡往往会在第六天或第七天发生，痊愈会在十天之后发生，这是为什么呢？我不知道缘故，想听听其中的道理。

岐伯回答说：足太阳经为六经之长，统摄阳分，所以人体的所有阳经都隶属于太阳经。太阳的经脉连于风府，与督脉、阳维相交会。因为督脉对全身阳经脉气有统率作用，所以太阳为诸阳主气，主一身之表。人感受寒邪以后，就要发热。如果单是发热，即便发热严重，病人一般也不会死亡。如果阴阳二经表里同时感受寒邪而发病，病人就不能避免死亡了。

黄帝说：我想听您讲讲伤寒的症状。

岐伯说：在病人患伤寒病的第一天，太阳经先感受寒邪，因为太阳主一身之表，所以会出现头颈部疼痛、腰脊部肌肉僵直的症状。第二天，阳明经感受风邪，阳明主管肌肉，足阳明经脉挟鼻上行络于目，下行至腹部，所以会出现身热、目痛、鼻干和不能安卧等症状。第三天，少阳经感受病邪，少阳主管胆，足少阳经脉循胁肋而上络于耳，所以会出现胸胁痛和耳聋的症状。如果三阳经络都感受病邪，但病邪尚未深入脏腑，医生可以用发汗的方法治愈。第四天，太阴经感受病邪，足太阴经脉散布于胃中，上络于咽，所以会出现腹中胀满和咽干等症状。第五天，少阴经感受病邪，足少阴经脉贯通于肾，络于肺，连于舌根，所以会出现口干舌燥、口渴的症状。第六天，厥阴经感受病邪，足厥阴经脉环绕阴器、络于肝，所以会出现烦闷和阴囊收缩等症状。如果三阴三阳经脉和五脏六腑都感受了病邪，以致营卫不能运行，五脏之气不通畅，人就要死亡了。

如果阴阳表里两经并没有同时感染寒邪，到第七天，太阳之病就会衰减，头痛也会稍有好转。到第八天，阳明之病就会衰减，身体发热的症状会稍微减退。到第九天，少阳之病就会衰减，耳聋将逐渐好转，病人能听到一些声音。到第十天，太阴之病就会衰减，腹部胀满的情况消除，恢复正常，开始有了食欲。到第十一天，少阴之病就会衰减，病人口不渴，不胀满，舌不干，能打喷嚏。到第十二天，厥阴之病就会衰减，阴囊松弛下来，少腹部也变得舒服，至此，大邪之气已经被消除，病也会逐渐痊愈。

【原文】

帝曰：治之奈何？

岐伯曰：治之各通其脏脉，病日衰已矣。其未满三日者，可汗而已；其满三日者，可泄而已。

帝曰：热病已愈，时有所遗[①]者何也？

岐伯曰：诸遗者，热甚而强食之，故有所遗也。若此者，皆病已衰而热有所藏[②]，因其谷气相薄，两热[③]相合，故有所遗也。

帝曰：善。治遗奈何？

岐伯曰：视其虚实，调其逆从，可使必已矣。

帝曰：病热当何禁之？

岐伯曰：病热少愈，食肉则复，多食则遗，此其禁也。

【注释】

①遗：遗留余热。②热有所藏：残余之热未尽。藏，残留。③两热：指病的余热和新食谷气的热。

【译文】

黄帝问：怎样治疗呢？

岐伯说：治疗时，应了解病在哪一脏，哪一经，然后分别予以治疗，疾病就会日渐衰退、痊愈。对这类病的一般治疗原则是，病发不超过三天、病邪仍在阳表的，可以用发汗的方法治愈；病发超过三天、病邪已经深入阴里的，用泻法泻除病邪，疾病就可以痊愈。

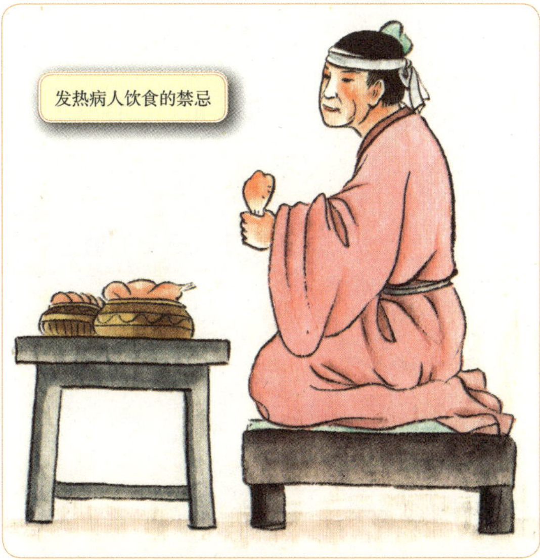

当热病还有余热遗留时，勉强病人进食，就必定会因为饮食不消化而生热，与残存的余热相互迫近，两热相合，又重新发热。

黄帝问：热病已经痊愈，但常常会有余邪不尽，这是什么原因呢？

岐伯说：之所以会有种种余邪不尽的情况出现，是因为病人在发热较重的时候强行进食，所以有余热遗留。像这样的病，病势虽然已经衰退，但仍有余热蕴藏在身体内部，如果让病人强行进食，就必定会导致饮食不消化，进而生热。新的热气与残存的余热相互迫近，两热相合，就会重新发热，所以会有余热不尽的情况出现。

黄帝说：讲得好。那么怎样治疗余热不尽呢？

岐伯说：应当先诊察疾病的虚实，或者采用补法，或者采用泄法，进行适当的治疗，就可以使其痊愈。

黄帝问：发热的病人在护理时有什么禁忌呢？

岐伯说：如果病人在热势稍微衰减的时候吃了肉类食物，病就会复发；如果病人饮食过多，则会出现余热不尽的状况。这都是热病的禁忌。

【原文】

帝曰：其病两感于寒者，其脉应与其病形何如？

岐伯曰：两感于寒者，病一日则巨阳与少阴俱病，则头痛口干而烦满；二日则阳明与太阴俱病，则腹满身热，不欲食谵言①；三日则少阳与厥阴俱病，则耳聋囊缩而厥，水浆不入，不知人，六日死。

帝曰：五脏已伤，六腑不通，荣卫不行，如是之后，三日乃死，何也？

岐伯曰：阳明者，十二经脉之长也，其血气盛，故不知人三日，其气乃尽，故死矣。

凡病伤寒而成温②者，先夏至日者为病温，后夏至日者为病暑，暑当与汗皆出，勿止。

阴阳两经表里同时感受寒邪的两感症

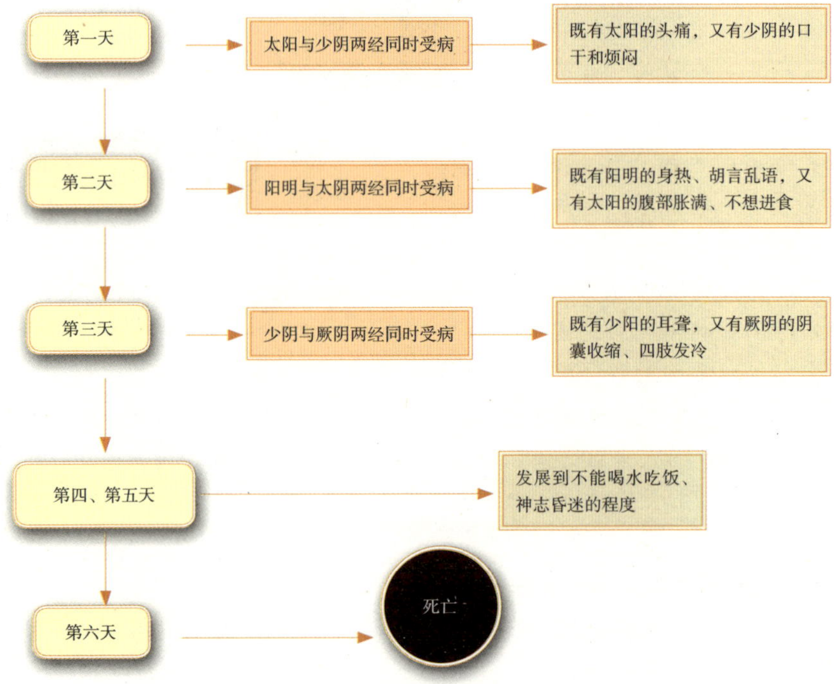

【注释】

①谵（zhān）言：神志不清，说胡话。②温：指温热病。

【译文】

黄帝问：如果表里两经同时感受寒邪的两感症，其脉象和症状是怎样的呢？

岐伯说：如果阴阳两经表里同时感受寒邪的两感症，那么第一天，太阳与少阴两经同时受病，症状既有太阳的头痛，又有少阴的口干和烦闷；第二天，阳明与太阴两经同时受病，症状既有阳明的身热、胡言乱语，又有太阳的腹部胀满、不想进食；第三天，少阳与厥阴两经同时受病，症状既有少阳的耳聋，又有厥阴的阴囊收缩和四肢发冷。如果病势发展到水浆不入，昏迷不醒，不省人事的程度，病人到第六天就会死亡。

黄帝问：病情已发展到五脏已伤、六腑不通、营卫不和的地步，像这样的病人，会在三天以后死亡，是为什么呢？

岐伯说：阳明是十二经之长。其经脉的气血最旺盛，所以病人容易神志昏迷。三天以后，阳明的气血已经竭尽，所以病人会死亡。

凡是由伤于寒邪所导致的温热病，病发于夏至以前就称为温病，病发于夏至以后就称为暑病。暑病应当有汗出，暑热可通过汗液疏散泄出，所以当病人得了暑病出汗时，医生不要遏止。

◎咳论篇：咳嗽的中医原理◎

【导读】

本篇是关于咳嗽的专篇，所以名为“咳论”。篇中系统地论述了各种咳嗽的病因、病机、症状、病变及治疗方法。其中特别指出，咳嗽的病变属于肺，同时五脏六腑的病变，又都能影响肺，使之功能失常并引发咳嗽。

【原文】

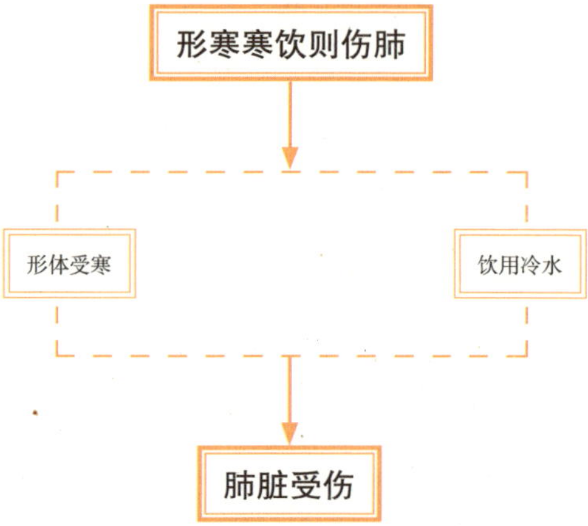

黄帝问曰：肺之令人咳何也？

岐伯对曰：五脏六腑皆令人咳，非独肺也。

帝曰：愿闻其状。

岐伯曰：皮毛者，肺之合也，皮毛先受邪气，邪气以从其合也①。其寒饮食入胃，从肺脉上至于肺则肺寒，肺寒则外内合邪②，因而客之，则为肺咳。五脏各以其时受病③，非其时各传以与之。人与天地相参④，故五脏各以治时⑤。感于寒则受病，微则为咳，甚者为泄为痛。乘秋则肺先受邪，乘春则肝先受之，乘夏则心先受之，乘至阴⑥则脾先受之，乘冬则肾先受之。

【注释】

①邪气以从其合也：风寒等邪气侵袭于皮毛，再深入肺。②外内合邪：外，皮毛感受风寒邪气。内，胃有寒饮食在内。二者相结合而伤肺，就是“外内合邪”。③五脏各以其时受病：五脏各有所主的时令，如肝主春，心主夏，脾主长夏，肺主秋，肾主冬，各在其所主时容易受病。④相参：相合，相应。⑤治时：指五脏所主的时令，也叫“旺时”。⑥至阴：农历六月为至阴，也称“季夏”。

【译文】

黄帝问道：肺脏有病，能使人咳嗽，这是为什么呢？

岐伯回答说：五脏六腑有病都能使人咳嗽，不只是肺病如此。

黄帝说：希望听您讲讲各种咳嗽的症状。

岐伯回答说：皮毛与肺是相应合的。皮毛感受了邪气，邪气就会影响到肺脏。如果喝了冷水或吃了寒冷的食物，胃里的寒气会沿着肺脉上升至肺，也会引起肺寒，这样就使内外寒邪互相结合，停留于肺脏，这是肺咳的情况。五脏在它们各自所主的时令受病，而肺在它所主的时令并未受病，那疾病就是由各脏传给它的。人和自然界是相应和的，所以五脏在其所主的时令受了寒邪，人就会得病。如果寒邪是轻微的，就会发生咳嗽；严重的，寒气侵入体内就会引发腹泻、腹痛等症状。一般情况是，在秋天的时候，肺先受寒；在春天的时候，肝先受寒；在夏天的时候，心先受寒；在长夏太阴所主的时令，脾先受寒；在冬天的时候，肾先受寒。

【原文】

帝曰：何以异之？

岐伯曰：肺咳之状，咳而喘息有音，甚则唾血①。心咳之状，咳则心痛，喉中介介②如梗状，甚则咽肿喉痹。肝咳之状，咳则两胁下痛，甚则不可以转，转则两胠下满。脾咳之状，咳则右胁下痛，阴阴③引肩背，甚则不可以动，动则咳剧。肾咳之状，咳则腰背相引而痛，甚则咳涎④。

【注释】

①唾血：血随着咳唾一起出来。②介介：形容喉中有物如梗塞状。③阴阴：隐隐。④咳涎：咳出黏液。

【译文】

黄帝问：这些咳嗽怎样鉴别呢？

岐伯说：肺咳的症状是，咳嗽时喘息且有声音，严重的会唾血。心咳的症状是，咳嗽时感到心痛，喉中好像有东西堵塞一样，严重的会出现咽喉肿痛闭塞。肝咳的症状是，咳嗽时两侧肋下疼痛，严重的会痛得不能行走，一行走两脚就会浮肿。脾咳的症状是，咳嗽时右胁下疼痛，并隐隐牵引肩背疼痛，严重的会不能够活动，一动就会使咳嗽加剧。肾咳的症状是，咳嗽时腰背互相牵引作痛，严重的会咳吐痰涎。

【原文】

帝曰：六腑之咳奈何？安所受病？

岐伯曰：五脏之久咳，乃移于六腑。脾咳不已，则胃受之，胃咳之状，咳而呕，呕甚则长虫出。肝咳不已，则胆受之，胆咳之状，咳呕胆汁。肺咳不已，则大肠受之，大肠咳状，咳而遗矢①。心咳不已，则小肠受之，小肠咳状，咳

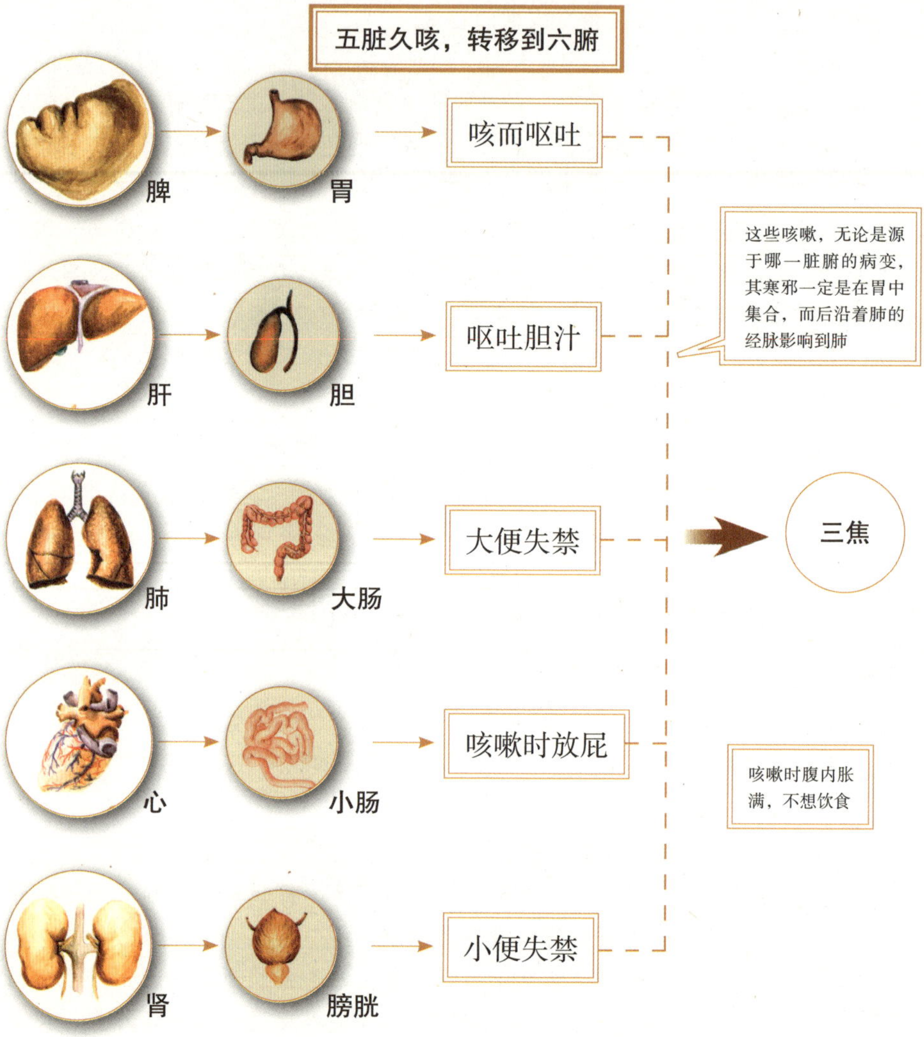

而失气②，气与咳俱失。肾咳不已，则膀胱受之，膀胱咳状，咳而遗溺。久咳不已，则三焦受之，三焦咳状，咳而腹满，不欲食饮，此皆聚于胃，关于肺，使人多涕唾③而面浮肿气逆也。

【注释】

①遗矢：即大便失禁。矢，通“屎”。②失气：当作“矢气”，即放屁。③涕唾：稠痰。

【译文】

黄帝问：六腑咳嗽的症状是怎样的？病情又是如何出现的呢？

岐伯说：五脏咳嗽日久不愈，就会转移到六腑。如果脾咳日久不见好，胃就会受病；胃咳的症状是咳而呕吐，严重的时候甚至会呕出蛔虫。肝咳日久不见好，胆就会受病；胆咳的症状是咳嗽起来会呕出胆汁。肺咳日久不见好，大肠就会受病；大肠咳的症状是咳嗽的时候会大便失禁。心咳日久不见好，小肠就会受病；小肠咳的症状是咳嗽的时候会放屁，咳嗽与放屁往往会同时出现。肾咳日久不见好，膀胱就会受病；膀胱咳的症状是咳嗽的时候会小便失禁。以上各种咳嗽，如果经久不愈，就会使三焦受病；三焦咳的症状是，咳嗽的时候腹内胀满，不想饮食。这些咳嗽，无论源于哪一脏腑的病变，其寒邪一定是在胃中聚合，而后沿着肺的经脉影响到肺，使人多吐稠痰并流鼻涕，面部浮肿，咳嗽气逆。

【原文】

帝曰：治之奈何？

岐伯曰：治脏者治其俞①，治腑者治其合②，浮肿者治其经③。

帝曰：善。

【注释】

①俞：腧穴。②合：合穴。③经：经穴。腧、合、经穴之义，详见本书《九针十二原》篇注。

【译文】

黄帝问：治疗的方法是什么？

岐伯说：治疗五脏的咳嗽，要取其腧穴；治疗六腑的咳嗽，要取其合穴；凡是咳嗽并伴随浮肿的，要取有关脏腑的经穴并分别加以治疗。

黄帝说：讲得好！

◎举痛论篇◎

【导读】

本篇列举了许多疼痛的病证，并对其病因进行了分析，所以篇名为“举痛论”。

本篇的主要内容包括：一、说明各种疼痛的病因都是寒邪侵入经脉；二、说明疼痛的病变，主要与气血相关；三、讲述“九气”致病的症状和病机。

【原文】

黄帝问曰：余闻善言天者，必有验于人；善言古者，必有合于今；善言人者，必有厌①于已。如此，则道不惑而要数②极，所谓明也。今余问于夫子，令言而可知③，视而可见④，扪而可得⑤，令验于已，而发蒙解惑，可得而闻乎？

岐伯再拜稽首对曰：何道之问也？

帝曰：愿闻人之五脏卒痛⑥，何气使然？

岐伯对曰：经脉流行不止，环周不休，寒气入经而稽迟⑦，泣而不行，客于脉外则血少，客于脉中则气不通，故卒然而痛。

【注释】

①厌：合，指达到标准，言行一致。②要数：要理，最重要的道理。数，理。③言而可知：指问诊，通过询问病人而知晓病情。④视而可见：指望诊，通过望色而知晓病情。⑤扪而可得：指切诊，通过触按而知晓病情。⑥卒痛：突然疼痛。卒，同“猝”。⑦稽（jī）迟：滞留缓慢。

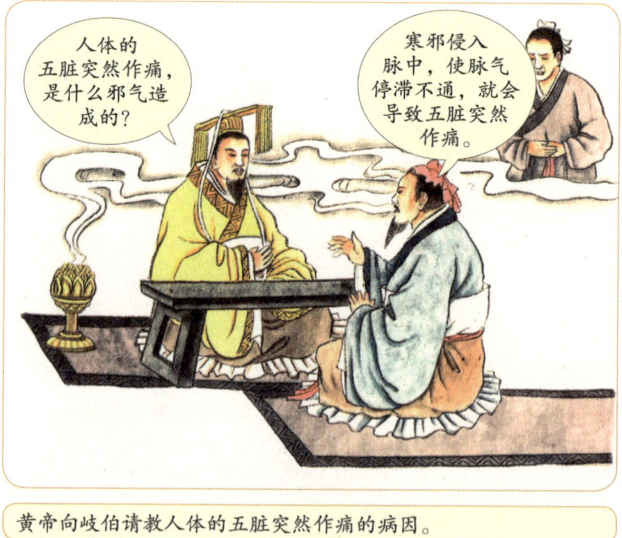

人体的五脏突然作痛，是什么邪气造成的？
寒邪侵入脉中，使脉气停滞不通，就会导致五脏突然作痛。

黄帝向岐伯请教人体的五脏突然作痛的病因。

【译文】

黄帝问道：我听说

善于谈论天道的，必定能从人事上验证天道；善于谈论往古的，并定能将过去与现在结合起来；善于谈论他人的，必定能结合自己的情况。只有这样，才能掌握事物的规律而不迷惑，十分透彻地了解事物的要理，这就是所谓的明达事理。现在我想请您将问诊所知、望诊所见、切诊所得的情况告诉我，使我有所体验，为我启发蒙昧，解除疑惑。我可以听您讲讲吗？

岐伯再次跪拜，并回答说：您要问的是哪些道理呢？

黄帝问：我想听听，人体的五脏突然作痛，这是由什么邪气造成的呢？

岐伯回答说：人体经脉中的气血周流全身，运行不止，循环不息。如果寒邪侵入经脉，经脉气血循行就会迟滞，凝涩而不畅通。寒邪假如侵袭于经脉之外，就会导致经脉凝涩，血液减少；如果侵入脉中，脉气就会停滞不通，所以五脏会突然作痛。

【原文】

帝曰：其痛或卒然而止者，或痛甚不休者，或痛甚不可按者，或按之而痛止者，或按之无益者，或喘动应手者，或心与背相引而痛者，或胁肋与少腹相引而痛者，或腹痛引阴股①者，或痛宿昔而成积②者，或卒然痛死不知人有少间复生者，或痛而呕者，或腹痛而后泄者，或痛而闭不通者，凡此诸痛，各不同形，别之奈何？

岐伯曰：寒气客于脉外则脉寒，脉寒则缩踡③，缩踡则脉绌急④，绌急则外引小络，故卒然而痛，得炅⑤则痛立止；因重中于寒，则痛久矣。

寒气客于经脉之中，与炅气相薄⑥则脉满，满则痛而不可按也。寒气稽留⑦，炅气从上，则脉充大而血气乱，故痛甚不可按也。

寒气客于肠胃之间，膜原⑧之下，血不得散，小络急引故痛，按之则血气散，故按之痛止。

寒气客于侠脊之脉⑨，则深按之不能及，故按之无益也。

寒气客于冲脉，冲脉起于关元，随腹直上，寒气客则脉不通，脉不通则气因之，故喘动应手矣。

寒气客于背俞之脉则脉泣⑩，脉泣则血虚，血虚则痛，其俞注于心，故相引而痛，按之则热气至，热气至则痛止矣。

寒气客于厥阴之脉，厥阴之脉者，络阴器系于肝，寒气客于脉中，则血泣脉急，故胁肋与少腹相引痛矣。

厥气客于阴股，寒气上及少腹，血泣在下相引，故腹痛引阴股。

寒气客于小肠膜原之间，络血之中，血泣不得注于大经，血气稽留不得

各种疼痛及产生原因

寒邪入侵	症机	症痛
寒气客于脉外	经脉收缩，屈曲拘急	得热痛止，重寒痛不休
寒气客于经脉之中	与热相搏，经脉满盛	痛，痛处不能按压
	热气上搏，脉充大而血气乱	剧痛，痛处不能触按
寒气客于肠胃之间、膜原之下	血气凝涩，小络拘急牵引	按之痛止
寒气客于督脉	按之不能及	按之无用
寒气客于冲脉	血气不通	按腹部应手而痛
寒气客于背俞之脉	血脉滞涩，血虚，心背痛	按之痛止
寒气客于厥阴之脉	血脉凝涩，脉道紧急	胁肋、少腹牵引作痛
寒气客于小肠膜原间、络血中	络血凝滞	日久而积为小肠气，痛

行，故宿昔而成积矣。

寒气客于五脏，厥逆上泄⑪，阴气竭，阳气未入，故卒然痛死不知人，气复反⑫则生矣。

寒气客于肠胃，厥逆上出⑬，故痛而呕也。

寒气客于小肠，小肠不得成聚⑭，故后泄⑮腹痛矣。

热气留于小肠，肠中痛，瘅热⑯焦渴，则坚干不得出，故痛而闭不通矣。

【注释】

①阴股：大腿的内侧。②宿昔：经久。成积：指小肠气。③缩踡：收缩不伸。④绌（chù）急：短促拘急。⑤炅（jiǒng）：热。⑥相薄：相互搏结，交迫。⑦稽留：停留。⑧膜原：指胸膜与膈肌之间的部分。一说为肠胃的脂膜。⑨侠脊之脉：指督脉。侠，通“挟”。⑩背俞之脉：足太阳脉。脉泣：血脉凝涩。泣，通“涩”。⑪厥逆上泄：脏气厥逆而上壅。⑫气复反：阳气恢复。⑬厥逆上出：肠胃之气上逆。⑭成聚：指小肠受盛容留水谷的作用。⑮后泄：大便泄泻。⑯瘅热：大热。

【译文】

黄帝说：有的疼痛会突然停止；有的疼痛很剧烈而不停止；有的痛得很剧

烈而不能按压；有的疼痛因按压而停止；有的疼痛按压揉搓也不见缓解；有的疼痛痛处跳动应手；有的疼痛同时牵动心和背作痛；有的疼痛是由胁肋和小腹相互牵引所引发；有的疼痛是腹痛并牵引大腿内侧的阴股；有的疼痛日久而积聚成小肠气；有的疼痛很突然，使病人昏死过去不省人事，稍过一会儿又会苏醒过来；有的疼痛使病人呕吐；有的疼痛是腹痛而且病人会泄泻；有的疼痛使病人胸闷不适。以上这些疼痛的情况，表现各不相同，怎样区别呢？

岐伯说：寒气侵袭经脉的外部，经脉就会受寒，经脉受寒就会收缩，经脉收缩就会屈曲拘急，牵引在外的细小脉络，人体就会突然发生疼痛。如果得到了热气，疼痛就会立刻停止。如果再次感受寒邪，卫阳受损，疼痛就不容易好了。

寒邪侵袭到经脉之中，和人体本身的热气相互搏争，经脉就会满盛，满盛就会实，所以会引发疼痛而且痛处不能按压。寒邪停留在脉中，人体本身的热气则随之而上，与寒邪相搏，使经脉充满，气血会运行紊乱，所以疼痛会很剧烈而且痛处不能触按。

寒气侵袭到肠胃之间，膜原之下，就会导致血气凝涩而不能散开，细小的脉络拘急牵引，所以会引发疼痛。如果以手按揉，血气就会散行。所以，按压痛处，疼痛就停止。

寒邪侵袭到了督脉，即使按揉也难以达到病所，所以按揉也没有用。

寒邪侵袭到冲脉之中。冲脉是从小腹关元穴开始，沿着腹部往上循行的。寒气侵入则冲脉的血气不能流通，气就聚集在此处，变得不通畅，所以触压腹部就会应手而痛。

寒气侵袭到背腧足太阳之脉，就会导致血脉流行滞涩，血脉滞涩就会血虚，血虚就会引发疼痛。因为足太阳脉背腧与心相连，所以心与背会相互牵引作痛。通过按揉能使热气积聚，热气积聚寒邪就会消散，所以疼痛就可以停止。

寒邪侵袭到足厥阴之脉。足厥阴之脉沿着大腿内侧阴股进入毛中，连络阴器而抵达小腹，从胁肋部与肝相。寒邪侵入脉中，则血脉凝涩，脉道紧急，所以胁肋与少腹会牵引作痛。

寒厥之气侵袭到阴股，气血不和并累及少腹，就会导致阴股的血脉凝滞，在下相引，所以腹痛连于阴股。

寒邪侵袭到小肠膜原之间、络血之中，就会使络血凝涩不能流注于大经脉，因为血气滞留不能畅行，所以时间长了就会成为小肠气。

寒邪侵袭到五脏，压迫五脏之气逆而上行，就会使脏气上越外泄，阴气在内衰竭，阳气不能进入，阴阳阻隔不通，所以病人会突然疼痛昏死，不省人事；如果阳气恢复，阴阳能够相接，则病人可以苏醒。

寒邪侵袭到肠胃，就会压迫肠胃之气逆而上行，所以会出现疼痛和呕吐。

寒邪侵袭到小肠，小肠是受盛之腑，一旦失去其受盛作用，受寒而使阳气不化，水谷不得停留，病人就会泄泻，腹痛。

如果是热邪蓄留在小肠，就会发生肠中疼痛。由于内热伤津，病人会感到发热口渴，粪便坚硬难以排出，就会出现腹痛而且大便也会不通。

【原文】

帝曰：所谓言而可知者也，视而可见奈何？

岐伯曰：五脏六腑固尽有部[①]，视其五色，黄赤为热，白为寒，青黑为痛，此所谓视而可见者也。

帝曰：扪而可得，奈何？

岐伯曰：视其主病之脉，坚而血及陷下者，皆可扪而得也。

帝曰：善。余知百病生于气也，怒则气上[②]，喜则气缓[③]，悲则气消[④]，恐则气下[⑤]，寒则气收[⑥]，炅则气泄[⑦]，惊则气乱[⑧]，劳则气耗[⑨]，思则气结[⑩]，九气不同，何病之生？

岐伯曰：怒则气逆，甚则呕血及飧泄，故气上矣。喜则气和志达，荣卫通利，故气缓矣。悲则心系急，肺布叶举，而上焦不通，荣卫不散，热气在中，故气消矣。恐则精却[⑪]，却则上焦闭，闭则气还，还则下焦胀，故气不行矣。寒则腠理闭，气不行，故气收矣。炅则腠理开，荣卫通，汗大泄，故气泄。惊则心无所倚，神无所归，虑无所定，故气乱矣。劳则喘息汗出，外内皆越[⑫]，故气耗矣。思则心有所存，神有所归，正气留而不行，故气结矣。

【注释】

① 固尽有部：面部各有五脏六腑对应的部位。② 气上：气上逆。③ 气缓：气涣散不收。④ 气消：气消沉。⑤ 气下：气下陷。⑥ 气收：气收聚。⑦ 气泄：气外泄。⑧ 气乱：气混乱。⑨ 气耗：气耗散。⑩ 气结：气郁结。⑪ 精却：精气衰退。⑫ 越：散发，耗散。

【译文】

黄帝问：以上所说的，都可以从问诊中了解到。那么通过望诊可以了解哪些病情呢？

岐伯说：五脏六腑在面部各有其对应的部位，所以医生通过观察面部五色的变化就可以诊断疾病。黄色和赤色主热，白色主寒，青色和黑色主痛，这就

“九气”导致的疾病类型

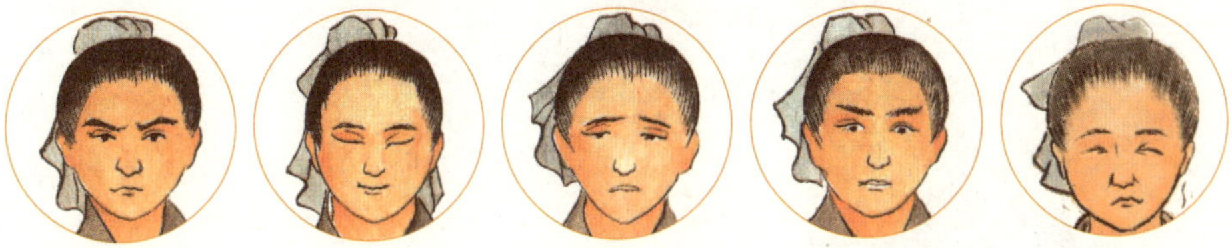

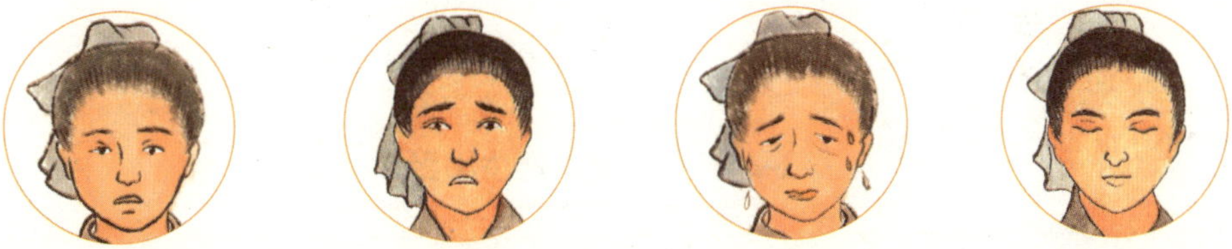

怒	气上逆	呕血、飧泄
喜	气缓	气和顺而志意畅达
悲	气消	心系急迫，肺叶胀起，热气喻闭
恐	气下	上焦闭塞，下焦胀满
寒	气收	腠理闭密，营卫之气收敛于内
炅	气泄	腠理开放，汗液外出，气随津泄
惊	气乱	神志不能归心
劳	气耗	气动喘息，出汗过多
思	气结	心气凝滞，精神偏滞，正气滞留

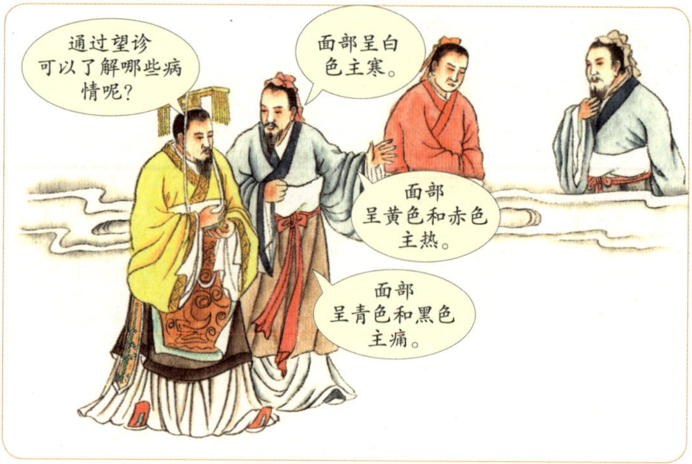
通过望诊
可以了解哪些病
情呢？
面部呈白
色主寒。
面部
呈黄色和赤色
主热。
面部
呈青色和黑色
主痛。

黄帝向岐伯请教怎样通过望诊来了解病情。

是通过望诊可以了解的情况。

黄帝问：通过用手切诊能了解哪些病情呢？

岐伯说：要看主病的经脉，然后以手循按。脉象坚实的，是有邪气结聚；气血滞留的，脉象必定会充盛而高起；脉象陷下，表明是气血不足，多属阴证。这些都是可以通过用手触切按循得知的。

黄帝说：讲得好！我已知道许多疾病的产生都是气机失调引起的，如暴怒则气上逆，高兴则气涣散，悲哀则气消散，恐惧则气下陷，遇寒则气收敛，受热则气外泄，受惊则气紊乱，过劳则气耗损，思虑则气郁结。这九种气的变化各不相同，分别会导致什么疾病呢？

岐伯说：大怒就会使肝气上逆，血会随着肝气向上逆行，严重时病人还会

脏腑的各种疼痛及产生原因

寒邪入侵	症机	症痛
寒气客于五脏	气逆上泻，阴气衰竭，阳气不入	疼痛昏死，阳气恢复则醒
寒气客于肠胃	气逆上行	疼痛，呕吐
寒气客于小肠	阳气不化，水谷不聚	泄泻而腹痛
热气留于小肠	内热伤津	肠中疼痛，口渴，大便不通

呕血，或者会因为肝气乘脾而出现飧泄，所以说是“气上逆”。高兴就会使气和顺而志意畅达，营卫之气通利，所以说是“气缓”。悲哀太过就会心系急迫，因为悲是肺所主的情志，所以悲伤时肺叶就会胀起。又因为上焦闭塞不通，营卫之气就得不到布散，热气就会喻闭于中，而耗损肺气，所以说是“气消”。恐惧就会使精气下却，精气下却就会升降不交，所以上焦会闭塞，上焦闭塞气就还归于下，气郁于下，下焦就会胀满，因此说是“气下”。寒冷之气侵袭人体，就会使腠理闭密，营卫之气无法畅行而收敛于内，所以说是“气收”。火热之气能使人腠理开放，营卫通畅，汗液大量排出，致使气随津泄，所以说是“气泄”。受惊会使得心悸动而无所依附，神志不能归心，心中疑虑不定，所以说是“气乱”。劳累过度就会气动喘息，出汗过多。喘息就会使内气越，汗出过多就会使外气越。内外之气全部泄越，所以说是“气耗”。忧思过多就会使心气凝滞，精神偏滞，不能畅行周身。这会导致正气滞留而不能运行，所以说是“气结”。

◎腹中论篇：腹内的多种疾病◎

【导读】

本篇主要讨论和分析了鼓胀、血枯、伏梁、热中、消中、厥逆、热痛等疾病的病因、病机、症状、治疗方法和禁忌等内容。因为上述疾病都发生在人体的腹中，所以篇名为“腹中论”。

本篇主要论述了各类腹中疾病，还介绍鸡矢醴和四乌贼骨一藘茹丸两个方剂，以及妊娠与腹中疾患的鉴别方法。

【原文】

黄帝问曰：有病心腹满，旦食则不能暮食，此为何病？

岐伯对曰：名为鼓胀①。

帝曰：治之奈何？

岐伯曰：治之以鸡矢醴②，一剂知，二剂已。

帝曰：其时有复发者何也？

岐伯曰：此饮食不节，故时有病也。虽然其病且已，时故当病，气聚于腹也。

【注释】

①鼓胀：是一种以腹部胀大如鼓，皮色萎黄，脉络显露为特征的病症。②鸡矢醴：是古人用来治疗鼓胀的药酒方名。矢，通“屎”。醴，酒的一种。此方用鸡屎白，晒干，焙黄一两，米酒三碗，煎数沸，去滓，过滤，澄清，空腹热服，一日二次。

【译文】

黄帝问道：有一种心腹胀满的病，病人早晨吃了饭晚上就不能再进食，这是什么病？

岐伯回答说：这种病叫鼓胀病。

黄帝问：怎样治疗呢？

岐伯说：可以用鸡矢醴来治疗，一剂就能见效，两剂病就好了。

黄帝问：这种病有时还会复发，原因是什么呢？

岐伯说：饮食无节制，所以病就会时常复发。虽然这种病表面上看要痊愈了，但如果病人不注意饮食，邪气就会再次聚集在腹中而导致疾病复发。

【原文】

帝曰：有病胸胁支满者，妨于食，病至则先闻腥臊臭[①]，出清液[②]，先唾血，四支清，目眩，时时前后血，病名为何？何以得之？

岐伯曰：病名血枯，此得之年少时，有所大脱血，若醉入房中，气竭肝伤，故月事衰少不来也。

帝曰：治之奈何？复以何术？

岐伯曰：以四乌鲗骨一藘茹[③]二物并合之，丸以雀卵[④]，大如小豆，以五丸为后饭，饮以鲍鱼[⑤]汁，利肠中及伤肝也。

【注释】

①臭（xiù）：气味。②出清液：吐清水。③乌鲗（zé）骨：乌贼骨，又名“海螵蛸”。藘（lǘ）茹：茜草。④雀卵：麻雀卵。气味甘温，能补肾阳，益精血。⑤鲍鱼：鳆鱼，又名“石决明肉”，能补肝肾，益精明目，开胃养营。

【译文】

黄帝问：有一种胸胁支撑胀满的病，妨碍饮食，发病时病人先闻到腥臊的气味，口中泛清水，然后吐血，接着四肢逐渐发冷，头晕目眩，时常大小便出血。这叫什么病，是如何引发的？

岐伯说：这种病的名字叫“血枯”，得病的原因是病人在少年的时候患过严重的失血病，内脏受到了损伤，或者是醉后肆行房事，肾气耗竭，肝血损伤，以致月经衰少甚至停经。

黄帝问：怎样治疗呢？要用什么方法使其恢复健康？

岐伯说：用四分乌贼骨，一分藘茹，将这两种药混合，用麻雀卵制成丸，做成如小豆大小的药丸。每次服五丸，饭前服药，以鲍鱼汁送下，这个方法可以补益胁肋和受到损伤的肝脏。

【原文】

帝曰：病有少腹盛[①]，上下左右皆有根，此为何病？可治不？

岐伯曰：病名曰伏梁[②]。

帝曰：伏梁何因而得之？

岐伯曰：裹大脓血，居肠胃之外，不可治，治之每切按之致死。

帝曰：何以然？

岐伯曰：此下则因[③]阴，必下脓血，上则迫胃脘，生[④]鬲，挟[⑤]胃脘内痈，此久病也，难治。居脐[⑥]上为逆，居脐下为从，勿动亟夺[⑦]。论在《刺法》中。

【注释】

①盛：胀满。②伏梁：古代病名，指脘腹部痞满肿块一类疾患，多是由气血瘀滞所造成的。张介宾："伏，藏伏也。梁，强梁坚硬之谓。"③因：依靠。④生：王冰："生当为出，传文误也。"⑤挟：《太素》卷三十《伏梁病》作"使"。⑥齐：通"脐"，肚脐。⑦勿动亟夺：不要为了立即消除伏梁病而用按摩的方法。亟，急。夺，削除。

【译文】

黄帝问：有一种小腹坚硬盛满的病，按压时，上下左右都有明显的根底，这是什么病呢？能够治疗吗？

岐伯说：这是伏梁病。

黄帝问：伏梁病是怎样得的呢？

岐伯说：小腹部包裹着大量的脓血，而且脓血位于肠胃之外。这种病不容易治愈。在诊治时，如果重按，常会致死。

黄帝问：为什么会这样呢？

鼓胀、血枯和伏梁病的症状及治疗

<table>
<tr><th>病名</th><th colspan="3">症状</th><th>治疗</th></tr>
<tr><td>鼓胀</td><td colspan="3">心腹胀满，早晨吃了饭，晚上就不能再吃</td><td>鸡矢醴，一剂见效，两剂病愈</td></tr>
<tr><td>血枯</td><td colspan="3">胸胁支撑胀满，妨碍饮食，病人先闻腥臊气味，口吐清水，后吐血，四肢发冷，头晕目眩，大小便出血</td><td>四分乌贼骨，一分藘茹，以麻雀卵制成小豆大小的丸，饭前以鲍鱼汁送服五粒</td></tr>
<tr><td rowspan="2">伏梁</td><td rowspan="2">小腹坚硬盛满，按压时上下左右皆有根</td><td>下则排出脓血</td><td>顺症病轻</td><td rowspan="2">不可按摩求速愈，以免少腹之病发生下夺</td></tr>
<tr><td>上则产生痈</td><td>逆症危重</td></tr>
</table>

注：

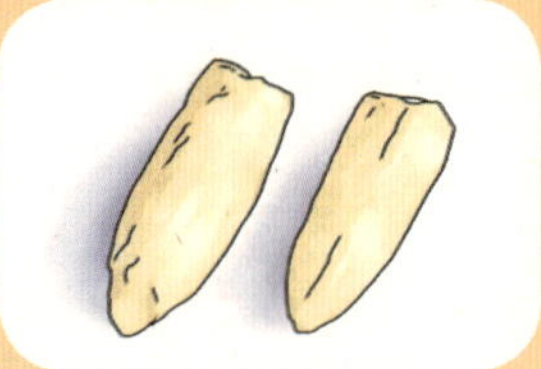

乌贼骨

【方名】乌贼鱼骨丸

【方论】乌贼骨为乌鲗科动物。无针乌鲗或金乌鲗的内壳，能收敛止血，固精益肾，通血脉；藘茹能凉血止血，活血化瘀；麻雀卵能补肾阳，益精血，调冲任；鲍鱼汁能养肝化瘀。四者组合，能固精益血，止血化瘀

岐伯说；少腹下部是小腹和阴部，如果医生用力按摩会使脓血从下部穿溃排出；上部是胃脘部，医生用力按摩会使脓血向上靠近胃脘，导致横膈与胃脘之间出现痈。痈属于慢性病，很难治疗。一般来说，其病位在脐以上的是危重的逆症，在脐下的则是预后较好的顺症。总之，千万不要为了立即消除疾病而用按摩的方法，以免使少腹之病发生下夺。关于本病的治法，在《刺法》中有具体的论述。

【原文】

帝曰：人有身体髀股胻皆肿，环脐而痛，是为何病？

岐伯曰：病名伏梁，此风根①也。其气溢于大肠而著于肓，肓之原②在脐下，故环齐而痛也，不可动之，动之为水溺③涩之病。

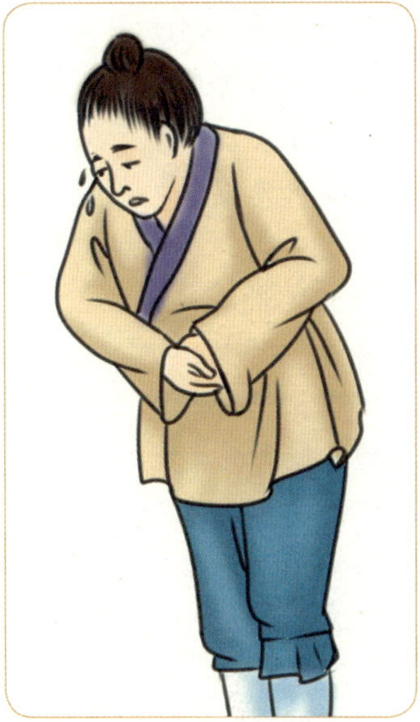

伏梁病会引起病人肚脐周围痛。

【注释】

①风根：平素感受风寒之邪。②肓之原：肓：肠外的肠膜。原：根源。③水溺：小便。

【译文】

黄帝问：有的人髀、股等部位都发肿，而且脐部周围会疼痛，这是什么病呢？

岐伯说：这种病的名字叫“伏梁”，这是由平素感受风寒所导致的。风寒之气充溢于大肠而滞留附着在肓膜上，肓的根源在脐下的气海，所以肚脐周围会痛。这种病不能用攻下的方法治疗，如果误用攻下，就会引发小便涩滞不利的病变。

【原文】

帝曰：夫子数言热中消中①，不可服高梁②芳草石药，石药发瘨③，芳草发狂。夫热中消中者，皆富贵人也，今禁高梁，是不合其心，禁芳草石药，是病不愈，愿闻其说。

岐伯曰：夫芳草之气美，石药之气悍，二者其气急疾坚劲，故非缓心和人，不可以服此二者。

帝曰：不可以服此二者，何以然？

岐伯曰：夫热气慓悍④，药气亦然，二者相遇，恐内伤脾，脾者土也而恶木，服此药者，至甲乙日更论[5]。

【注释】

①热中消中：即后世之人所谓的三消病。王冰："多饮数溲，谓之热中。多食数溲，谓之消中。"②高梁：高粱。③瘨："癫"的本字。④慓悍：轻捷峻猛。⑤更论：《甲乙经》卷十一第六作"当愈甚"。

【译文】

黄帝说：您多次说患热中、消中病的人，不可以吃厚味精粮，也不可以吃芳草和矿石类的药物。矿石类药物能使人发癫，芳草类药物能使人发狂。患热中、消中病的多为大富大贵的人。现在禁止他们吃厚味精粮，这不合乎他们的心意；禁止服用芳草、矿石类的药物，有的病又不能治愈。希望您能讲讲其中的道理。

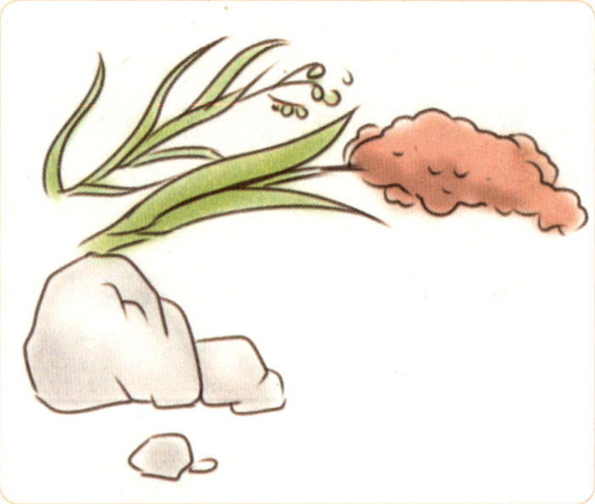

病人如果得了热中、消中病，不可以吃芳草和矿石类的药物。

岐伯说：芳草的气味香美，石药的气味刚烈，这两种药物的药性都急疾、坚劲。所以，如果不是性情平和的人，绝不能服用这两种药物。

黄帝问：不能服用这两种药物的原因是什么呢？

岐伯说：内热的性质本来就是慓悍刚烈的，而药物之性也是这样。内热与药热相遇，就可能伤害人的脾气。脾属土，土恶木，因此病人如果服用这类药物，到肝木主令的甲日和乙日时，病情就会更加严重。

【原文】

帝曰：善。有病膺肿颈痛胸满腹胀，此为何病？何以得之？

岐伯曰：名厥逆[1]。

帝曰：治之奈何？

岐伯曰：灸之则喑[2]，石[3]之则狂，须其气并，乃可治也。

帝曰：何以然？

岐伯曰：阳气重上，有余于上，灸之则阳气入阴，入则喑[4]；石之则阳气虚，虚则狂[5]；须其气并而治之，可使全也。

帝曰：善。何以知怀子之且生也？

岐伯曰：身有病而无邪脉也。

帝曰：病热而有所痛者何也？

岐伯曰：病热者，阳脉也，以三阳之动[⑥]也，人迎一盛少阳，二盛太阳，三盛阳明，入阴也。夫阳入于阴，故病在头与腹，乃䐜胀而头痛也。

帝曰：善。

【注释】

① 厥逆：张介宾："此以阴并于阳，下逆于上，故病名厥逆。" ② 瘖：同"喑"，失音。③ 石：指针刺。王冰："谓以石针开破之。" ④ "灸之"两句：张介宾："阳气有余于上而复灸之，是以火济火也。阳极乘阴，则阴不能支，故失声为喑。" ⑤ "石之"两句：张介宾："阳并于上，其下必虚，以石泄之，则阳气随刺而去，气去则上下俱虚而神失其守，故为狂也。" ⑥ 三阳之动：三阳之脉盛大且搏动剧烈。三阳，少阳、太阳、阳明。

【译文】

黄帝说：讲得好！有人出现膺肿、颈痛、胸满、腹胀，这是什么病，是什么原因引起的呢？

岐伯说：这种病的病名叫厥逆。

黄帝问：怎样治疗呢？

岐伯说：这种病如果用灸法治疗便会使病人失声，用针刺治疗就会使病人发狂，必须等到阴阳之气上下相交合，才可进行治疗。

黄帝问：为什么呢？

岐伯说：上为阳，阳气又逆于上，重阳在上，则上部的阳有余。如果医生用灸法，就是以火补火。阳极乘阴，阴不能上承，所以会发生失声；如果用砭石针刺，阳气随针外泄，阳气虚，精神就会失其所守，所以会发生神志失常的狂证。必须在阳气从上下降，阴气从下上升，阴阳二气交并以后进行治疗，才可以使疾病痊愈。

黄帝说：讲得好！怎样知道妇女怀孕将要分娩呢？

岐伯说：身体不适，好像有某些病的征候，但医生却按切不到病脉。

黄帝问：有病发热而且疼痛是什么原因呢？

岐伯说：阳脉是主热症的，外感发热表明是三阳受寒，所以三阳脉旺盛。要是人迎脉比寸口脉大一倍，表明病在少阳；大两倍，表明病在太阳；大三倍，表明病在阳明，传入三阴。病在三阳，则发热头痛，如果疾病传入三阴，就会引发腹部胀满，所以病人会有腹胀和头痛的症状。

黄帝说：讲得好！

◎风论篇◎

【导读】

本篇论述了风邪的性质、致病特点，以及风邪侵入人体引起各种风病的病因、病机、分类、症状和诊疗方法等，因为是专论风病的专篇，所以名为“风论”。

本篇的要点包括：一、论述风邪的致病特点，指出风邪是引起各种疾病的首要因素，病证变化多端；二、介绍多种风病的发病症状和诊治方法；三、介绍五脏风病的面诊部位和面部色泽；四、指出风证普遍具有汗出恶风的共同症状。

【原文】

黄帝问曰：风之伤人也，或为寒热，或为热中，或为寒中，或为疠风[①]，或为偏枯，或为风也，其病各异，其名不同，或内至五脏六腑，不知其解，愿闻其说。

岐伯对曰：风气藏于皮肤之间，内不得通，外不得泄，风者善行而数变，腠理开则洒然[②]寒，闭则热而闷，其寒也则衰食饮，其热也则消肌肉，故使人怢栗[③]而不能食，名曰寒热。

风气与阳明入胃[④]，循脉而上至目内眦[⑤]，其人肥则风气不得外泄，则为热中而目黄；人瘦则外泄而寒，则为寒中而泣出。

风气与太阳俱入，行诸脉俞，散于分肉之间，与卫气相干，其道不利，故使肌肉愤䐜[⑥]而有疡。卫气有凝而不行，故其肉有不仁也。疠者，有荣气热胕，其气不清，故使其鼻柱坏而色败，皮肤疡溃，风寒客于脉而不去，名曰疠风，或名曰寒热。

不同风病的起因及症状

风邪由阳明经入胃	沿经脉上行到目内眦	肥者	不易发泄，稽留体内	热中病	眼珠发黄
		瘦者	容易外泄，人发冷	寒中病	时常流泪
风邪由太阳经侵入人体	流行于各经腧穴，散布在分肉之间，与卫气纠缠在一起	卫气道路不通，肌肉肿胀高起		疮疡	寒热
		卫气凝涩不行，肌肤麻木不知痛痒，营气因热而腐坏，血气污浊不清，鼻柱皮色衰败，皮肤溃烂		疠风	

以春甲乙伤于风者为肝风，以夏丙丁伤于风者为心风，以季夏戊己伤于邪者为脾风，以秋庚辛中于邪者为肺风，以冬壬癸中于邪者为肾风。

风中五脏六腑之俞，亦为脏腑之风，各入其门户[⑦]所中，则为偏风[⑧]。风气循风府而上，则为脑风[⑨]。风入系头，则为目风[⑩]，眠寒。饮酒中风，则为漏风[⑪]。入房汗出中风，则为内风[⑫]。新沐[⑬]中风，则为首风。久风入中，则为肠风飧泄。外在腠理，则为泄风。故风者百病之长也，至其变化乃为他病也，无常方，然致有风气也。

【注释】

①疠风：相当于现在的麻风病。②洒然：寒冷貌。③怢（tū）慄：发抖。④“风气”句：风气从阳明经入胃。⑤眦（zì）：眼角。⑥愤䐜：肿胀。⑦门户：指五脏六腑之腧穴，为风邪入络、入经、入腑、入脏的通道。⑧偏风：偏枯，即半身不遂。⑨脑风：风邪由风府上入于脑而成为脑风。症状表现为剧烈头痛，甚至发热及神昏抽搐等。⑩目风：风邪侵入目系而成为目风。症状表现目痛且有冷的感觉，畏风羞明。⑪漏风：又称“酒风”。症状表现为不论冬夏，额上常有汗出，甚至全身大汗，喘息，口渴，不能操劳。⑫内风：房事后汗出，为风邪所伤，咳嗽而面赤。⑬新沐：刚刚洗过头。

【译文】

黄帝问道：风邪侵犯人体，有的引起寒热病，有的引起热中病，有的引起寒中病，有的引起疠风病，有的引起偏枯病。这些病都是由风邪引起的。由于病变

四季风邪与五脏

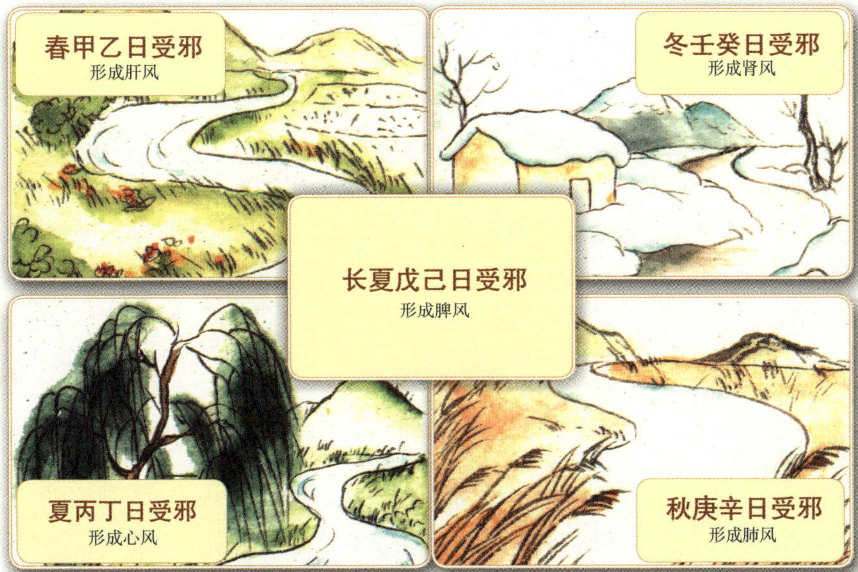
春甲乙日受邪
形成肝风
冬壬癸日受邪
形成肾风
长夏戊己日受邪
形成脾风
夏丙丁日受邪
形成心风
秋庚辛日受邪
形成肺风

表现不同，所以病名也不一样。有的侵入内部，达到五脏六腑之间。我不知道怎样解释，想听您说说。

岐伯回答说：风邪侵犯人体，常常留滞于皮肤之中，使腠理开合失常，经脉不能通调于内，卫气不能发泄于外。风邪来去迅速，变化多端，要是使腠理开张，则阳气外泄而使人恶寒；要是使腠理闭塞，则阳气内郁而使人身热烦闷。恶寒则引起饮食减少，发热则会使肌肉消瘦，所以人会突然感到寒冷，不能饮食，这种病称为寒热病。

风邪由阳明经入胃，沿着经脉上行到目内眦。如果病人身体肥胖，腠理致密，风邪就不易向外发泄，稽留体内，成为内热，导致眼珠发黄；假如病人身体瘦弱，腠理疏松，阳气就容易外泄，人会感到寒冷，患上寒中病，症状是时常流泪。

风邪由太阳经脉侵入人体，流行于各经腧穴，散布在分肉之间，与卫气纠缠在一起。这样，卫气运行的道路不通利，肌肉就会肿胀高起而产生疮疡。如果卫气凝涩而不能运行，肌肤就会麻木不知痛痒。疠风病是因热营气而腐坏，血气污浊不清所致，所以会导致鼻柱受损，皮色衰败，皮肤溃烂。病是因风寒侵入经脉久留不去而生，所以病名叫疠风，又称寒热。

在春季甲乙日感受风邪的，形成肝风；在夏季丙丁日感受风邪的，形成心风；在长夏戊己日感受风邪的，形成脾风；在秋季庚辛日感受风邪的，形成肺风；在冬季壬癸日感受风邪的，形成肾风。

风邪侵入五脏六腑的腧穴，就会成为五脏六腑的风。无论是络、经、脏、腑，只要风邪从其门户入侵，就会引发偏风。风邪由风府穴上行入脑，就会引发脑风病；风邪侵入头部累及目系，就会引发目风病；睡觉着凉，并且饮酒之后感受风邪，就成为漏风病；行房汗出时感受风邪，就会患内风病；刚洗过头时感受风邪，就会引发首风病；风邪久留不去，伤及脾胃，就会引发肠风、飧泄病；风邪停留于腠理，就会引发泄风病。所以，风邪是引起多种疾病的首要因素。它的变化很多，而且侵入人体后也会产生变化，能引起其他各种疾病，没有一定规律。但是，致病的原因，归根到底还是风邪入侵。

【原文】

帝曰：五脏风之形状不同者何？愿闻其诊及其病能①。

岐伯曰：肺风之状，多汗恶风，色皏然②白，时咳短气。昼日则瘥③，暮则甚，诊在眉上，其色白。

心风之状，多汗恶风，焦绝善怒吓，赤色。病甚则言不可快，诊在口，其色赤。

肝风之状，多汗恶风，善悲。色微苍，嗌干善怒，时憎女子[4]。诊在目下，其色青。

脾风之状，多汗恶风，身体怠堕，四肢不欲动。色薄微黄，不嗜食。诊在鼻上，其色黄。

肾风之状，多汗恶风，面痝然[5]浮肿，脊痛不能正立。其色炲[6]，隐曲不利[7]。诊在肌上，其色黑。

胃风之状，颈多汗恶风，食饮不下，鬲塞[8]不通，腹善满。失衣[9]则䐜胀，食寒则泄。诊形瘦而腹大。

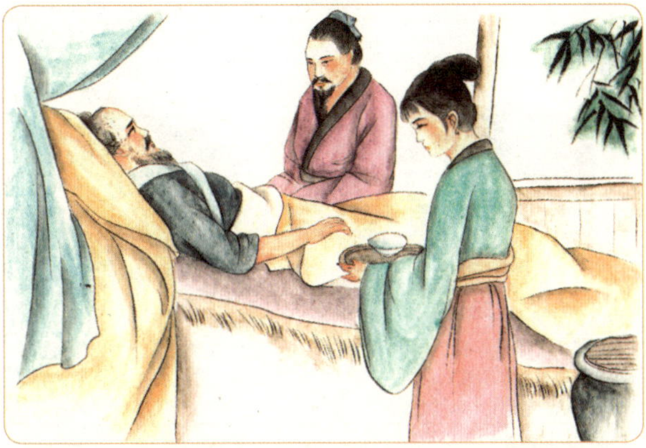

脾风的症状，是多汗恶风，身体疲倦，四肢懒于活动，面色微微发黄，食欲不振。

首风之状，头面多汗恶风，当先风一日[10]则病甚，头痛不可以出内。至其风日则病少愈。

漏风之状，或多汗，常不可单衣[11]。食则汗出，甚则身汗，喘息恶风。衣常濡[12]，口干善渴，不能[13]劳事。

泄风[14]之状，多汗，汗出泄衣上。口中干，上渍，其风不能劳事，身体尽痛则寒。

帝曰：善。

【注释】

①病能：病态。能，通“态”。②皏（pěng）然：浅白色。③差（chài）：病减轻或痊愈。④憎女子：厌恶女人。⑤痝（máng）然：浮肿貌。⑥炲（tái）：煤烟灰。⑦隐曲不利：小便不通利。⑧鬲塞：胸膈阻塞。鬲，通“膈”。⑨失衣：少穿衣服。⑩当先风一日：发风病的前一天。⑪常不可单衣：穿单衣也会有汗出。⑫濡：湿。⑬不能：不耐受。⑭泄风：内风。

【译文】

黄帝问：五脏风症的临床表现有什么不同？希望你讲讲诊断关键和病症表现。

五脏之风的症状及诊察要点

肺

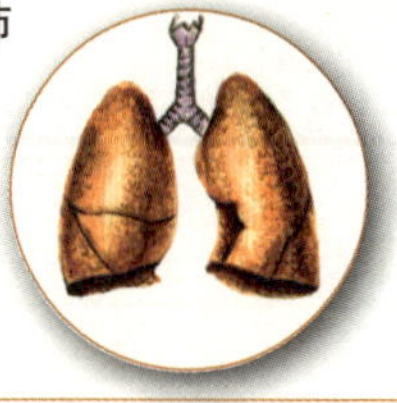

症状：多汗恶风，面色淡白，不时咳嗽气短。白天轻，晚上重

心

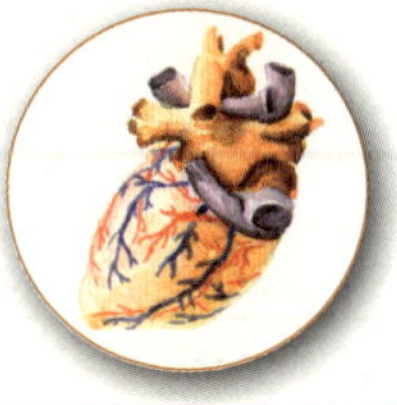

症状：多汗恶风，形体干瘦，容易发怒，面红。病重时，说话不爽利

肝

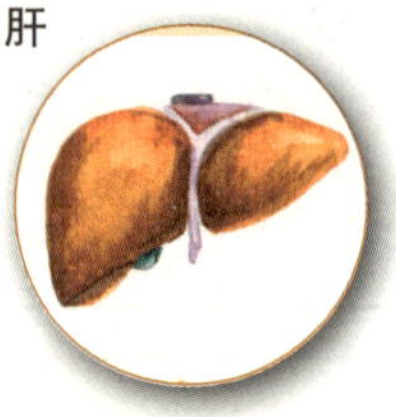

症状：多汗恶风，常悲伤。面色微青，咽喉干燥，容易发怒，有时厌恶女性

脾

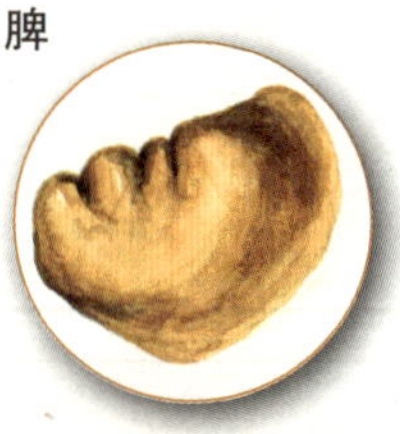

症状：多汗恶风，身体疲倦，四肢懒于活动，面色微微发黄，食欲不振

肾

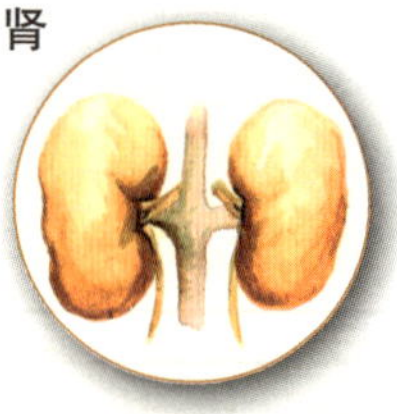

症状：多汗恶风，面部浮肿，腰脊疼痛，不能长时间站立。面色黑，小便不通畅

其他部位	症状
胃风	颈部多汗恶风，吞咽饮食困难，膈部阻塞不通，腹胀满，衣服穿少了易腹胀，吃凉东西则易泄泻
首风	头面部多汗，在起风的前一天病情会加重，起风当日病情反而会减轻
漏风	多汗，不能穿单薄的衣服，一吃饭就出汗，甚至全身汗出喘息，怕风，衣服常被汗浸湿，口干易渴，受不了劳累
池风	多汗，汗多了就会沾湿衣服，口中干燥，受不了劳累，周身疼痛并且怕冷

岐伯说：肺风的症状，是多汗恶风，面色淡白，不时咳嗽气短。白天减轻，傍晚加重。诊察时要注意眉上部位，眉间往往会呈现白色。

心风的症状，是多汗恶风，形体干瘦，容易发怒，面色发红。病重时，说话不爽利。诊察时要注意舌部，舌质往往会呈现红色。

肝风的症状，是多汗恶风，常悲伤，面色微青，咽喉干燥，容易发怒，有时厌恶女性。诊察时要注意目下，眼圈往往会呈青色。

脾风的症状，是多汗恶风，身体疲倦，四肢懒于活动，面色微微发黄，食欲不振。诊察时要注意鼻尖部，鼻尖往往会呈现黄色。

肾风的症状，是多汗恶风，面部浮肿，腰脊疼痛，不能长时间站立，面色黑得像烟煤，小便不通畅。诊察时要注意面颊，面部往往会呈现黑色。

胃风的症状，是颈部多汗恶风，吞咽饮食困难，膈部阻塞不通，腹部容易胀满，衣服穿少了腹部就容易胀满，吃了凉东西就要泄泻。诊察时要注意病人形瘦腹大的特点。

首风的症状，是头面部多汗恶风，在起风的前一天病情会加重，甚至头痛得不敢离开室内。等到起风的当日，头痛的情况反而会减轻。

漏风的症状，是多汗，不能穿单薄的衣服，一吃饭就出汗，甚至全身汗出喘息，怕风，衣服常被汗浸湿，口干易渴，受不了劳累。

内风的症状，是多汗，汗多了就会沾湿衣服，口中干燥，禁不住劳累，周身疼痛并且怕冷。

黄帝说：讲得好！

◎痹论篇：痹病分析与治法◎

【导读】

本篇主要论述了多种痹病的病因、病机、症状、分类、治疗方法及预后等内容，是论述痹病的专篇，所以名为“痹论”。痹病，是一种由于邪风侵袭于人体肌肉骨节经络之间，导致气血运行不畅或痹阻不通，引起肢体关节疼痛、麻木、活动不便的病证。

本篇的主要内容包括：一、解释痹病的含义，并指出其发病原因；二、从成因、四时、位置等不同角度对痹病进行分类归纳；三、说明痹病的发生与身体内部的血气失调有关；四、讲述痹病的性质、发病部位和预后的关系。

【原文】

黄帝问曰：痹[①]之安生？

岐伯对曰：风寒湿三气杂至，合而为痹也。其风气胜者为行痹[②]，寒气胜者为痛痹[③]，湿气胜者为著痹[④]也。

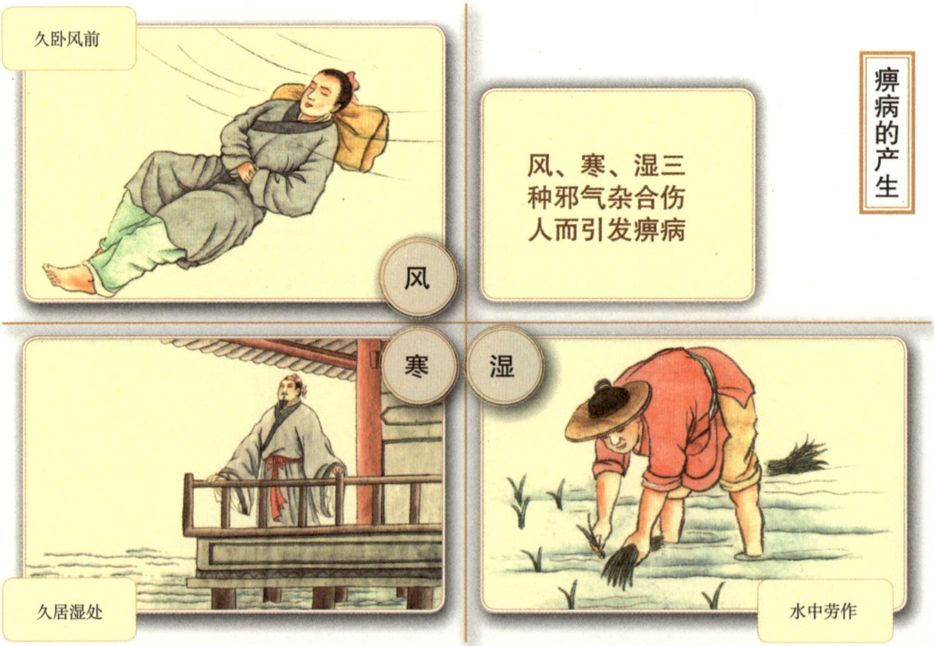
久卧风前
痹病的产生
风、寒、湿三种邪气杂合伤人而引发痹病
风
寒
湿
久居湿处
水中劳作

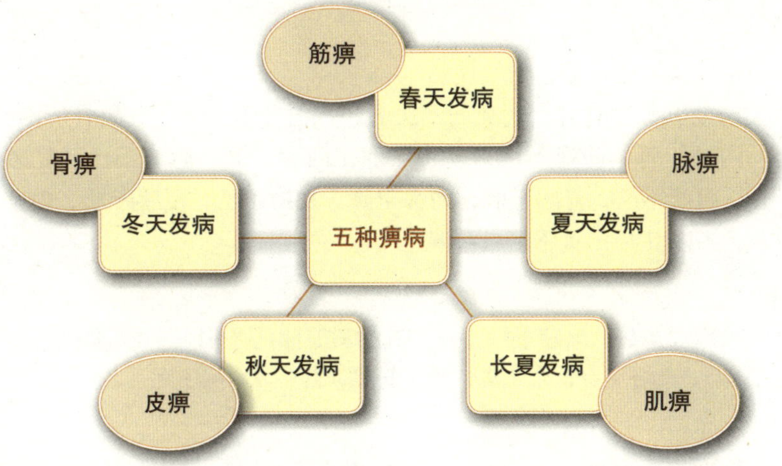

【注释】

①痹：闭阻不通。②行痹：病名，又称“风痹”，症状为肢节疼痛，游走不定。③痛痹：病名，又称“寒痹”，症状为肢体疼痛较重，得热则缓，遇冷加剧。④著痹：病名，又称“湿痹”。症状为肢体疼痛严重，固定不移，或肌肉麻木不仁。

【译文】

帝问：痹病是怎样产生的？

岐伯说：是由风、寒、湿三种邪气杂合伤人而引发的。其中，风邪偏胜的叫行痹，寒邪偏胜的叫痛痹，湿邪偏重的叫著痹。

【原文】

黄帝曰：其有五者何也？

岐伯曰：以冬遇此者为骨痹①；以春遇此者为筋痹②；以夏遇此者为脉痹③；以至阴遇此者为肌痹④；以秋遇此者为皮痹⑤。

【注释】

①骨痹：病名，症状表现为骨痛，身重，四肢沉重难举。②筋痹：病名，症状表现为筋脉拘急，关节疼痛，难以屈伸。③脉痹：病名，症状表现为无规律地发热，肌肤有灼热感，疼痛，皮肤或见红斑。④肌痹：病名，症状表现为肌肉麻木，酸痛无力，困倦，汗出等。⑤皮痹：病名，症状表现为皮肤枯槁麻木，微觉痛痒。

【译文】

黄帝问：痹病又可分为五种，都是什么呢？

岐伯说：在冬天发病的称为骨痹；在春天得病的称为筋痹；在夏天发病的称为脉痹；在长夏发病的称为肌痹；在秋天发病的称为皮痹。

【原文】

帝曰：内舍五脏六腑，何气使然？

岐伯曰：五脏皆有合，病久而不去者，内舍于其合也[①]。故骨痹不已，复感于邪，内舍于肾。筋痹不已，复感于邪，内舍于肝。脉痹不已，复感于邪，内舍于心。肌痹不已，复感于邪，内舍于脾。皮痹不已，复感于邪，内舍于肺。所谓痹者，各以其时[②]重感于风寒湿之气也。

【注释】

① 内舍：指病邪留居，潜藏于内。合，五脏与五体内外相应。② 各以其时：指五脏所主的季节，如肝主春，心主夏，脾主长夏，肺主秋，肾主冬。

【译文】

黄帝问：痹病的病邪会侵入人体内部而累及五脏六腑，是什么气使它这样的呢？

岐伯说：五脏都有与其相合的组织器官，病邪要是久留不除，就会侵入与其相应的内脏。所以，骨痹不愈，再感受邪气，就会内藏于肾；筋痹不愈，再感受邪气，就会内藏于肝；脉痹不愈，再感受邪气，就会内藏于心；肌痹不愈，再感受邪气，就会内藏于脾；皮痹不愈，再感受邪气，就会内藏于肺。总之，各脏在所主季节里重复感受了风、寒、湿三气，从而引发了痹证。

【原文】

凡痹之客五脏者，肺痹者，烦满喘而呕。心痹者，脉不通，烦则心下鼓[①]，暴上气而喘[②]，嗌干善噫，厥气上则恐。肝痹者，夜卧则惊，多饮数小便，上为引如怀。肾痹者，善胀[③]，尻以代踵[④]，脊以代头[⑤]。脾痹者，四肢解墯[⑥]，发咳呕汁，上为大塞[⑦]。肠痹者，数饮而出不得，中气喘争[⑧]，时发飧泄。胞痹者，少腹膀胱按之内痛，若沃以汤[⑨]，涩于小便，上为清涕。

【注释】

① 心下鼓：心下鼓动，即心悸。② 暴上气而喘：气逆上冲，导致喘息。③ 胀：肿胀，胀满。④ 尻（kāo）以代踵（zhǒng）：只能用臀部着地，不能用脚站立，即只能坐不能站立行走。⑤ 脊以代头：背曲头俯不能仰，脊骨高耸反过于头。⑥ 四肢解墯：四肢懈怠无力。⑦ 大塞：痞塞。⑧ 中气喘争：肠胃之气上迫于肺以致喘息气促。⑨ 若沃以汤：好像浇灌了热水似的。汤，热水。

【译文】

凡痹病侵入到五脏，症状各有不同。肺痹的症状是烦闷胀满，喘逆呕吐；

心痹的症状是血脉不通畅，烦躁且心悸，突然气逆上塞会引发喘息，喉咙干，易嗳气，厥阴上逆时会引起恐惧；肝痹的症状是夜眠多惊，饮水多，小便频繁，疼痛沿肝经由上而下牵引少腹如怀孕之状；肾痹的症状是腹部易作胀，骨萎而足不能行，行步时臀部着地，脊柱曲屈畸行，高耸过头；脾痹的症状是四肢倦怠无力，咳嗽，呕吐清水，上腹部闭塞不通；肠痹的症状是频频饮水而小便困难，腹中肠鸣，时而发生完谷不化的泄泻；膀胱痹的症状是少腹膀胱部位按之疼痛，如同灌了热水，小便涩滞不爽，上部鼻流青涕。

【原文】

阴气[①]者，静则神藏，躁则消亡，饮食自倍，肠胃乃伤[②]。淫气喘息，痹聚在肺；淫气忧思，痹聚在心；淫气遗溺，痹聚在肾；淫气乏竭[③]，痹聚在肝；淫气肌绝，痹聚在脾。诸痹不已，亦益内也。其风气胜者，其人易已也。

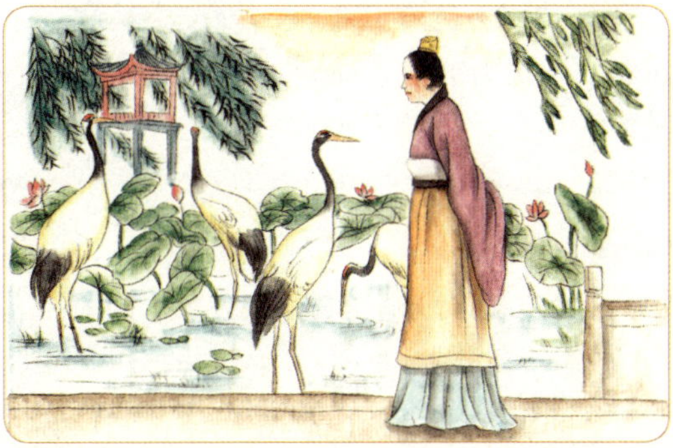

人体的阴气，安静时就使精神内守。

【注释】

① 阴气：此处指五脏精气。② 饮食自倍，肠胃乃伤：如果饮食过多，肠胃就要受到损伤。自，如果。③ 乏竭：疲乏口渴。

【译文】

人体的阴气，安静时就会使精神内守，躁动时就使精神易耗散。如果饮食过量，肠胃就要受损。气失其平和而喘息短促，表明风、寒、湿的痹证发生在肺；气失平和而忧伤思虑，表明痹证发生在心；气失平和而遗尿，表明痹证发生在肾；气失平和而疲乏口渴，表明痹证发生在肝；气失平和而过饥伤胃，表明痹证发生在脾。总之，各种痹病日久不愈，病症就会进一步向内深入。如果属于风气较胜的，病人就比较容易痊愈。

【原文】

帝曰：痹，其时有死者，或疼久者，或易已者，其故何也？

岐伯曰：其入脏者死，其留连[①]筋骨间者疼久，其留皮肤间者易已。

【注释】

① 留连：流连。

【译文】

黄帝问：患了痹病后，有的死亡，有的疼痛很久也不好，有的很快就好了，这是什么缘故？

岐伯说：痹病内犯到五脏就会使人死亡，缠绵在筋骨间则会使人痛久难愈，停留在皮肤间的容易痊愈。

【原文】

帝曰：其客于六腑者何也？

岐伯曰：此亦其食饮居处，为其病本也①。六腑亦各有俞②，风寒湿气中其俞，而食饮应之，循俞而入，各舍其府也。

【注释】

①“此亦”句：饮食不节，居处失宜，是出现腑痹病的根本原因。②“六腑”句：六腑各有腧穴。亦，语气助词。

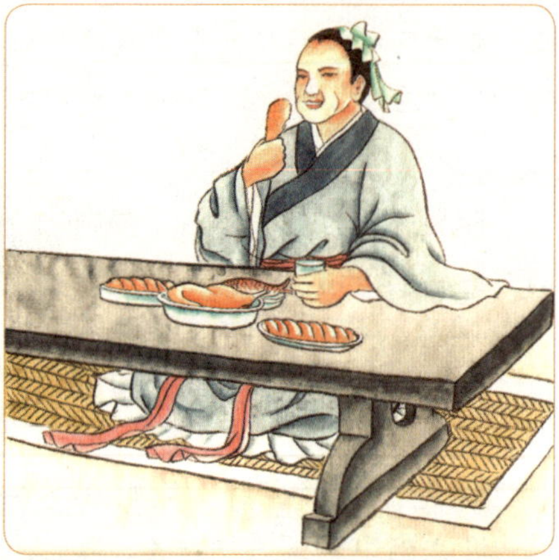

腑痹是由饮食不节制、起居失度引起的。

【译文】

黄帝问：痹病有的侵入到六腑，是什么情况？

岐伯说：饮食不加节制，起居失度，这是产生腑痹的根本原因。六腑也各有腧穴，风、寒、湿三气在外侵袭它们的腧穴，而又内伤饮食。外内相应，病邪就沿着腧穴而入，留滞在本腑。

【原文】

帝曰：以针治之奈何？

岐伯曰：五脏有俞①，六腑有合②，循脉之分，各有所发，各随其过则病瘳③也。

【注释】

①五脏有俞：五脏各有腧穴，即肝俞太冲，心俞大陵，脾俞太白，肺俞太渊，肾俞太溪。②六腑有合：六腑各有合穴，即胃之合三里，胆之合阳陵泉，大肠之合曲池，小肠之合小海，三焦之合委阳，膀胱之合委中。③瘳（chōu）：病愈。

【译文】

黄帝问：怎样用针刺治疗痹证呢？

岐伯说：五脏各有腧穴，六腑各有合穴。循着经脉所行的部位，各有发病的部位。只要在发生疾病的地方进行治疗，病就可以痊愈了。

【原文】

帝曰：荣卫之气亦令人痹乎？

岐伯曰：荣者①，水谷之精气也。和调于五脏，洒陈②于六腑，乃能入于脉也，故循脉上下，贯五脏，络六腑也。卫者，水谷之悍气③也，其气慓疾滑利，不能入于脉也，故循皮肤之中，分肉之间，熏于肓膜④，散于胸腹。逆其气则病，从其气则愈，不与风寒湿气合，故不为痹。

【注释】

①荣者：指荣气，也称“营气”。②洒陈：流布，散布。③悍气：强悍之气。④肓膜：指内脏及腠理之间的筋膜。一说为心下膈上之膜。

【译文】

黄帝问：营气、卫气与风、寒、湿三气相合也会引发痹病吗？

岐伯说：营气是水谷所化生的精气。它协调地运行于五脏，散布于六腑，然后进入脉中，循着经脉的道路上下运行，起到连贯五脏、联络六腑的作用。卫气是水谷所化生的悍气，流动迅疾而滑利，不能进入脉中，所以循行于皮肤肌肉之间，上熏蒸于肓膜，下聚合于胸腹。要是卫气的循行逆乱，人就会生病，但只要其气顺行，病就会痊愈。总的来说，卫气是不与风、寒、湿三气相合的，所以不会引起痹病。

【原文】

帝曰：善。痹或痛，或不痛，或不仁，或寒，或热，或燥，或湿，其故何也？

岐伯曰：痛者，寒气多也，有寒故痛也。其不痛不仁者，病久入深，荣卫之行涩，经络时疏①，故不通；皮肤不营，故为不仁。其寒者，阳气少，阴气多，与病相益，故寒也。其热者，阳气多，阴气少，病气胜，阳遭阴，故为痹热。其多汗而濡者，此其逢湿甚也。阳气少，阴气盛，两气②相感，故汗出而濡也。

【注释】

①疏：通。②两气：指湿气与阴气。

【译文】

黄帝说：讲得好！痹病，有的表现为疼痛，有的表现为麻木，有的表现为寒，有的表现为热，有的表现为皮肤干燥，有的表现为皮肤湿润，这是为什么呢？

岐伯说：痛表明寒气偏多，有寒气就会疼痛。不痛而麻木，是患病很久的

痹病的不同症状

骨痹	筋痹	脉痹	肌痹	皮痹
身重	屈曲不能伸	血凝涩而不畅	麻木不仁	寒冷
肾痹	肝痹	心痹	脾痹	肺痹
腹部作胀，骨萎而足不能行，脊骨高耸过头	夜眠多惊，饮水多，小便也多，痛引少腹	血脉不通，烦躁心悸，气逆喘息，喉干，易嗳气，易恐惧	四肢倦怠无力，咳嗽，呕吐清水，上腹闭塞	烦闷胀满，喘逆呕吐
肠痹	频频饮水，小便困难，腹中肠鸣，时而发生泄泻			
胞痹	少腹膀胱部位按之疼痛，如灌有热水，小便涩滞不爽，鼻流清涕			

缘故，病邪深入，营、卫之气运行涩滞，但经络还能疏通，所以不痛。皮肤得不到营养，所以麻木不仁。表现为寒象，是由于机体阳气不足，阴气偏盛。阴气助长了风、寒、湿的痹气，所以表现为寒象。表现为热象，是由于机体阳气偏盛，阴气不足。病气过强，阳为阴迫，所以出现热象。多汗，皮肤湿润，是由于感受湿气太甚。阳气不足，阴气偏盛，阴气与湿气相结合，所以病人就会出汗而皮肤湿润。

【原文】

帝曰：夫痹之为病，不痛何也？

岐伯曰：痹在于骨则重；在于脉则血凝而不流，在于筋则屈不伸，在于肉则不仁，在于皮则寒。故具此五者，则不痛也。凡痹之类，逢寒则虫，逢热则纵①。

帝曰：善。

【注释】

①纵：弛缓。

【译文】

黄帝问：痹病有不痛的，这是什么缘故？

岐伯说：痹发生在骨则身重，发生在脉则血凝涩而不畅，发生在筋则曲屈不能伸，发生在肌肉则麻木不仁，发生在皮肤则寒冷。如果有这五种症状，就不会有疼痛。大凡痹病之类，遇寒则筋脉拘急，遇热则筋脉弛缓。

黄帝道：讲得好！

黄帝内经·灵枢

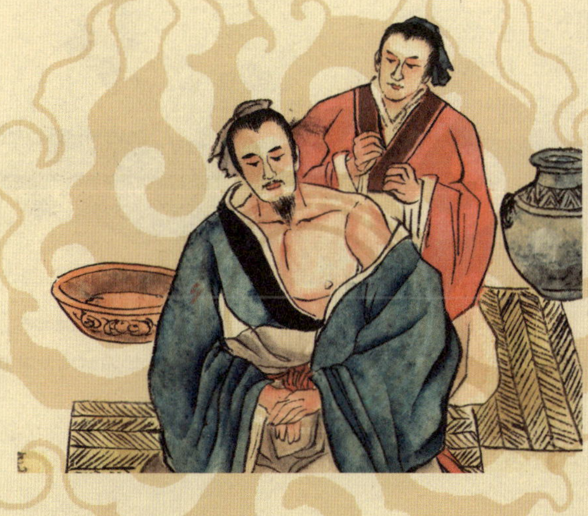

◎九针十二原：针刺的一般规律◎

【导读】

九针，是指古时医生针刺治疗疾病时所用的九种不同形状的针具，即镵针、圆针、鍉针、锋针、铍针、圆利针、毫针、长针、大针。十二原，是指十二原穴，即五脏各二原穴，以及膏之原穴和肓之原穴。十二原穴，是治疗脏腑疾病的十二个腧穴。原穴之“原”，通“源”，是本源的意思。本篇主要论述了“九针”和“十二原”两方面的内容，所以篇名为“九针十二原”。

本篇的主要内容包括：一、论述针刺补泻的原理和疾、徐、开、合等各种精巧手法；二、详细地介绍九针的名称、形状及其不同的治疗用途；三、简要概括针刺的取穴、深浅、补泻的原理，并指出针刺的关键是“得气”；四、介绍十二原穴的名称及其所对应的脏腑，以及脏腑发病时取相应原穴进行治疗的道理。

【原文】

黄帝问于岐伯曰：余子万民[①]，养百姓[②]而收其租税。余哀其不给，而属[③]有疾病。余欲勿使被毒药[④]，无用砭石，欲以微针通其经脉，调其血气，营其逆顺出入之会。令可传于后世，必明为之法。令终而不灭，久而不绝，易用难忘，为之经纪[⑤]。异其章，别其表里，为之终始。令各有形，先立针经。愿闻其情。

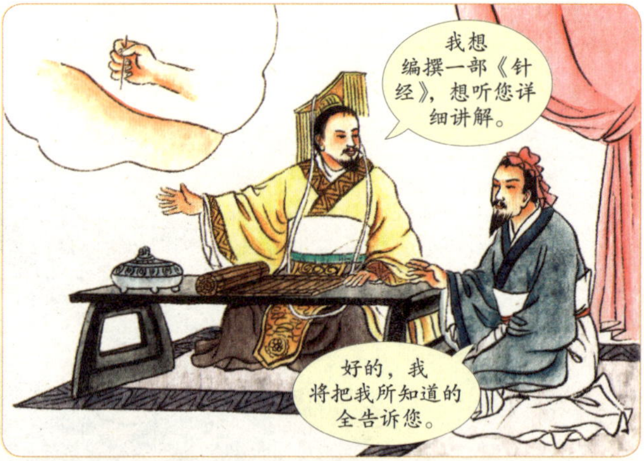
我想编撰一部《针经》，想听您详细讲解。
好的，我将把我所知道的全告诉您。

黄帝想编写《针经》，便向岐伯详细请教其内容。

【注释】

① 子万民：将百姓视为自己的子女，即爱护百姓。② 百姓：指百官。③ 属（zhǔ）：

接连不断，经常。④被：遭受。毒药：泛指治病的药物。⑤经纪：此指规矩准绳。直者为经，周者为纪。

【译文】

黄帝向岐伯问道：我将百姓视为自己的子女，养育百官，而征收他们的钱粮赋税。我怜悯他们时常不能终其天年，还接连不断地生病。在治疗各种疾病时，我想使他们避免遭受药物、砭石的伤害，而仅用微小的针，刺入肌肤，达到疏通经脉、调和气血的目的，使气血在经脉中逆顺运行，出入离合循行无阻，从而治愈疾病。同时，为了把这种疗法流传后世，就必须明确地制定出针经大法。为了使它永远不会湮没，历久而不失传，容易运用而不容易忘记，就必须使其有纲有纪，制定出微针使用的准则。另外，还要清楚地分出章节，阐明表里关系，明确气血终而复始的循行规律，也要规定出所用针具的具体的形状。为此，我想综合以上的内容先编成一部《针经》。现在，我希望听到实际内容。

【原文】

岐伯答曰：臣请推而次之，令有纲纪，始于一，终于九焉。请言其道。小针[①]之要，易陈而难入[②]。粗守形，上守神[③]。神乎神，客在门[④]，未睹其疾，恶知其原。刺之微，在速迟。粗守关，上守机[⑤]。机之动，不离其空[⑥]。空中

针刺的相关概念	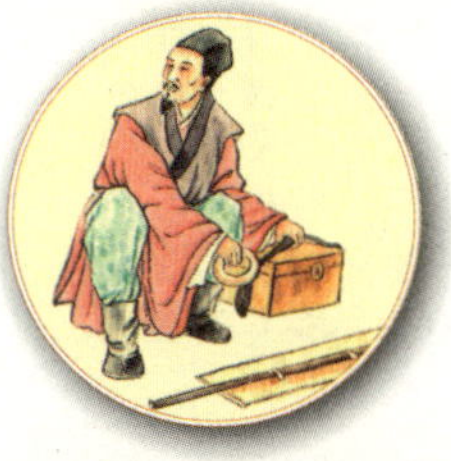	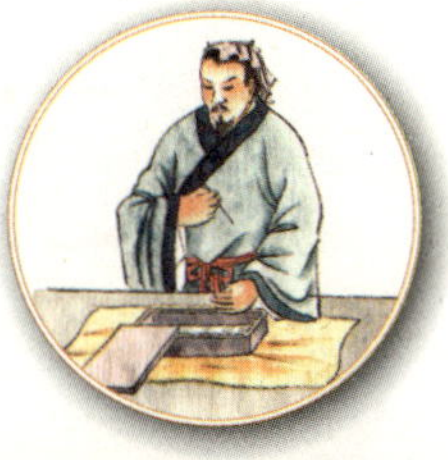
针刺的一般道理	懂得根据病人的精神活动以及气血盛衰的情况诊治疾病	拘泥于观察病人的形体，单从表面上辨别病情
针刺的巧妙	根据病人经络中气机的变化，选取相应的穴位来进行治疗	依据症状而取用关节附近的若干与症状相对应的穴位来进行治疗
针刺与气的结合	懂得气机的往来运行变化，并据此掌握时机进行针刺	昏昧无知，自然不明白这点

之机，清静而微。其来不可逢，其往不可追[7]。知机之道者，不可挂以发[8]；不知机道，叩之不发[9]。知其往来，要与之期。粗之暗乎，妙哉工独有之。往者为逆，来者为顺，明知逆顺，正行无问。逆而夺之，恶得无虚。追而济之，恶得无实？迎之随之，以意和之，针道毕矣。

【注释】

① 小针：也称“微针”，即今天的毫针。② 易陈而难入：粗浅了解容易，深入掌握困难。③ 粗守形，上守神：医术低下的医生拘泥于有形的刺法，而高明的医生却能够把握气血变化和神气的变化而施针。④ 神乎神，客在门：人身气血精神的运行通道，也是客邪侵入人体的门户。⑤ 粗守关，上守机：医术粗劣的医生只拘泥于病变部位附近的穴位施针，高明的医生则等待经气的到来，并施以补泻手法。⑥ 不离其空（kǒng）：经气的变化不会离开腧穴。空，中医用语，这里指腧穴。⑦“其来”两句：当邪气正盛时，不可迎而补之；当邪气衰，正气未复时，不可用泻法。⑧ 不可挂以发：在运用针刺补泻时要抓住时机，失之毫厘，差之千里。此处以发射弓弩的技术比喻针刺。诸家都认为是“不可挂以发”指针刺技术精深之义，但对其本意未有确解。“不可挂以发”与“叩之不发”意正相反，后者意为虽箭在弦上却不能

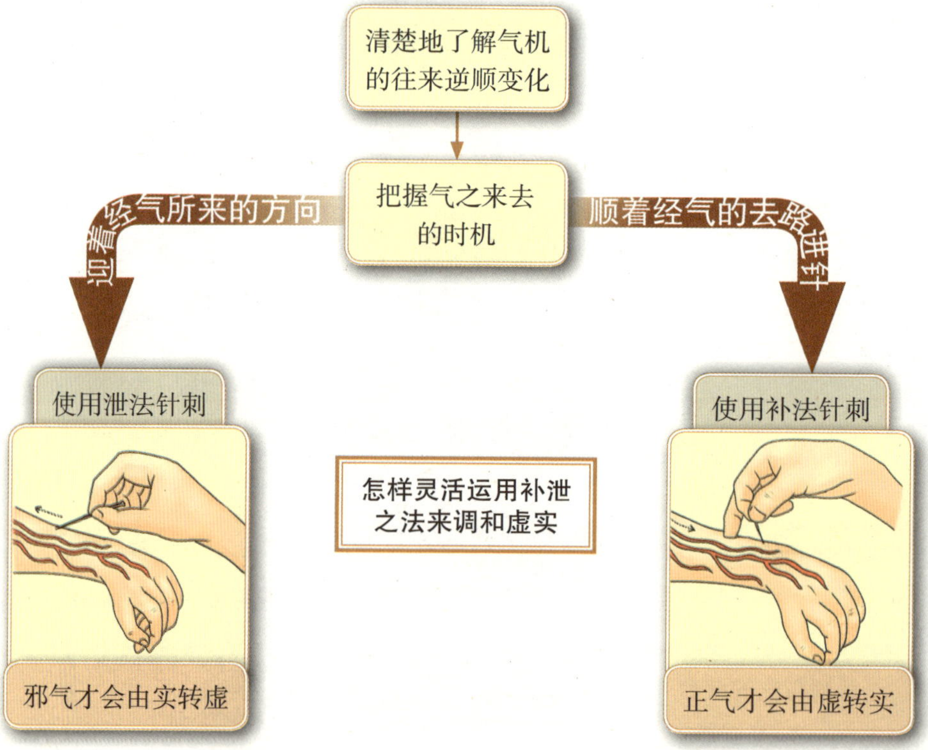

射出，而前者应当意为要掌握好时机，不出现任何偏差。⑨叩之不发：当刺而不刺，失去时机。叩，同“扣”，如箭扣在弦上却不能发射出去。

【译文】

岐伯回答说：请让我按照顺序，从第一针到第九针，条理清晰地一一论述。现在让我首先来谈一谈关于用针治病的一般道理。运用小针治病，说起来比较容易，可是要达到精妙的境界就不容易了。通常医术粗浅的医生，只是拘泥于观察病人的形体，单从外表上辨别病情，而医术高明的医生却懂得根据病人的精神活动以及气血盛衰的情况诊治疾病。高明的医生可以辨别病人神气的盛衰，还能了解客居在人体内的外邪往来出入的门户所在。气血循行经脉，出入有一定的门户，病邪可以从门户侵入体内。没有看出疾病的性质，怎么能知道疾病的来源，而施以适当的治疗呢？至于针刺的巧妙，关键在于正确使用疾徐的不同手法。在这方面，粗率的医生仅会依据症状取用关节附近的若干与症状相对应的穴位来进行治疗，只有高明的医生才会根据病人经络中气机的变化，选取相应的穴位来进行治疗。人体经络气机的变化与穴位的空窍是息息相关的。这些空窍，所反映出的气血虚实盛衰的变化，是至清至静且微妙的。当邪势正盛的时候，切不可迎其势而用补法；而当邪气已去时，则不宜再用泻法去驱逐邪气。了解气机变化之理的医生，能小心把握气之来去的时机，及时运用补泻之法，不会有丝毫的差失；不懂得气机运行之理的医生，到了应该补泻的时候不能及时治疗，就好像是箭扣在弦上，应当发射而不发射一样。用针的人必须懂得气机的往来运行变化，并据此掌握时机进行针刺，这样才能取得良好的疗效。粗率的医生自然不明白这一点，只有高明的医生才能体察到其中的妙用。至于气的逆顺，正气已去的，脉气虚而小，为逆；正气来复的，脉气平而和，为顺。清楚地了解气的往来逆顺变化，就可以准确无误地及时施行针法了。根据经气的循行方向，迎着经气所来的方向刺针，与它的来势相逆，用泻法夺其有余，邪气怎么会不由实转虚呢？随着经气的去路进针，和它的去势相顺，用补法济其不足，正气怎么会不由虚转实呢？所以，迎而夺之的泻法，和随而济之的补法，都应当在用心体察过气机变化后，再灵活运用，这样才能调和虚实。掌握了这个要领，也就明白了针法的主要道理。

【原文】

凡用针者，虚则实之，满则泄之，宛陈则除之①，邪胜则虚之。《大要》曰：徐而疾则实②，疾而徐则虚③。言实与虚，若有若无④，察后与先⑤，若存若亡⑥。为虚与实，若得若失⑦。虚实之要，九针最妙。补泻之时，以针为之。泻曰：必持内之，放而出之⑧，排阳得针⑨，邪气得泄。按而引针，是谓内温⑩，血不得散，气不得出也。补曰随之，随之意若妄之⑪，若行⑫若按⑬，如蚊虻止，如留如还，去如弦绝。令左属右⑭，其气故止，外门以闭，中气乃实。必无留血，急取诛之。持针之道，坚者为宝⑮，正指直刺，无针左右，神在秋毫，属意病者，审视血脉者，刺之无殆。方刺之时，必在悬阳⑯，及与两卫⑰，神属勿去，知病存亡。血脉者，在腧横居，视之独澄⑱，切之独坚。

【注释】

①宛（yù）陈则除之：血气瘀滞日久则应当将其排除。宛，通“郁”，积聚。②徐而疾则实：进针慢，出针快，出针后立即按住针孔的刺法，就是补法。③疾而徐则虚：进针快，出针慢，出针后不按闭针孔的刺法，就是泻法。④“言实”两句：针下有气为实，无气为虚。有气指针刺后在刺穴周围产生的酸麻胀痛之感，甚至沿经脉传导，在医生手下有紧滞感。无气则为针刺后没有感觉，医生下针如刺豆腐。气本无形，故云若有若无。⑤察后与先：诊察疾病的缓急，从而确定治疗的先后顺序。⑥若存若亡：根据气之虚实，决定是否留针及留针的时间长短。⑦“为虚”两句：形容针刺补泻手法的作用。实证，泻而取之，使患者若有所失；虚证，补而实之，使患者若有所得。⑧放而出之：摇大针孔，以使邪气得以排出。⑨排阳得针：有三说：一、阳指皮肤浅表部位，治疗时排开浅表部位，使邪气随针外泄；二、阳指表阳，治疗时排开表阳，以去邪气；三、排阳，推扬，转针。⑩内温：气血蕴于内。温，通“蕴”。⑪随之，意若妄之：随意而为，好像漫不经心的样子。⑫行：行针导引经气。⑬按：按压孔穴以下针。⑭令左属右：右手出针，左手急按针孔。⑮坚者为宝：针刺时要坚固有力。⑯悬阳：指卫气。卫气居表，属阳，卫护于外，如同太阳悬挂在天空，所以称为悬阳。⑰两卫：一说为卫气在阳，护卫肌表。一说为脾气在阴，护卫脏腑。二者皆神气所居，不可触犯，所以针刺时必须小心谨慎。⑱视之独澄：看得非常清楚。

【译文】

凡是运用针法，属于虚证的，应当用补法，使正气充实；属于实证的，应当用泻法，以疏泄病邪；对于因瘀血郁积日久而引起疾病的，应当采用泻血法，以排除壅滞的病邪；对于病邪亢盛，邪胜于正的，也应当采用泻法，以使邪气外泄，由实转虚。古代医经中的《大要》篇曾说：徐缓进针而疾速出针，则能使正气充实，不致外泄，这属于补法；疾速进针而徐缓出针，则能使邪气随针外泄，由盛而虚，这属于泻法。所谓实与虚，是在针下得气之后所感觉到的，针下有气为实，针下无气为虚。得气的时候，气的来去迅疾无形，此时必须细心体察才能感觉到。根据针刺后得气的或后或先，就可以体会出正气的虚实、

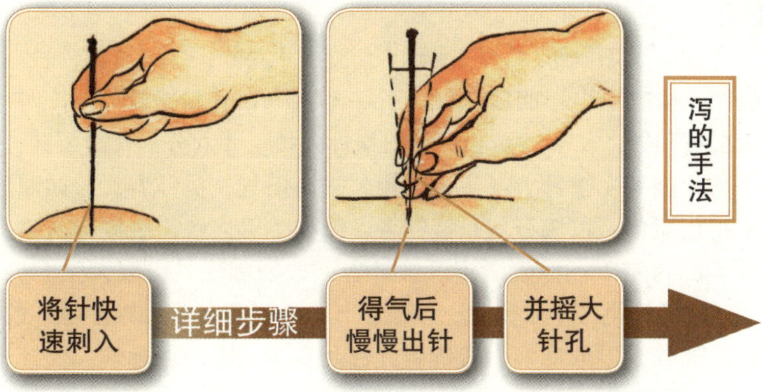

邪气的存在或消亡，并予以相应的治疗。运用补泻之法的时候，一般而言，对于正气虚的，要补之令其实，使其好像有所得一样；对于邪气盛的，要泻之令其虚，使其好像有所失一样。虚实补泻的要点，以九针最为奇妙。补和泻都可以利用针刺来实现。所谓泻的手法，就是必须很快地持针刺入，得气后要徐徐地出针，并摇大针孔。这样做主要是为了在属阳的体表部位，通过针刺打开一条出路，使邪气得以随针外泄。如果病证当用泻法，而反用按住针孔后出针的手法，就会使血气怫郁在内，这就是通常所说的“内温”。内温会造成郁血不得泄散、邪气不得外出的后果。所谓补的手法，主要是随着经气将去的方向进针，以补其气。像这样在气去之后随之行针，医者的意念、手法可轻松随意。而在行针导气和按穴下针时，又要非常轻巧，如同蚊子叮在皮肤上一样，似有似无。在留针与出针时，则要像蚊子叮完皮肤后悄然飞去，感觉它似乎仍旧停留在那里一样轻妙。出针时，又要像箭离开了弓弦那样干脆、迅疾。当右手施行出针手法时，左手应当随即按闭针孔，借以阻止中气外出，这就好像把在外面的门户关闭起来一样，这样中气自然就充实了。使用这种补正祛邪的疗法时，应当防止留滞恶血之弊。如果在络脉上留有恶血，应当尽快采取刺络放血法将其除掉。持针的要领，以坚定有力最为贵。进针时用右手拇、示、中三指夹持针具，要直针而下，切不可偏左或偏右。在操作过程中，必须聚精会神地体察针下的感觉，明察秋毫，同时还要凝神注意病人神态的变化，并细心观察病人血脉的虚实。只有这样，才不致发生不良的后果。刚开始针刺的时候，必须先刺到表阳所主的卫分，然后再刺到脾阴所主的肌肉，并由此体察病者的神气及其各脏腑之气是否有散失，这样便可知道疾病的存在或消失。至于血脉横结在经穴之间的病证，尤其容易看得清楚。用手去按切时，由于外邪的结聚，有病的部位必定会显得特别坚实。

【原文】

九针之名，各不同形：一曰镵针[①]，长一寸六分；二曰员针，长一寸六分；三曰鍉针[②]，长三寸半；四曰锋针，长一寸六分；五曰铍针[③]，长四寸，广二分半；六曰员利针，长一寸六分；七曰毫针，长三寸六分；八曰长针，长七寸；九曰大针，长四寸。镵针者，头大末锐，去泻阳气。员针者，针如卵形，揩摩分间，不得伤肌肉，以泻分气。鍉针者，锋如黍粟之锐，主按脉勿陷，以致其气。锋针者，刃三隅，以发痼疾。铍针者，末如剑锋，以取大脓。员利针者，大如氂[④]，且员且锐，中身微大，以取暴气。毫针者，尖如蚊虻喙，静以徐往，微以久留之而养，以取痛痹。长针者，锋利身薄，可以取远痹。大针者，尖如梃[⑤]，其锋微员，以泻机关之水也。九针毕矣。

【注释】

① 镵（chán）针：因其针形尖锐，所以叫“镵针”。镵，锐利。② 鍉（dī）针：因其针形似箭头而得名。鍉，通“镝”，箭头。③ 铍（pī）针：因其针锋如剑而得名。铍，两刃小刀。④ 氂（máo）：牦牛的尾巴，也指马的尾巴。⑤ 尖如梃（tǐng）：大针尖如折竹之锐。梃，专指竹梃，一说为木棒。

【译文】

九针的名称和形状都各不相同。第一种叫镵针，长一寸六分；第二种叫员针，长一寸六分；第三种叫鍉针，长三寸半；第四种叫锋针，长一寸六分；第五种叫铍针，长四寸，宽二分半；第六种叫员利针，长一寸六分；第七种叫毫针，长三寸六分；第八种叫长针，长七寸；第九种叫大针，长四寸。镵针，针头大而针尖锐利，适用于浅刺，以泻除皮肤肌表的邪热。员针，针尖椭圆如卵形，可作按摩之用，主治邪在分肉之间的疾患，用时既不会损伤肌肉，又可以疏泄分肉之间的气血。鍉针，针尖像黍粟一样圆而微尖，不致刺入皮肤，主要用作按摩经脉，流通气血，但用时不宜陷入肌肉，否则会损伤正气。锋针，针锋锐利，三面有锋棱，适用于热毒痈疡或经络久痹的顽固性疾患。铍针，针尖如剑锋，适用于痈疡等疾患，可作刺破排脓之用。员利针，针尖大如牦尾，圆且锐利，针身略粗，能用于治疗急性病。毫针，针尖纤细如蚊虻之喙，可用于静候气的徐缓到来；针身微细，适宜于持久留针，以扶养真气，同时还适宜于治疗痛痹。长针，针尖锋利而针身细薄，可以用来治疗久治不愈的痹证。大针，针体如杖，粗而且巨，针尖略圆，可用来治疗水气停留于关节而致浮肿的疾患，作泻水之用。九针的名称、形状与主治作用，尽在于此了。

初识九针

九针之所以称为九针，而不叫八针或十针，恐怕与古人对“九”这个数字的情有独钟有很大关系。九是最大的数字，在古人的观念里，万物始于一而终于九，九象征着全面和完备。九针是针灸的基础工具，所以全局以九针为第一篇。

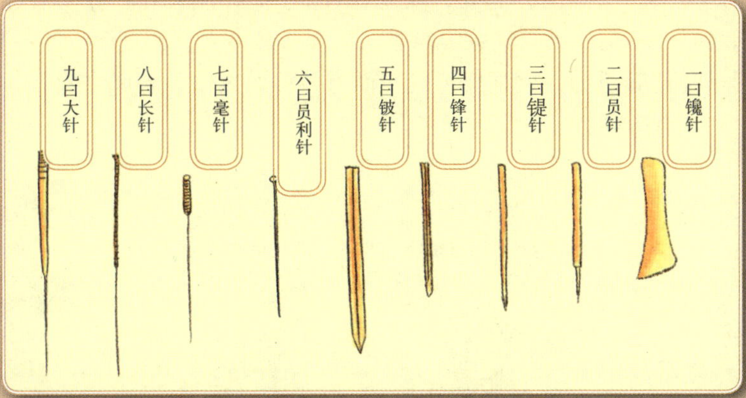

此图为明代杨继洲所画的九针图。

九针的长度和形状都各不相同，其用途也区别很大，各有其施治的病症，治疗时应根据不同的病情而适当选用。比方说，病在浅表的，都不宜深刺，如果针刺太深，就会引邪人内而加重病情。可以选择一寸六分长的锋针。

九针形状用途表

名称	形状	用途
镵针	长一寸六分，头大而针尖锐利	泻肌表邪热
员针	长一寸六分，针形如卵	疏泄肌肉间的邪气
鍉针	长三寸半，其锋如小米粒一样微圆而尖	按摩经脉，流通气血
锋针	长一寸六分，三面有刃	治疗顽固的旧疾
铍针	长四寸，针尖像剑锋一样锐利	可刺痈排脓
员利针	长一寸六分，针尖像长毛，针的中部稍粗	治疗急性病
毫针	长三寸六分，针形像蚊虻的嘴	治疗痛痹
长针	长七寸，针尖锐利，针身细长	治疗日月久积的痹症
大针	长四寸，针尖像折断后的竹茬，其锋稍圆	泻导关节积水

【原文】

夫气之在脉也，邪气在上[①]；浊气在中[②]，清气在下[③]，故针陷脉则邪气出[④]，针中脉则浊气出[⑤]，针太深则邪气反沉[⑥]，病益。故曰：皮肉筋脉各有所处，病各有所宜，各不同形，各以任其所宜。无实无虚。损不足而益有余，是谓甚病，病益甚。取五脉[⑦]者死，取三脉者恇[⑧]。夺阴者死，夺阳者狂。针害毕矣。刺之而气不至，无问其数。刺之而气至，乃去之，勿复针。针各有所宜，各不同形，各任其所为。刺之要，气至而有效，效之信，若风之吹云，明乎若见苍天，刺之道毕矣。

【注释】

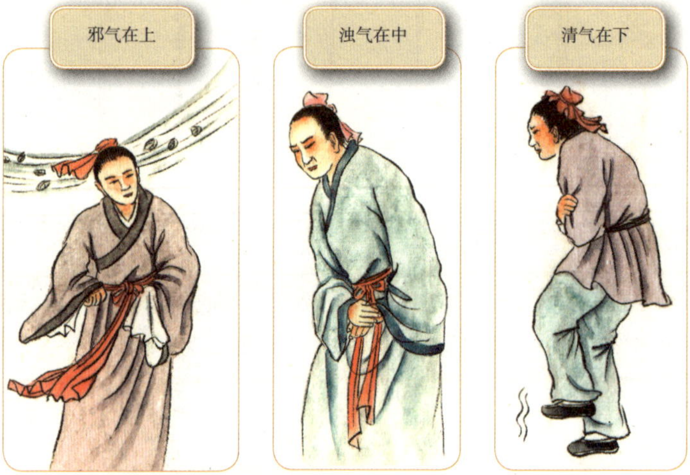

由邪气入侵经脉而导致疾病的三种情况。

①邪气在上：贼风邪气侵犯人体上部。②浊气在中：寒温不适，饮食不节，浊气留于肠胃。浊气，饮食不节导致的积滞之气。③清气在下：清冷寒湿之邪，侵入人体大多从足部开始。④针陷脉则邪气出：各经腧穴多在人体凹陷部位，若驱寒邪，需刺各经陷脉，经气行，则邪气出，所以取阳邪在上部。陷脉，针对穴位而言，人体的穴位躲在经脉骨陷之中，所以称为陷脉。⑤针中脉则浊气出：针刺足三里可排除肠胃浊气。中脉，中部阳明之合穴，即足三里穴。⑥"针太深"句：应浅刺之病，深刺反而会引邪深入。⑦五脉：五脏的腧穴。⑧取三脉者恇（kuāng）：泻手足三阳经穴，导致形气虚弱。三脉，手足三阳脉。

【译文】

邪气侵犯经脉引起疾病的情况，一般是这样的：贼风邪气，常常由头部侵入，所以说邪气在上；由饮食不节所致的浊气，往往滞留在肠胃里，所以说浊气在中；清冷寒湿之邪，大多从足部侵入，所以说清气在下。在针刺的时候，上部取筋骨陷中的各经腧穴，则能使贼风邪气随针而出。针刺中土的经脉足阳明胃经，就可以排除滞留在肠胃中的浊气。凡是病在浅表的，都不宜深刺；如果刺得过深，邪气反而会随之深入，加重病情。所以说，皮、肉、筋、脉各有自己一定的部位，而每种病也各有与之相适应的治疗方法。九针之形状各不相同，各有其适应的病证，所以要根据病情适当选用。实证不可以用补法，虚证不可以用泻法。如果正气不足的反用了泻法，或是邪气有余的反用了补法，就会使病情更加严重，这就是所谓的病上加病。在病重的时候，如果误泻了五脏阴经的经气，就会造成病人死亡；而如果误泻了六腑阳经的经气，就会使病人形体衰败，难以恢复。误泻阴经，使脏气耗竭，就会导致病人死亡；误泻阳经，损耗阳气，就会使人发狂。这些都是误用补泻的害处。进针之后，如果没有得气的感觉，就说明气还没有至，应当继续施行针刺手法，而不必拘泥于针刺的次数，总的来说，要以达到气至为度。如果进针之后，有了得气的感觉，则说明气至，这时就可以出针，不必再行针刺和留针了。九针各有它的适应证，因而针的形状也各不相同，要根据病情选用，才能适应治疗的需要。针刺的要领，就在于达到气至，有了气至的感觉就表明有了疗效。疗效确切的，就好像风吹云散，立刻明朗地看到了青天一样。针刺的主要道理，全在这了。

【原文】

黄帝曰：愿闻五脏六腑所出之处①。

岐伯曰：五脏五腧，五五二十五腧②；六腑六腧，六六三十六腧③。经脉十二，络脉十五④，凡二十七气，以上下。所出为井⑤，所溜为荥⑥，所注为输⑦，所行为经⑧，所入为合⑨。二十七气所行，皆在五腧也。节之交，三百六十五会⑩。知其要者，一言而终；不知其要，流散无穷。所言节者，神气之所游行出入也，非皮肉筋骨也。

【注释】

①五脏六腑所出之处：脏腑各自连属的经脉脉气所发出的部位。②二十五腧：五脏各有井、荥、输、经、合五个腧穴，五脏共二十五穴。③三十六腧：六腑各有井、荥、输、原、经、合六个腧穴，六腑共三十六腧穴。④络脉十五：十二经各有一络脉，加任、督及脾之大络，共十五络。⑤所出为井：泉源出水之处为井。人之血气，出于四肢，所以脉出处为井。⑥所溜为荥（xíng）：形容脉气流过的地方，像刚从泉源流出的小水流。《说文·水部》："荥，绝小水也。"⑦所注为输：形容脉气流注到这里后又灌注到他处。注，灌注。输，"腧"的本字，运输。脉注于此处而输于他处，它的气渐渐旺盛。⑧所行为经：脉气由此通过。经，通。⑨所入为合：形容脉气汇合处。⑩"节之交"两句：节之交，人体关节等部交接处的间隙。这些间隙共有三百六十五个，为经脉中气血渗灌各部的汇合点。

【译文】

黄帝说：我想听您讲一讲五脏六腑的经气是从什么地方发出来的。

岐伯说：五脏各有其经脉，每条经脉各有井、荥、输、经、合五个腧穴，五条经脉各五个腧穴，共有二十五个腧穴。六腑也各有其经脉，每条经脉各有井、荥、输、原、经、合六个腧穴，六条经脉各有六个腧穴，共有三十六个腧穴。人体共有十二条经脉、十五条络脉，合起来共有二十七条经络，从经络的脉气来讲，总计有二十七气。这二十七气在全身上下循行出入。脉气所发出的地方，如同泉水的源头，称作井；脉气所流过的地方，像刚涌出泉眼的微小水流，称作荥；脉气所灌注的地方，像水流渐渐汇聚输注于深处一样，叫作输；脉气所行走的地方，像大的水流迅速流过一样，叫作经；脉气所进入的地方，如同百川会合入海，叫作合。十二经脉和十五络脉的二十七气所出入、流注、运行的地方，就是在这井、荥、输、经、合的五腧穴之中。周身关节相交部位的间隙处，共有三百六十五个腧穴。如果掌握了其特点，懂得了其中的要领，那么一句话就可以将它说明白；如果不懂得其中的要领，就会摸不着边际，对这么多腧穴也就无法完全了解了。必须说明的是，这里所说的关节间隙之处，指的是神气运行活动、出入内外的处所，着重于内部功能的反映，而并非指皮、肉、筋、骨的局部形态。

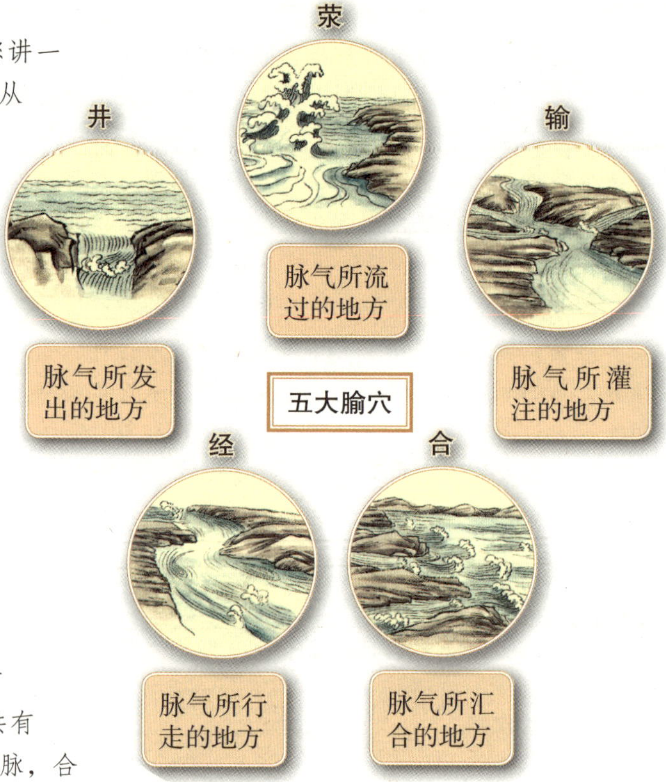

【原文】

睹其色，察其目，知其散复；一其形，听其动静，知其邪正。右主推之[①]，左持而御之[②]，气至而去之[③]。凡将用针，必先诊脉，视气之剧易，乃可以治也。五脏之气已绝于内，而用针者反实其外，是谓重竭。重竭必死，其死也静。治之者，辄反其气，取腋与膺。五脏之气已绝于外，而用针者反实其内，是谓逆厥。逆厥则必死，其死也躁。治之者，反取四末。刺之害中而不去，则精泄；害中而去，则致气。精泄则病益甚而恇，致气则生为痈疡。

【注释】

① 右主推之：右手进针。张介宾："右主推之，所以入针也。"② 左持而御之：用左手护持针身。张介宾："左持而御之，所以护持也。"③ 气至而去之：得气之后就出针。张介宾："邪气去而谷气至，然后可以出针。"

【译文】

在进行针刺时，医生必须先观察病人的气色，注意病人的眼神，以了解病人的精神及正气是处于涣散状态还是有所恢复，力求使疾病的内在变化与反映在形体上的病象相一致，同时还要通过诊脉，通过脉象的动静辨明邪正的盛衰情况。在进针时，右手持针，进针；左手以两指夹持住针身，防止其倾斜和弯曲。针刺入后，等到针下有了得气的感觉，即可考虑出针。凡是在用针刺进行治疗之前，医生都必须首先诊察脉象，只有以脉气所呈现出

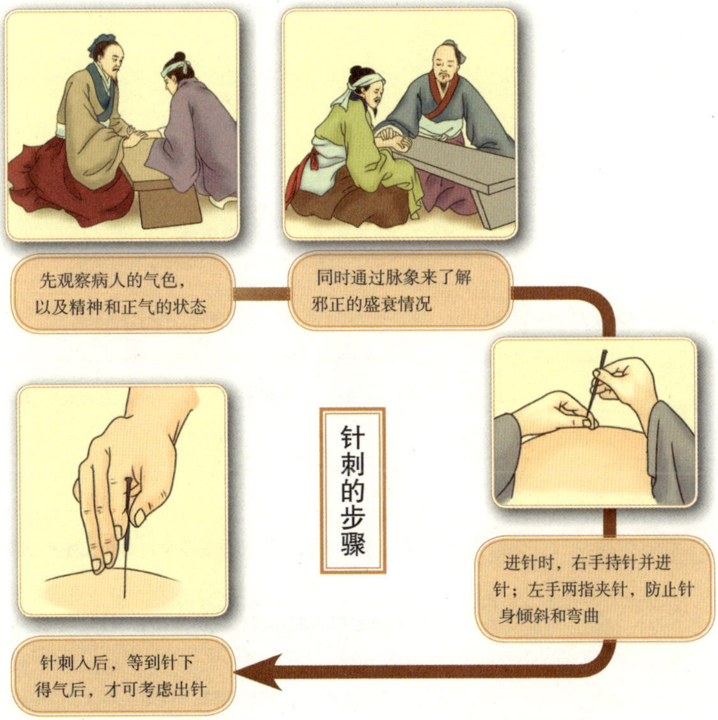

针灸铜人

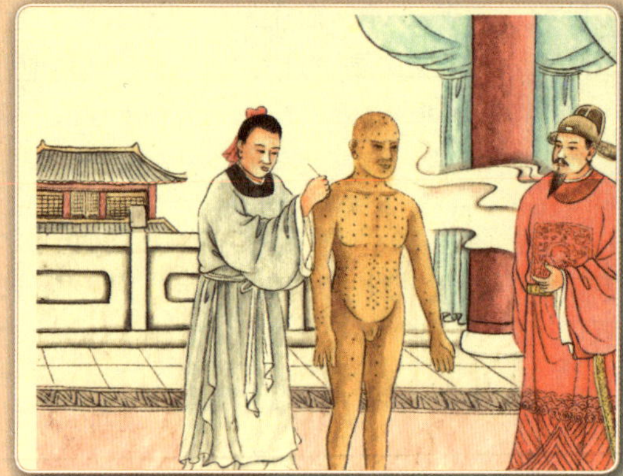

针灸铜人是用青铜浇铸而成的人体经络腧穴模型，在中国古代用于针灸教学，始于北宋天圣年间，明清及现代均有制作。北宋针灸铜人为北宋天圣五年（1027）宋仁宗诏命制造，其高度与正常成年人相近，胸背可以开合，体内雕有脏腑器官。铜人表面镂有穴位，穴旁刻题穴名。铜人为医师考试时使用，用时以黄蜡封涂铜人外表的孔穴，以水注其内。如取穴准确，针入而水流出；取穴不准，针不能刺入。明代针灸铜人是明英宗诏命仿北宋铜人重新铸造的。

五大腧穴表

名称	作用
井	如泉水的源头，例如，手太阴肺经所属的少商穴
荥	像刚涌出泉眼的细小水流，例如，手太阴肺经所属的鱼际穴
腧	如同汇聚的水流，其气逐渐盛大，例如，手太阴肺经所属的太渊穴
经	像迅速涌过的大股水流，气势强盛，例如，手太阴肺经所属的经渠穴
合	像百川归海，气势磅礴，例如，手太阴肺经所属的尺泽穴

的病情轻重情况为根据，才可以制定相应的治疗措施。如果病人在内的五脏之气已经虚绝，就是阴虚证，若医生反用针去补在外的阳经，就会使阳愈盛，使阴愈虚，这叫“重竭”。脏气重竭的病人必死。因为病人是因五脏之气虚竭而死，所以临死前的表现是安静的。形成“重竭”的主要原因，是医生误治，违反了脏气阴虚理应补脏的原则，误泻了腋下和胸前的腧穴，促使脏气逐渐趋于虚竭。至于五脏之气已虚于外的病人，属于阳虚，如果医者反去补在内的阴经，那么助阴则阳气愈竭，这会造成阴阳气不相顺接的病变，叫作“逆厥”。有逆厥证的病人也必死。因为五脏之气有余，所以病者在临死前会表现得烦躁。这也是由于医者误治，违反了阳气已虚理应补阳的原则，误泻四肢末梢的穴位，促使阳气逐渐趋于虚竭。凡针刺用泻法的，已刺中了病邪的要害，但仍然留针而不出，就会使精气耗损；刺中了要害，但未经运用适当的针刺手法，就立即出针，就会使邪气留滞，进而郁壅。如果出针太迟，损耗了精气，病情就会加重，甚至使形体衰败。如果出针太快，邪气留滞于气分，就会使肌肤发生痈疡。

【原文】

五脏有六腑，六腑有十二原，十二原出于四关，四关①主治五脏。五脏有疾，当取之十二原。十二原者，五脏之所以禀三百六十五节气味也。五脏有疾也，应出十二原，而原各有所出，明知其原，睹其应，而知五脏之害矣。

阳中之少阴，肺也，其原出于太渊，太渊二。阳中之太阳，心也，其原出于大陵，大陵二。阴中之少阳，肝也，其原出于太冲，太冲二。阴中之至阴，脾也，其原出于太白，太白二。阴中之太阴，肾也，其原出于太溪，太溪二。膏之原，出于鸠尾，鸠尾一。肓之原，出于脖胦②，脖胦一。凡此十二原者，主治五脏六腑之有疾者也。胀取三阳，飧泄取三阴。

【注释】

①四关：指两肘、两膝的四个关节。②脖胦（yāng）：指任脉的气海穴。

【译文】

五脏有在外的六腑相应，与之互为表里。六腑与五脏之气表里相通，跟六腑与五脏之气相应的还有十二个原穴。十二个原穴的经气输注之源，多出自两肘、两膝以下的四肢关节部位。这些在四肢关节以下部位的腧穴，都可以用来治疗五脏的疾病。凡是五脏发生的病变，都应当取用十二个原穴来治疗。因为这十二个原穴，是全身三百六十五节禀受五脏的气化与营养而将精气注于体表的部位。所以，五脏有疾病时，其变化就会反映在十二个原穴的部位上。十二

五脏六腑与十二原穴

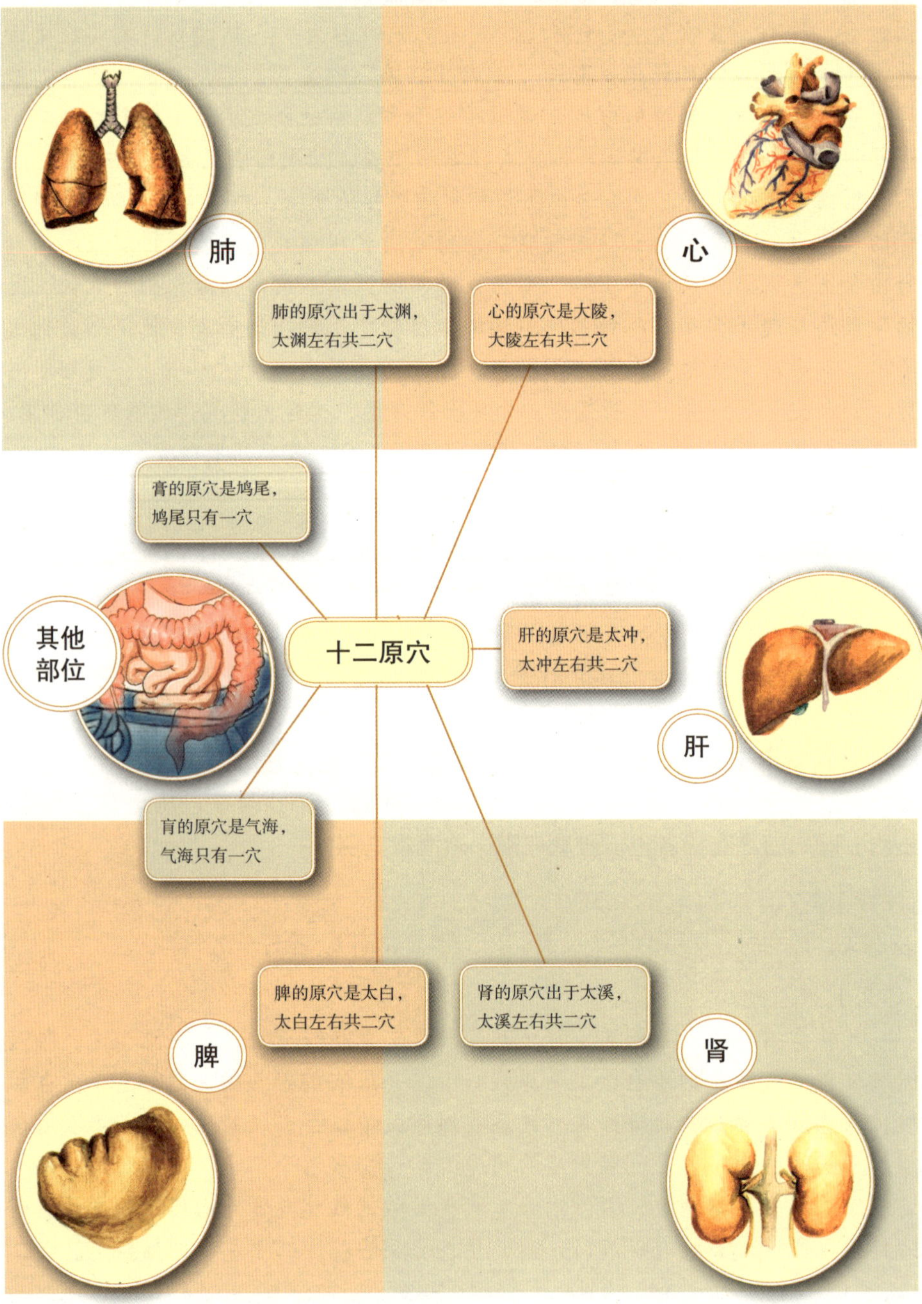

肺
心
肺的原穴出于太渊，太渊左右共二穴
心的原穴是大陵，大陵左右共二穴
膏的原穴是鸠尾，鸠尾只有一穴
其他部位
十二原穴
肝的原穴是太冲，太冲左右共二穴
肝
肓的原穴是气海，气海只有一穴
脾的原穴是太白，太白左右共二穴
肾的原穴出于太溪，太溪左右共二穴
脾
肾

个原穴各有其相应的脏腑，因此根据其各自穴位上所反映出的现象，就可以了解相应脏腑的受病情况了。

五脏中的心、肺二脏，位于胸膈以上。上为阳，其中又有阴阳的分别。阳中的少阴是肺脏，它的原穴是太渊穴，左右共有两穴；阳中的太阳是心脏，它的原穴是大陵穴，左右共有两穴。五脏中的肝、脾、肾三脏，都位于胸膈以下。下为阴，其中再分出阴阳。阴中的少阳是肝脏，它的原穴是太冲穴，左右共有两穴；阴中的至阴是脾脏，它的原穴是太白穴，左右共有两穴；阴中的太阴是肾脏，它的原穴是太溪穴，左右共有两穴。在胸腹部脏器附近，还有膏和肓的两个原穴。膏的原穴是鸠尾穴，属任脉，只有一穴；肓的原穴是气海穴，属任脉，也只有一穴。以上五脏共十穴，加上膏和肓各有一穴，合计共有十二穴。这十二个原穴，都是脏腑经络之气输注于体表的部位，医生可以用它们来主治五脏六腑的各种疾患。凡患腹胀病的，应当取用足三阳经，即取足太阳膀胱经、足阳明胃经、足少阳胆经的穴位进行治疗。凡患完谷不化的泄泻证的，应当取用足三阴经，即取足太阴脾经、足少阴肾经、足厥阴肝经的穴位进行治疗。

【原文】

今夫五脏之有疾也，譬犹刺也，犹污也，犹结也，犹闭也。刺虽久，犹可拔也；污虽久，犹可雪也；结虽久，犹可解也；闭虽久，犹可决也。或言久疾之不可取者，非其说也。夫善用针者，取其疾也，犹拔刺也，犹雪污也，犹解结也，犹决闭也。疾虽久，犹可毕也。言不可治者，未得其术也。

刺诸热者，如以手探汤①；刺寒清者，如人不欲行②。阴有阳疾者③，取之下陵三里④，正往无殆⑤，气下乃止，不下复始也。疾高而内者⑥，取之阴之陵泉；疾高而外者⑦，取之阳之陵泉也。

【注释】

①如以手探汤：形容针刺各类热病时，针法宜轻捷而浅，像用手试探热水一样，一触即起。汤，热水。张介宾："如以手探汤者，用在轻扬。热属阳，阳主于外，故治宜如此。"②如人不欲行：形容深刺留针，静待气至时，要像旅人不愿意离开家乡一样。张介宾："如人不欲行者，有留恋之意也。阴寒凝滞，得气不易，故宜留针如此。"③阴有阳疾者：阴分为阳邪侵入而有热象。④下陵三里：足三里穴。《本输》云："下陵膝下三寸。"⑤正往无殆：不要疏忽懈怠。⑥疾高而内者：指病位出现在上部，且属于在内的脏病。张介宾："疾高者，在上者也，当下取之。然高而内者属脏，故当取足太阴之阴陵泉。"⑦疾高而外者：指病位出现在上部，且属于在外的腑病。张介宾："高而外者属腑，故当取之足少阳之阳陵泉也。"

初识经络

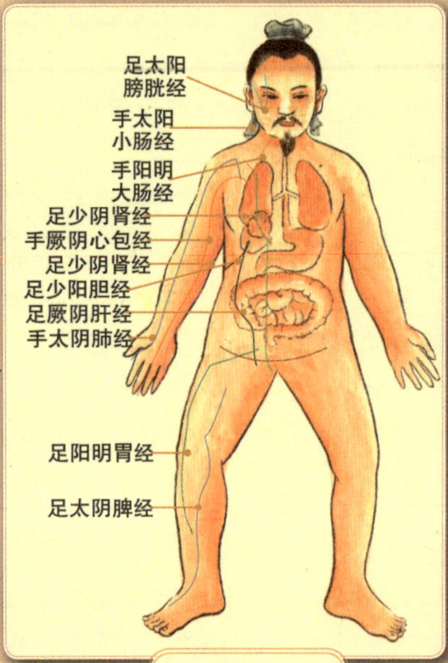

孙思邈仰人明堂图

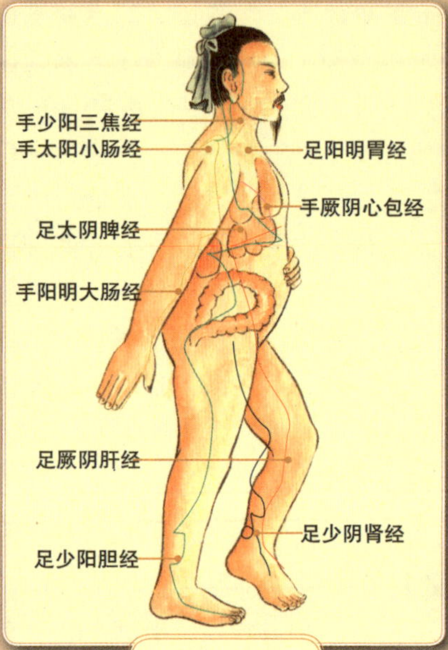

孙思邈侧人明堂图

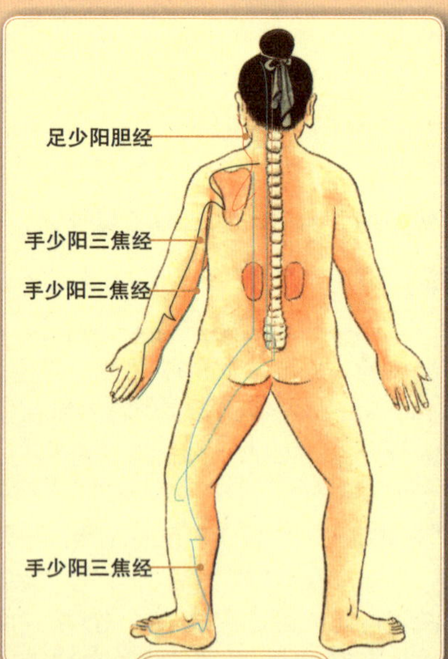

孙思邈伏人明堂图

经络学说是中医学的一个重要组成部分，也是《灵枢》卷中重要的理论之一。它贯穿于中医的生理、病理、诊断和治疗等各个方面，不仅指导着中医各科的临床实践，而且是人们养生祛病的重要依据。经络是经脉和络脉的总称，人体上有一些纵贯全身的路线，古人称之为经脉；而这些大干线有一些细小的分支，古人称之为络脉。在中医眼中，人体是一个不可分割的整体，将身体的各个部位联系在一起的网络就是经络。和现代的医学挂图一样，古人也有这样的人体结构图，明堂图就是古人描绘人体经络和脏腑的一种挂图。

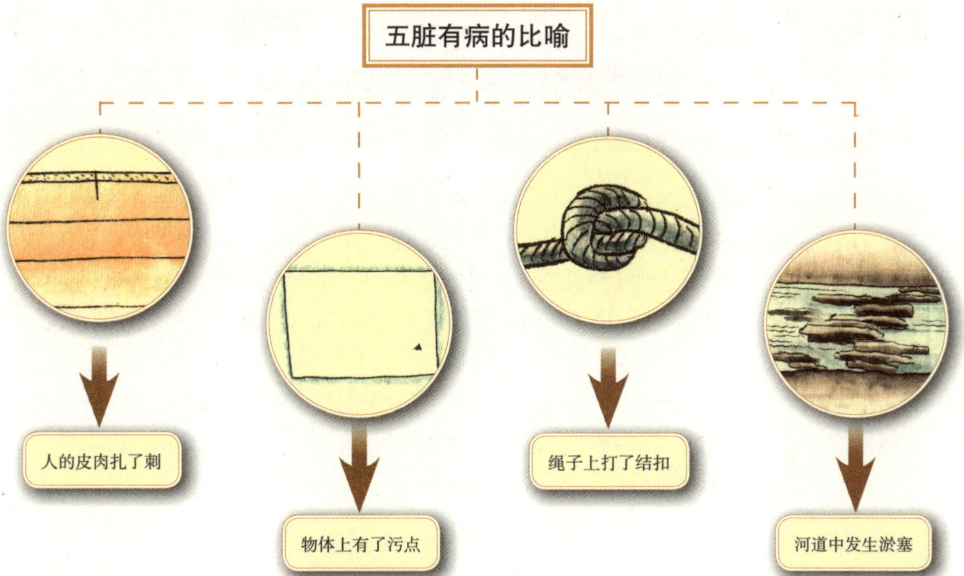

【译文】

现在来说一说五脏有病的情况。五脏有病，就好比人的皮肉扎了刺，物体上有了污点，绳子上打了结扣，河道中发生了淤塞一样。扎刺的日子虽久，但仍可以拔掉它；沾染污点的日子虽久，但仍可以洗掉它；打上结扣的日子虽久，但仍可以解开它；河道淤塞的日子虽久，但仍可以疏通它。有些人认为久病是不能治疗的，这种说法是不对的。善于用针的医生，治疗疾病就好像拔刺、洗污点、解绳结、疏通河道一样，无论病人患病的日子多么久，都可以治愈。他们之所以会说久病不能救治，是因为他没有掌握好针灸的治疗方法。

针刺治疗各种热病，适宜用浅刺法，手法轻捷、迅疾，就好像用手去试探沸腾的热水一样，一触即起；针刺治疗寒性和肢体清冷的病证，适宜用深刺留针法，静待气至，就好像旅人留恋着家乡不愿离开一样。在内的阴分为阳邪侵入而有热象的，应当取用足阳明胃经的足三里穴进行治疗。要正确地进行治疗，不要松懈疏忽，直到气至而邪气衰退之时，方可停针；如果邪气不退，则应持续治疗。如果证候出现在上部，且属于在内的脏病，应当取用足太阴脾经的合穴阴陵泉穴进行治疗；如果证候出现在上部，且属于在外的腑病，则应该取用足少阳胆经的合穴阳陵泉穴进行治疗。

◎寿夭刚柔：寿命与体质◎

【导读】

寿夭，即寿命的长短。夭，夭折、夭亡之意。刚柔，指人体不同的刚柔体质类型，包括形体的缓急、元气的盛衰、皮肤的厚薄、肌肉的坚脆、骨骼的大小、脉气的坚弱等方面。本篇主要论述了如何根据人的体质刚柔类型，判断人体的发病情况，预测人的生死寿夭，所以篇名为“寿夭刚柔”。

本篇的主要内容包括：一、论述人体不同的刚柔体质类型，以及人体内外的阴阳属性；二、说明要根据病邪性质和发病部位确定相应的治疗方法；三、提出刺法有“三变”，并详细介绍用药熨治疗寒痹的制方和功用。

【原文】

黄帝问于少师[①]曰：余闻人之生也，有刚有柔，有弱有强，有短有长，有阴有阳，愿闻其方。

少师答曰：阴中有阴，阳中有阳，审知阴阳，刺之有方，得病所始，刺之有理，谨度病端[②]，与时相应，内合于五脏六腑，外合于筋骨皮肤。是故内有阴阳，外亦有阴阳。在内者，五脏为阴，六腑为阳；在外者，筋骨为阴，皮肤为阳。故曰，病在阴之阴者[③]，刺阴之荥输；病在阳之阳者[④]，刺阳之合；病在阳之阴者[⑤]，刺阴之经；病在阴之阳者[⑥]，刺络脉。故曰，病在阳者命曰风，病在阴者命曰痹，阴阳俱病命曰风痹。病有形而不痛者，阳之类也；无形而痛者，阴之类也。无形而痛者，其阳完

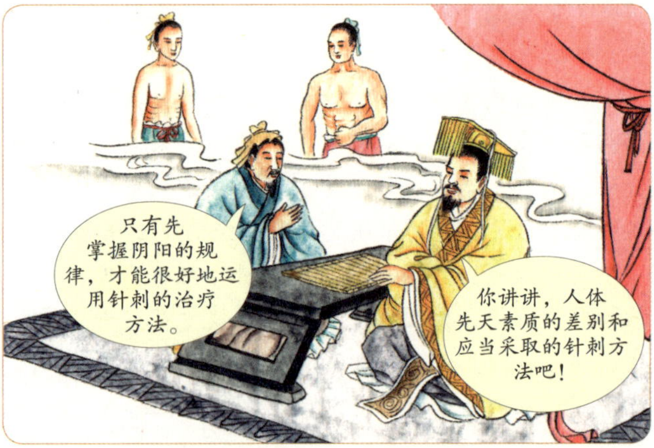
只有先掌握阴阳的规律，才能很好地运用针刺的治疗方法。
你讲讲，人体先天素质的差别和应当采取的针刺方法吧！

少师向黄帝详细讲述怎样根据人体先天素质的不同而采取不同的针刺方法。

而阴伤之也，急治其阴，无攻其阳；有形而不痛者，其阴完而阳伤之也，急治其阳，无攻其阴。阴阳俱动，乍有形，乍无形，加以烦心，命曰阴胜其阳，此谓不表不里，其形不久⑦。

【注释】

①少师：相传为黄帝的大臣。②谨度（duó）病端：意谓谨慎地推测疾病发生的原因。度，推测，衡量。端，有“本”“始”的含义。③病在阴之阴者：指病变的部位在脏。内为阴，五脏为阴中之阴。④病在阳之阳者：指病变的部位在皮肤。外为阳，皮肤为外之阳，故云“阳之阳”。⑤病在阳之阴者：指病变的部位在筋骨。外为阳，筋骨为外之阴。⑥病在阴之阳者：指病变的部位在腑。内为阴，六腑为阴中之阳。⑦其形不久：指预后不良。

【译文】

黄帝向少师问道：我听说人体的先天素质不同，有刚柔、强弱、长短、阴阳的区别，想听你谈谈其中的差别和应当采取的针刺方法。

少师回答说：人体的上下表里可以用阴阳来划分，并且阴阳之中还有阴阳，即阴中还有阴，阳中还有阳。只有先掌握阴阳的规律，才能很好地运用针刺的治疗方法。同时，还要了解发病的情况，这样才能合理用针。要细心推测导致发病的因素，以及人体与四时气候的相应关系。人体的阴阳，在内与五脏六腑相应和，在外与筋骨皮肤相应和，所以体内有阴阳，体表也有阴阳。在体内，五脏为阴，六腑为阳；在体表，筋骨为阴，皮肤为阳。因而在临证治疗时，病在阴中之阴的五脏，可刺阴经的荥穴和输穴；病在阳中之阳的皮肤，可刺阳经的合穴；病在阳中之阴的筋骨，可刺阴经的经穴；病在阴中之阳的六腑，可刺阳经的络穴。这是根据阴阳内外与疾病的关系选取针刺穴位的基本法则。因此，疾病的性质因发病部位不同而不同。病在体表，由于外感邪气引起的属阳，称为“风”；病在体内，因病邪在内，使气血阻滞不畅的属阴，称为“痹”；如果表里阴阳俱病，则称为“风痹”。再从疾病的症状上来分析，如果外在形体有症状而内脏没有疼痛的，多属于阳病；外在形体没有症状而内脏有疼痛的，多属于阴病。如果体表没有形态变化而内脏疼痛，应该迅速对属阴的五脏六腑进行治疗，不要治疗属阳的皮肉筋骨；如果内脏没有症状而体表受伤，应当迅速对属阳的皮肉筋骨进行治疗，不要治疗属阴的五脏六腑。如果表里同时发病，症状一会儿出现于体表，一会儿出现在内脏，病人还会有心情烦躁不安的情况，就说明阴阳俱伤，内脏病甚于体表病。这就说明病邪不单纯在表，也不单纯在里，这属于表里同病，病人很容易死亡。

【原文】

黄帝问于伯高[①]曰：余闻形气病之先后，外内之应奈何？

伯高答曰：风寒伤形，忧恐忿怒伤气。气伤脏，乃病脏；寒伤形，乃应形；风伤筋脉，筋脉乃应。此形气外内之相应也。

黄帝曰：刺之奈何？

伯高答曰：病九日者，三刺而已。病一月者，十刺而已。多少远近，以此衰之[②]。久痹不去身[③]者，视其血络，尽出其血。

黄帝曰：外内之病，难易之治奈何？

伯高答曰：形先病而未入脏者，刺之半其日；脏先病而形乃应者，刺之倍其日。此月内难易之应也。

【注释】

①伯高：相传为黄帝的大臣。②以此衰之：按比数递减。衰之，在此有"减少"的含义。马元台："人之感病不同，日数各有多少远近，以此大略，病三日而刺一次者之法，等而杀之。"③久痹不去身：病邪内侵，经久不愈。

【译文】

黄帝向伯高问道：我听说人体的形气与发病有先后内外的相应关系，这是怎么一回事呢？

伯高回答说：风寒的邪气，一般都先伤害人的外在形体；忧伤、恐惧、愤

形体和脏气发病的原因

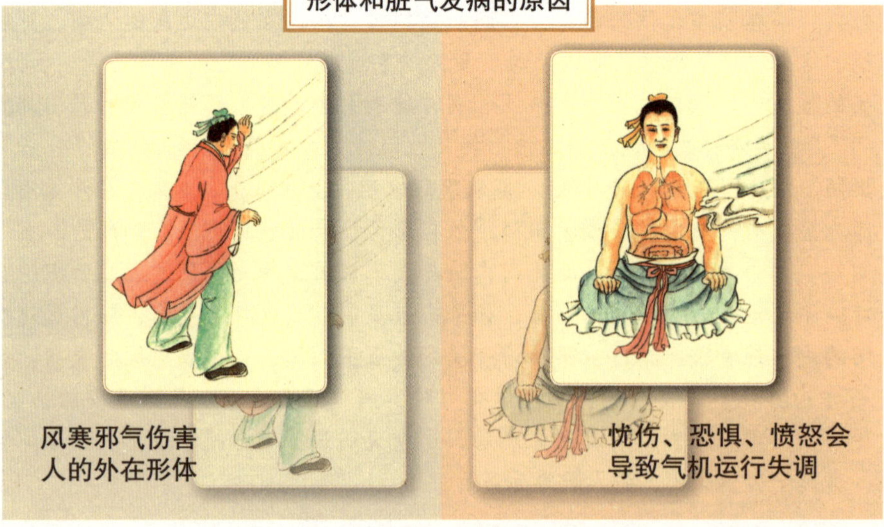

风寒邪气伤害人的外在形体

忧伤、恐惧、愤怒会导致气机运行失调

怒等情绪的激烈刺激，则会导致人的气机运行失调。气机运行失调伤及内脏，病变部位就会出现在内脏。外感寒邪伤害形体，疾病就会发生在形体之上。外感风邪直接伤及筋脉，则筋脉也就相应地发生病变。这就是人体的形气与外在邪气内外相应的发病规律。

黄帝问：如何恰当地进行针刺治疗呢？

伯高回答说：患病九天的，针刺三次就会痊愈；患病一个月的，针刺十次就可以痊愈。针刺次数的多少，可以根据“患病三天针刺一次”的方法来计算。如果病人患痹病时间已经很久，且依然没有康复，那么就要仔细观察病人的血络，针刺血络把里面的恶血放尽。

黄帝问：人体体表与内脏的病变，在治疗上的难易情况是怎样的？

伯高回答说：外形先发病而尚未伤及内脏的，针刺的次数可以依照患病的天数减半计算。如果内脏先发病而后症状又出现在外部形体上，针刺次数则应当加倍计算。这就是说，疾病部位有内外先后的不同，而且治疗上也有难易的区别。

【原文】

黄帝问于伯高曰：余闻形有缓急，气有盛衰，骨有大小，肉有坚脆，皮有厚薄，其以立寿夭奈何？

伯高答曰：形与气相任[①]则寿，不相任则夭。皮与肉相果则寿，不相果则夭；血气经络胜形[②]则寿，不胜形则夭。

黄帝曰：何谓形之缓急？

伯高答曰：形充而皮肤缓者则寿，形充而皮肤急者则夭。形充而脉坚大者顺也，形充而脉小以弱者气衰，衰则危矣。若形充而颧不起者骨小，骨小则夭矣。形充而大肉，䐃[③]坚而有分者肉坚，肉坚则寿矣；形充而大肉无分理不坚者肉脆，肉脆则夭矣。此天之生命，所以立形定气而视寿夭者。必明乎此

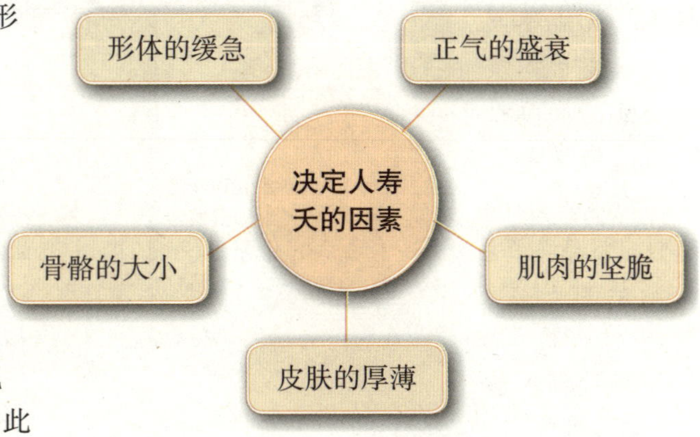

立形定气，而后以临病人，决死生。

【注释】

①相任：相当，相应，彼此相协调。②胜形：血气经络不但要与外形相称，而且要更为强盛才能使人长寿。③䐃（jùn）：肌肉突起处。

【译文】

黄帝向伯高问道：我听说人的形体有缓急之别，元气有盛衰之别，骨骼有大小之别，肌肉有坚脆之别，皮肤有厚薄之别，如何从这些方面来判断人的寿命长短呢？

伯高回答说：外形与元气相称的人多长寿，不相称的就容易夭亡；皮肤与肌肉结合紧密的人多长寿，结合不紧密的就容易夭亡；内在血气经络强盛胜过外形的多长寿，血气经络衰弱而不能胜过外形的就容易夭亡。

黄帝问：什么叫作形体的缓急？

伯高回答说：外形充实而皮肤舒缓的人多长寿，外形充盛而皮肤紧缩的人多夭折。外形壮实而且脉象坚大有力为正常，外形虽充实而脉象弱小无力为气衰，气衰就非常危险了。如果外形充盛但颧骨低下，说明全身的骨骼小，骨骼小的多夭亡。如果外形壮实而且臀部的肌肉丰腴，全身大的肌肉块整齐明显，就称为肌肉坚实，肌肉坚实的人多长寿；外形充实但肌肉不整齐坚实，就称为肌肉松脆，肌肉松脆的人多夭亡。以上所说，是自然界赋予人的先天禀赋。可以根据形、气的不同情况来衡量体质的强弱，从而推断出人的寿命长短。作为医生必须明白这些道理，在临证时将形、气的不同情况，作为判断病人预后吉凶的根据。

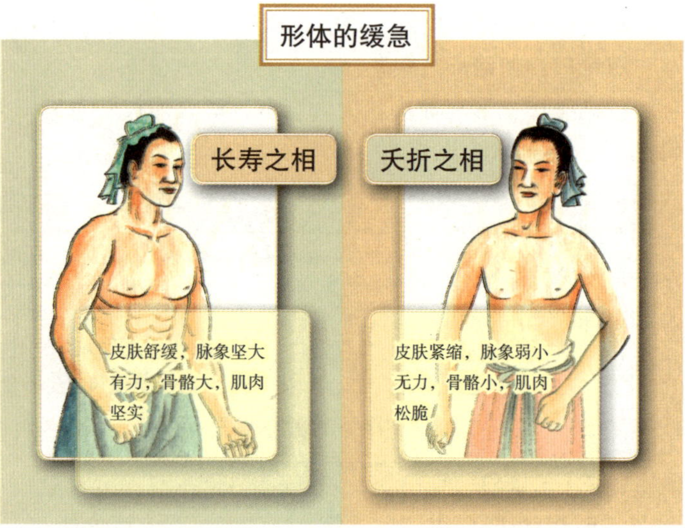

【原文】

黄帝曰：余闻寿夭，无以度之。

伯高答曰：墙基卑，高不及其地者①，不满三十而死；其有因加疾者，不及二十而死也。

黄帝曰：形气之相胜，以立寿夭奈何？

伯高答曰：平人而气胜形者寿；病而形肉脱，气胜形者死，形胜气者危矣。

【注释】

①“墙基卑”两句：这是以比喻的方法来说明面部形态。墙基，在此指耳边下部。地，指耳前肌肉。大意是说面部肌肉陷下，四周骨骼显露。

【译文】

黄帝问：我听了关于寿夭的道理，可还是不知道应该怎样推测。

伯高回答说：凡是面部的肌肉低陷，而四周骨骼显露的，不满三十岁就会死亡。如果有疾病的影响，不到二十岁就会死亡。

黄帝问：根据形体与元气相互胜出的情况，如何来确定人的寿夭呢？

伯高回答说：健康无病的人，元气胜过外形就能够长寿；病人的形体肌肉已经极度消瘦，即使元气胜过外形，他也终将死亡；病人虽然形体尚可，但如果外形胜过元气，也是很危险的。

【原文】

黄帝曰：余闻刺有三变，何谓三变？

伯高答曰：有刺营者，有刺卫者，有刺寒痹之留经者。

黄帝曰：刺三变者奈何？

伯高答曰：刺营者出血；刺卫者出气；刺寒痹者内热①。

黄帝曰：营卫寒痹之为病奈何？

伯高答曰：营之生病也，寒热少气，血上下行。卫之生病也，气痛时来时去，怫忾贲响②，风寒客于肠胃之中。寒痹之为病也，留而不去，时痛而皮不仁。

黄帝曰：刺寒痹内热奈何？

伯高答曰：刺布衣者，以火焠③之。刺大人者，以药熨④之。

【注释】

①内热：指温其经脉，使热气入于内，血脉流通。内，同“纳”。②怫（fú）忾贲

响：气郁满闷，窜动作响。怫，郁闷不舒。忾，气满。贲，通“奔”。③焠（cuì）：烧，即烧针法。④药熨（wèi）：把药物烘热敷患处。

【译文】

黄帝问：我听说刺法有“三变”之说，什么叫“三变”呢？

伯高回答说：即刺营分、刺卫分、刺寒痹留于经络三种针刺方法。

黄帝问：这三种刺法是怎样的呢？

伯高回答说：刺营分时，要刺出恶血；刺卫分时，要祛除邪气；刺寒痹时，要采用针后药熨的方法，使热气进入内里。

黄帝问：营分、卫分、寒痹的病状是什么样的？

伯高回答说：营分有病，多出现寒热交替、气短不畅、血上下妄行的症状。卫分有病，其症状为疼痛没有固定之处，也不定时，胸腹会感到满闷或者鸣动作响，这是风寒侵袭进入肠胃所致。寒痹的产生，多是由病邪久留而不去导致的，因此病人时常感到筋骨关节作痛，同时伴有皮肤麻木不仁的感觉。

黄帝问：刺寒痹怎样才能使躯体内部产生热感？

伯高回答说：对体质比较好的普通百姓，可用烧红的火针刺治。对养尊处优而体质较差的王公显贵，则多用药熨的方法。

【原文】

黄帝曰：药熨奈何？

伯高答曰：用淳酒①二十升，蜀椒一升，干姜一斤，桂心一斤，凡四种，皆㕮咀②，渍③酒中。用绵絮一斤，细白布四丈，并内酒中。置酒马矢煴④中，盖封涂，勿使泄。五日五夜，出布绵絮，曝干之，干复渍，以尽其汁。每渍必晬其日⑤，乃出干。干，并用滓与绵絮，复布为复巾⑥，长六七尺，为六七巾。则用之生桑炭⑦炙巾，以熨寒痹所刺之处，令热入至于病所，寒复炙巾以熨之，三十遍而止。汗出以巾拭身，亦三十遍而止。起步内中⑧，无见风。每刺必熨，如此病已矣。此所谓内热也。

【注释】

①淳酒：气味浓厚纯正的烈酒。②㕮（fǔ）咀（jǔ）：古人加工药物有用牙齿嚼碎的方法，后世改用刀剑，仍通称“㕮咀”。③渍（zì）：沤，浸泡的意思。④马矢煴（yūn）：用干马粪点燃郁烟。煴，没有火苗的火堆。⑤晬（zuì）其日：一整天。晬，婴儿满百日或满周岁。⑥复布为复巾：用双层布做成的夹袋，能放入药滓与棉絮。复，重叠。复巾，双层布。⑦生桑炭：新鲜的桑木烧成的木炭。⑧起步内中：起身在房间内行走。

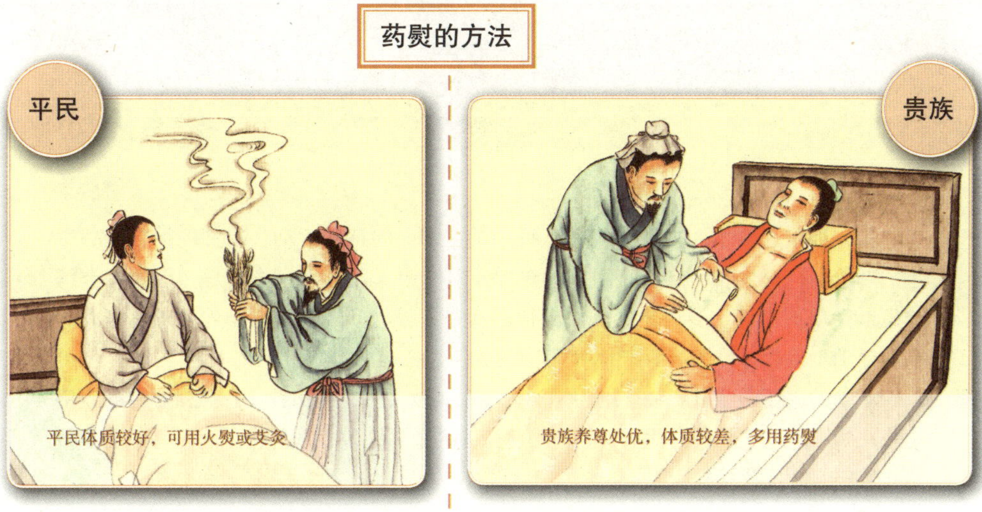
药熨的方法
平民
平民体质较好，可用火熨或艾灸
贵族
贵族养尊处优，体质较差，多用药熨

【译文】

黄帝问：药熨的方法是怎样的？

伯高回答说：用醇酒二十升，蜀椒一升，干姜、桂心各一斤，共四种药材。将后三种药材㕮碎，浸泡在酒中。再用丝绵一斤，细白布四丈，一起放到酒中。把酒器加上盖，并用泥封牢固，不使其泄气，之后放在燃着的干马粪内煨烘。五天五夜之后，将细布与丝绵取出晒干，干后再浸入酒内，如此反复地将药酒浸干为度。每次浸泡细布与丝棉的时间要达到一整天，然后拿出来再晒干。等酒浸干后，将布做成夹袋，每个长六到七尺，一共做六七个，将药渣与丝绵装入袋内。用时取生桑炭火，将夹袋放在上面烘热，后熨敷于寒痹所刺的地方，使得热气能深透于病处，夹袋凉了再将其烘热，如此熨敷三十次，每次都使患者出汗。出汗后用手巾揩身，一共要擦三十遍。然后让患者在室内行走，但不能见风。每次针治时，都以这样的方法加用熨法，病就会好了。这就是“内热”的方法。

◎本神："神"是人体的根本◎

【导读】

本，即以之为本，探究本源的意思。神，即人的精神活动。狭义的神专指心所主的功能，广义的神则包括五脏所主的精、神、魂、魄、意、志、思、虑等各类精神思维活动。本篇主要讨论了人的精神活动对五脏的影响，指出必须先了解病人的精神活动，然后才能进行针刺治疗，所以篇名为"本神"。

本篇的主要内容有：一、阐述神的含义及其重要性，提出要注意调摄心神的养生主张；二、讲述五脏各自所藏的各种精神情志，及其引发疾病的情况；三、叙述各类情志疾病的症状及其调治原则。

【原文】

黄帝问于岐伯曰：凡刺之法，先必本于神[①]。血、脉、营、气、精神，此五脏之所藏也。至其淫泆离脏[②]则精失、魂魄飞扬[③]、志意恍乱[④]、智虑去身者，何因而然乎？天之罪与？人之过乎？何谓德气[⑤]生精、神、魂、魄、心、意、志、思、智、虑？请问其故。

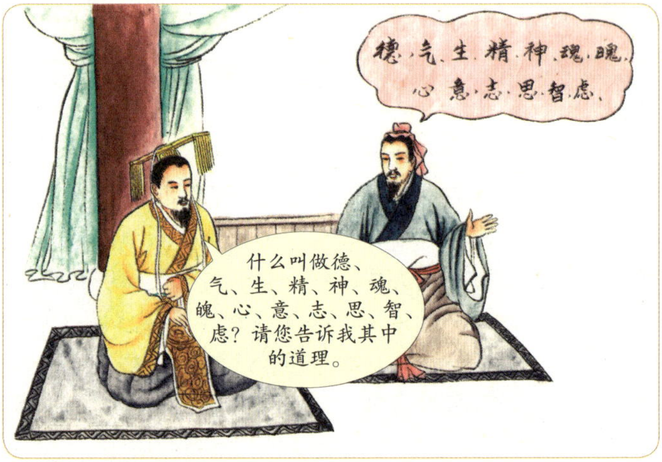

黄帝向岐伯请教德、气、生、精、神、魂、魄、心、意、志、思、智、虑的相关知识。

岐伯答曰：天之在我者德也，地之在我者气也，德流气薄[⑥]而生者也。故生之来谓之精，两精相搏[⑦]谓之神，随神往来者谓之魂，并精而出入者谓之魄，所以任[⑧]物者谓之心，心之所忆谓之意，意之所存谓之志，因志而存变谓之思，因思而远慕谓之虑，因虑而处物谓之智。

故智者之养生也，必顺四时而适寒暑，和喜怒而安居处，节阴阳而调刚柔，如是则僻邪不至，长生久视[⑨]。

【注释】

①神：这是广义的神，概括了整个的人体生命活动现象，是各种精神意志活动的总称，包括下文所讲“血、脉、营、气、精、神”等生理活动的内容。神是内里脏腑功能活动的外在表现，神气的有无，代表着内里脏腑功能的正常与否，影响着治疗效果的好坏。②淫泆（yì）离脏：指七情过度，任性恣纵，可使五脏的精气散失。泆，恣纵。③魂魄飞扬：神魂飘荡不安。魂，是精神活动之一，属广义的神的范围，属阳，藏于血中，与肝关系密切，在神的支配下主精神意识活动。魄，是先

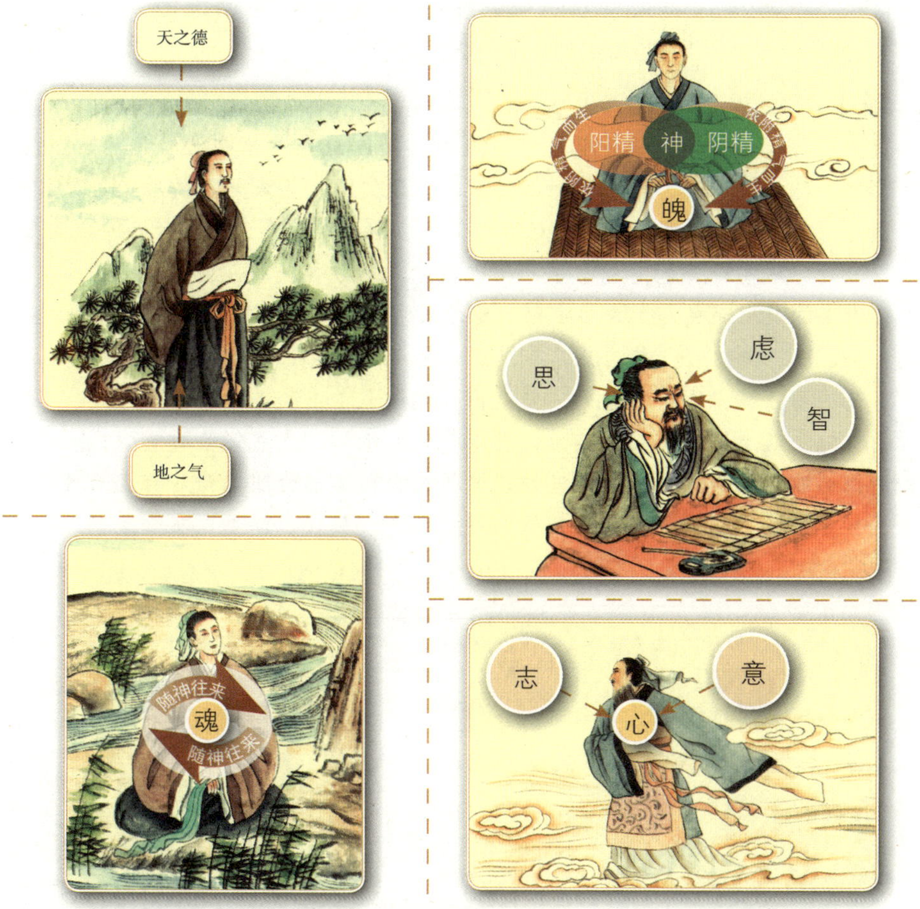

天的本能，主本能的感觉、运动，如眨眼反射、婴儿吮乳等，属阴，与肺关系密切。飞扬，飘荡不安。《左传·昭公七年》孔颖达疏："形气既殊，魂魄各异，附形之灵为魄，附气之神为魂也。附形之灵者，谓初生之时，耳目心识，手足运动，啼呼为声，此则魄之灵也；附气之神者，谓精神性识，渐有所知，此则附气之神也。"④志意怳乱：精神混乱，茫然无主。⑤德、气：古代哲人认为万物由天之气、地之形和合化生。有时天气也称为"天德"，包括上文所提到的精、神、魂、魄等。人死后，精神魂魄又回到了天上，所以古人祭祀祖先，是相信祖先的灵魂在天上存在。现在的很多诸家把德理解为四时气候以及日光、雨露等自然界的正常变化。这样理解虽然有其合理性，但与古人的原意并不符合。《管子·内业》："凡人之生也，天出其精，地出其形，合此以为人。"⑥德流气薄：在天之德下流，在地之气上交。薄，迫近，附着。⑦两精相搏：男女交媾，两精结合。精，此处指男女两性生殖之精。张介宾："两精者，阴阳之精也。搏，交结也。"⑧任：担任，主管。⑨长生久视：寿命延长，不易衰老之意。《吕氏春秋》有"莫不欲长生久视"，注云："视，活也。"《老子·五十九章》有"是谓深根固柢，长生久视之道"。

【译文】

黄帝向岐伯问道：运用针刺的法则时，必须以人的精神活动为诊断根据。因为血、脉、营、气、精、神，都属五脏所藏的维持生命活动的物质本原和精神动力。如果七情过度，任情放恣，它们就会与内脏分离，精气就会随之散失，魂魄飞扬，飘荡不安，志意无主，精神混乱，思考和决断能力丧失，这是什么原因造成的呢？究竟是上天的责罚，还是人为的过失呢？什么叫作德、气、生、精、神、魂、魄、心、意、志、思、智、虑？请您告诉我其中的道理。

岐伯回答说：天所赋予人类的是德，地所赋予人类的是气。因此，天之德下行，地之气上交，阴阳相结合，使万物化生成形，人才能生存。组成人体生命的原始物质，叫作精；阴阳交媾，两精结合而成的生机，叫作神；随神气往来的知觉机能，叫作魂；依附精气的运动机能，叫作魄；可以主宰支配外在事

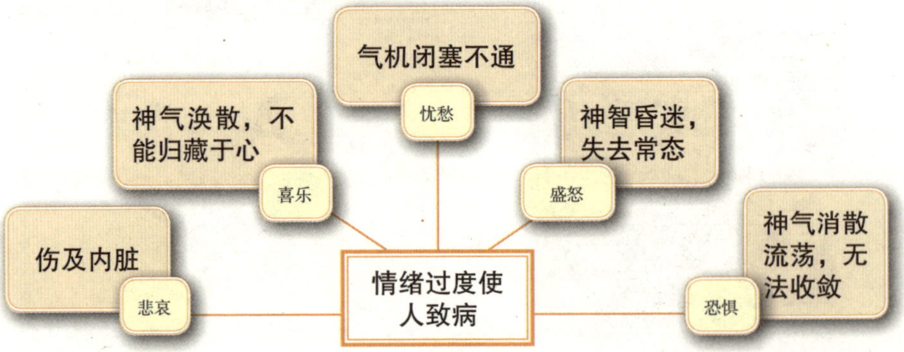

物的，叫作心；心里有所思忆而留下的印象，叫作意；意念所在，形成了认识，叫作志；根据认识反复研究事物的变化，叫作思；思考范围由近及远的推想，叫作虑；通过考虑来确定处理事物的方法，叫作智。

因此，智慧的人保养身体，必定顺从四时节令变化以适应寒暑的气候，调和喜怒而不使其过度，注意正常的饮食起居，节制房事，调剂阴阳刚柔的活动。这样，病邪就不能侵袭人体，人就能够延长寿命，不易衰老。

【原文】

是故怵惕①思虑者则伤神，神伤则恐惧，流淫而不止②。因悲哀动中者，竭绝而失生③。喜乐者，神惮散而不藏④。愁忧者，气闭塞而不行。盛怒者，迷惑而不治⑤。恐惧者，神荡惮而不收⑥。

心怵惕思虑则伤神，神伤则恐惧自失，破䐃脱肉，毛悴色夭，死于冬。

脾愁忧而不解则伤意，意伤则悗乱⑦，四肢不举，毛悴色夭，死于春。

肝悲哀动中则伤魂，魂伤则狂忘不精，不精则不正当人，阴缩而挛筋，两胁骨不举，毛悴色夭，死于秋。

肺喜乐无极则伤魄，魄伤则狂，狂者意不存人，皮革焦，毛悴色夭，死于夏。

肾盛怒而不止则伤志，志伤则喜忘其前言，腰脊不可以俯仰屈伸，毛悴色夭，死于季夏。

恐惧而不解则伤精，精伤则骨酸痿厥，精时自下。是故五脏，主藏精者也，不可伤，伤则失守而阴虚，阴虚则无气，无气则死矣。是故用针者，察观病人之态，以知精神魂魄之存亡得失之意，五者以伤，针不可以治之也。

【注释】

①怵（chù）惕：恐惧不安的样子。怵，恐惧。惕，惊恐不安。②流淫而不止：此处指滑精带下。张介宾："流淫谓流泄淫溢。如下文所云恐惧而不解则伤精，精时自下者是也。"③竭绝而失生：包络逐渐断绝导致生命消亡。张介宾："悲则气消，悲哀太甚则包络绝，故至失生。竭者绝之渐，绝则尽绝无余矣。"④神惮（dàn）散而不藏：神气耗散而不能归藏于心。张介宾："喜发于心，乐散在外，暴喜伤阳，故神气惮散而不藏。惮，惊惕也。"⑤迷惑而不治：张介宾："怒则气逆，甚者心乱，故至昏迷惶惑而不治。不治，乱也。"⑥荡惮而不收：张介宾："恐惧则神志惊散，故荡惮而不收。上文言喜乐者，神惮散而不藏，与此稍同。但彼云不藏者，神不能持而流荡也；此云不收者，神为恐惧而散失也。所当详辨。"⑦悗（mán）：闷，胸膈苦闷。乱：烦乱。

【译文】

因此，过度地恐惧、惊骇、忧愁、思虑，就会损伤心神，损伤心神就会恐惧，使阴精流失不止。如果悲哀过度，就会伤及内脏，导致元气耗竭，生命消亡。喜乐如果过度，就会使神气涣散而不能归藏于心。忧愁如果过度，就会使气机闭塞不通。盛怒的人，会神智昏迷而失去常态。恐惧的人，会使神气消散流荡而无法收敛。

心过度恐惧和思虑，就会伤及神，神伤便会使人时时恐惧，不能自主，久而久之就会使人肌肉瘦削，毛发干枯，面色黯淡，死于冬季。

脾过度忧愁而不能解除，就会伤及意，意伤便会使人烦乱苦闷，手足无力而不能抬起，毛发干枯，肤色黯然，死于春季。

肝过度悲哀影响内脏，就会伤及魂，魂伤便会使人神情狂乱，举动失常，前阴萎缩，筋脉拘挛，两胁不能舒张，毛发干枯，面色黯淡，死于秋季。

肺过度喜乐，就会伤及魄，魄伤便会使人行为癫狂，思维混乱，语无伦次，毛发干枯，面色黯淡，死于夏季。

五脏的症状

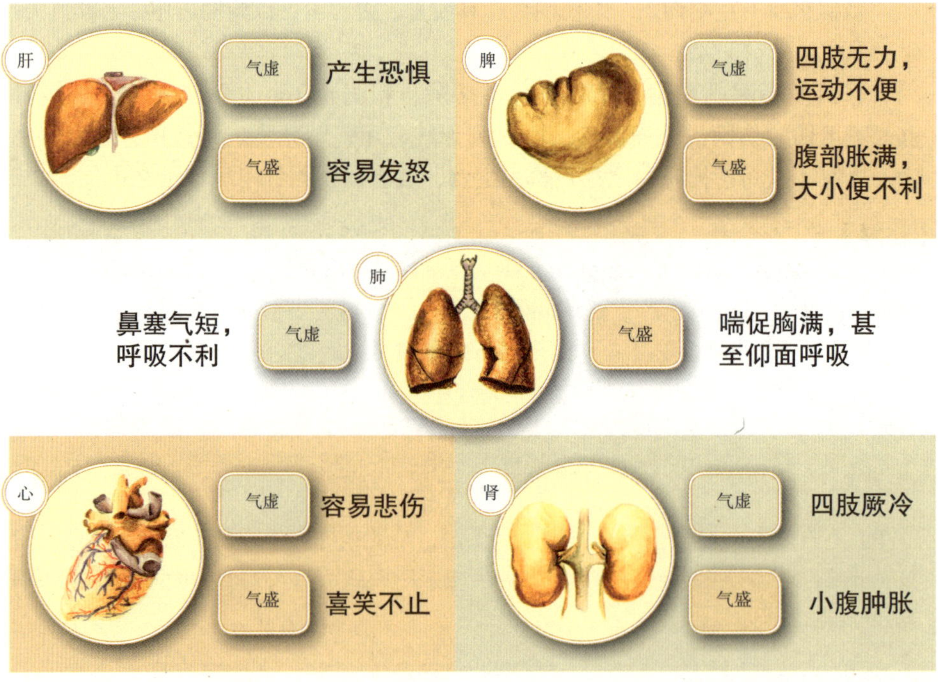

肾大怒不止，就会伤及志，志伤便会使人记忆力衰退，腰脊不能俯仰转动，毛发干枯，面色黯淡，死于夏季。

过度恐惧而不能解除就会伤精，精伤就会使人骨节酸软萎弱，四肢发冷，经常遗精。所以说，五脏是主藏精气的，不能被损伤，如果五脏受损，就会导致精气不藏而形成阴虚，阴虚则阳气耗散，气耗人就会死亡。因此，运用针刺治病时，应当仔细察看病人的神情与形态，从而了解其精、神、魂、魄、意、志各方面的旺盛或衰亡状况，如果五脏所藏的精气已经受损，就不能再用针刺治疗了。

【原文】

肝藏血，血舍魂①，肝气虚则恐，实则怒。脾藏营，营舍意，脾气虚则四肢不用，五脏不安，实则腹胀经溲不利②。心藏脉，脉舍神，心气虚则悲，实则笑不休。肺藏气，气舍魄，肺气虚则鼻塞不利少气，实则喘喝胸盈仰息。肾藏精，精舍志，肾气虚则厥，实则胀，五脏不安。必审五脏之病形，以知其气之虚实，谨而调之也。

【注释】

① 血舍魂：倒装句，意即魂的功能凭依于肝所藏的血。舍，有住宿、寄居的含义。
② 经溲不利：大小便不利。经，《甲乙经》作“泾”（jīng）。《素问 · 调经论》王冰注：“经，大便；溲，小便也。”

【译文】

血气藏于肝脏，魂依附于血液。肝气虚则容易使人产生恐惧，肝气盛则容易使人发怒。营气藏于脾脏，意依附于营气。脾气虚则使人四肢无力，运动不便，五脏缺乏营气而不能发挥正常的功能，脾气壅塞导致腹部胀满、大小便不利。血液的运行受心脏支配，神依附于血液。心气虚就容易使人感到悲伤，心气盛就会使人喜笑不止。真气藏于肺脏，魄依附于真气。肺气虚就会使人鼻塞气短，呼吸不利，肺气壅塞进而喘促胸满，甚至仰面呼吸。阴精藏于肾脏，志依附于阴精。肾气虚就会使人四肢厥冷，肾气实则会使人小腹肿胀，五脏功能不能安和。因此，在诊治时，必须仔细审察五脏之疾的症状，了解人体元气的盛衰，并谨慎地进行调治。

◎终始：两处脉象的诊察◎

【导读】

本篇所谓“终始”，既指人体经脉之气的循环不息、终而复始，又指本篇所论内容以“终始”开篇，又以“六经终绝”的症状结尾，首尾呼应，有始有终。故篇名为“终始”。

本篇的主要内容包括：一、讨论通过对比脉口和人迎的脉象，诊断疾病并确定针刺补泻的治疗方法；二、指出要根据病人体质、气候寒温和发病部位等决定针刺的深浅先后；三、说明针刺的十二种禁忌；四、详述六经气血终绝时的症状。

【原文】

凡刺之道，毕于终始，明知终始，五脏为纪①，阴阳定矣。阴者主脏，阳者主腑，阳受气于四末，阴受气于五脏②。故泻者迎之，补者随之，知迎知随，气可令和。和气之方，必通阴阳，五脏为阴，六腑为阳，传之后世，以血为盟③，敬之者昌，慢之者亡。无道行私，必得夭殃④。

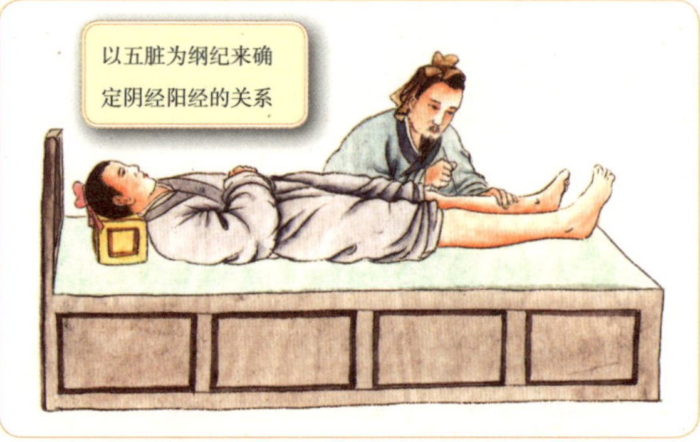

医生在给病人治疗疾病时，切不可胡乱针刺，否则会造成严重后果，严重的会导致病人死亡。

【注释】

① 五脏为纪：意谓“终始”的内容，以五脏为纲领。纪，总要。②“阳受气”两句：意为手足三阳经脉，在四肢末端接受脉气。阳，指手足三阳经脉。四末，即四肢指（趾）端。马元台：“阳在外，受气于四肢；阴在内，受气于五脏。”③ 以血为盟：是古人盟誓时一种极其庄重的仪式，即宰杀牲畜取血，由参加盟誓的人共同吸饮或涂于口旁，以此表示决不背信弃约。④ 无道行私，必得夭殃：不懂得医学至道，自以为是，妄加诊治，就会招致使病人夭折死亡的祸殃。夭殃，夭折死亡的祸害。张介宾：“不明至道，而强不知以为知，即无道行私也。”

【译文】

针刺的所有原理和方法，在《终始》篇中有详尽的阐释。如果要准确地了解人体阴阳经脉气血运行的终始，就必须以五脏为纲纪，确定阴经阳经的关系。五脏与人的阴经相通，六腑与人的阳经相通。阳经承接四肢中运行的脉气，阴经承接五脏中运行的脉气。所以，在采用泻法刺治时，要迎着经脉之气进针；采用补法刺治时，要顺着经脉之气进针。掌握了迎随补泻的要领，就可以使阴阳之气调和。而调和阴阳之气的要点，在于了解阴阳规律。五脏在内为阴，六腑在外为阳。如果想要将这些理论传授给后世，那么在传授时应歃血盟誓，严肃恭敬地对待这件事。如果能够重视并恭敬地对待这些原理，就能将其发扬光大，救治百姓；如果不重视并轻慢地对待这些原理，就会导致其散失消亡。如果不懂装懂，一意孤行地胡乱针刺，必定会让病人的生命受到危害，造成严重的后果。

【原文】

谨奉天道，请言终始，终始者，经脉为纪。持其脉口人迎，以知阴阳有余不足，平与不平，天道毕矣。所谓平人者不病。不病者，脉口人迎应四时也，上下相应而俱往来也，六经之脉不结动也，本末之寒温之相守司也。形肉血气必相称也，是谓平人。少气者，脉口人迎俱少而不称尺寸也。如是者，则阴阳俱不足。补阳则阴竭，泻阴则阳脱。如是者，可将以甘药，不可饮以至剂。如此者弗灸。不已者因而泻之，则五脏气坏矣。

【译文】

恭谨地顺应天地间阴阳盛衰的变化规律，让我根据这些规律，来谈谈针刺的终始意义。所谓终始，就是以十二经脉为纲纪，诊察寸口脉和人迎脉两处的脉象，以了解人体阴阳的虚实盛衰，以及上下之脉相应的平衡情况。这样，天道阴阳的变化规律也就能大致掌握了。所谓平人，就是健康无

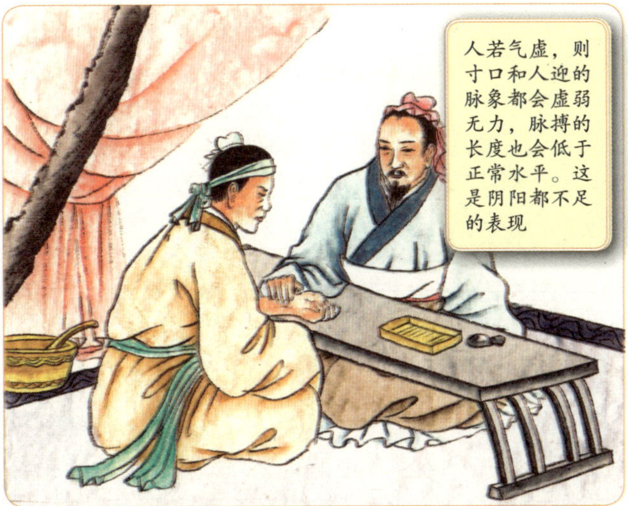
人若气虚，则寸口和人迎的脉象都会虚弱无力，脉搏的长度也会低于正常水平。这是阴阳都不足的表现

医生应懂得根据终始之义和平人的脉象来判断人是否健康。

病的人。健康无病之人的寸口和人迎两处的脉象是和四时的阴阳变化相符合的，脉气也上下相应，往来不息；六经的脉搏既无结涩和不足的现象，也没有疾动和有余的现象；人体的内脏之本和肢体之末，在四时寒温变化时都能够保持协调平衡；形体、肌肉和血气也能保持协调一致。这就是健康无病的人。气虚的人，寸口和人迎都会表现出虚弱无力的脉象，并且脉搏的长度低于正常水平。这就属于阴阳都不足的病证。治疗时，如果补阳，就会导致阴气衰竭，泄阴又会导致阳气脱泄。因此，这样的病人，只能用甘缓的药剂加以调补，不能服用峻猛的药物来攻泻。这样的病也不能用针灸治疗。如果对久病不愈的病人采用泻法治疗，病人五脏的真气就会受到损害而败坏。

【原文】

人迎一盛①，病在足少阳，一盛而躁，病在手少阳。人迎二盛，病在足太阳，二盛而躁，病在手太阳。人迎三盛，病在足阳明，三盛而躁，病在手阳明。人迎四盛，且大且数，名曰溢阳②，溢阳为外格③。脉口一盛，病在足厥阴，厥阴一盛而躁，在手心主。脉口二盛，病在足少阴；二盛而躁，在手少阴。脉口三盛，病在足太阴，三盛而躁，在手太阴。脉口四盛，且大且数者，名曰溢阴④，溢阴为内关，内关不通死不治。人迎与太阴脉口俱盛四倍以上，命曰关格⑤。关格者，与之短期。

【注释】

① 人迎一盛：人迎之脉大于寸口之脉一倍。下文二盛、三盛、四盛，就是大二倍、三倍、四倍。“脉口一盛、二盛、三盛、四盛”，与上同义。② 溢阳：因六阳之气偏盛而盈溢于外，人迎脉显著大于寸口脉的阳盛之脉。溢，盈满。③ 外格：六阳之气盛实，格拒于外，不能与阴气相交，阴阳表里相离决。格，格拒。张介宾：“人迎盛至四倍，且大且数者，乃六阳偏盛之极，盈溢于府，格拒六阴，是为外格。”④ 溢阴：因六阴之气偏盛而盈溢，寸口脉显著大于人迎脉的阴盛之脉。张介宾：“脉口四盛，且大且数者，乃六阴偏盛，盈溢于脏，表里隔绝，是为内关，主死不治。”⑤ 关格：阴盛极为关，即关闭阴于内；阳盛极为格，即阳气格拒于外。阴阳俱盛不协调，内外阴阳相互格拒而脱节，为关格。张介宾：“人迎主阳，脉口主阴，若俱盛至四倍以上，则各盛其盛，阴阳不交，故曰关格，可与言死期也。”

【译文】

人迎脉比寸口脉大一倍的，病在足少阳胆经；大一倍而又有躁动症状的，病在手少阳三焦经。人迎脉比寸口脉大两倍的，病在足太阳膀胱经；大两倍而又有躁动症状的，病在手太阳小肠经。人迎脉比寸口脉大三倍的，病在足阳明

脉象病情表

脉　象	发病部位
人迎脉比寸口脉大一倍	病在足少阳胆经，若兼有躁动症状，则病在手少阳三焦经
人迎脉比寸口脉大两倍	病在足太阳膀胱经，若兼有躁动症状，则病在手太阳小肠经
人迎脉比寸口脉大三倍	病在足阳明胃经，若兼有躁动症状，则病在手阳明大肠经
人迎脉比寸口脉大四倍，并且脉象又大又快	名叫“溢阳”，阳气偏盛，格拒六阴在外，而不能与阴气相交，所以称为“外格”
寸口脉比人迎脉大一倍	病在足厥阴肝经，若兼有躁动症状，则病在手厥阴心包络经
寸口脉比人迎脉大两倍	病在足少阴肾经，若兼有躁动症状，则病在手少阴心经
寸口脉比人迎脉大三倍	病在足太阴脾经，若兼有躁动症状，则病在手太阴肺经
寸中脉比人迎脉大四倍，并且脉象又大又快	叫作“溢阴”，阴气偏盛，泛滥于内，而不能与阳气相交，所以称为“内关”，这是阴阳之气不能相交的死证
人迎脉与寸口脉都比平常大四倍以上	叫作“关格”，人在短期内就会死亡

胃经；大三倍而又有躁动症状的，病在手阳明大肠经。人迎脉比寸口脉大四倍，并且脉象又大又快的，称为“溢阳”，溢阳之所以会产生，是因为阳气偏盛，格拒六阴在外，而不能与阴气相交，所以称为“外格”。寸口脉比人迎脉大一倍的，病在足厥阴肝经；大一倍而又有躁动症状的，病在手厥阴心包络经。寸口脉比人迎脉大两倍的，病在足少阴肾经；大两倍而又有躁动症状的，病在手少阴心经。寸口脉比人迎脉大三倍，病在足太阴脾经；大三倍而又有躁动症状的，病在手太阴肺经。寸口脉比人迎脉大四倍，并且脉象又大又快的，称为“溢阴”。溢阴之所以会产生，是因为阴气偏盛，泛滥于内，而不能与阳气相交，所以称为“内关”。内关是阴阳之气不能相交的死证。人迎脉与寸口脉都比平常大四倍以上的，叫作“关格”。出现了关格的脉象，人就会在短期内死亡。

【原文】

人迎一盛，泻足少阳而补足厥阴，二泻一补，日一取之，必切而验之，踈取之上[1]，气和乃止。人迎二盛，泻足太阳，补足少阴，二泻一补，二日一取之，必切而验之，踈取之上，气和乃止。人迎三盛，泻足阳明而补足太阴，二泻一补，日二取之，必切而验之，踈取之上，气和乃止。脉口一盛，泻足厥阴而补足少阳，二补一泻，日一取之，必切而验之，踈而取之上，气和乃止。脉口二盛，泻足少阴而补足太阳，二补一泻，二日一取之，必切而验之，踈取之上，气和乃止。脉口三盛，泻足太阴而补足阳明，二补一泻，日二取之，必切而验之，踈而取之上，气和乃止。所以日二取之者，太阳主胃，大富于谷气，故可日二取之也。人迎与脉口俱盛三倍以上，命曰阴阳俱溢，如是者不开，则血脉闭塞，气无所行，流淫于中，五脏内伤。如此者，因而灸之，则变易而为他病矣。

【注释】

① 踈取之上：马元台：“疏而取穴于胆肝二经之上，盖彼此之穴相间之谓疏也。”《太素》卷十四作“躁”，文义较为通顺。

【译文】

人迎脉比寸口脉大一倍的，应当泻足少阳胆经，而补足厥阴肝经，用二分泻一分补的方法，每天针刺一次，施针时必须按切人迎脉与寸口脉，以观察病势的进退。如果有躁动不安的情况，应取上部的穴位，等到脉气调和了才能停止针刺。人迎脉比寸口脉大二倍的，应当泻足太阳膀胱经，补足少阴肾经，用二分泻一分补的方法，每两天针刺一次，施针时还应按切人迎脉与寸口脉，以观察病势的进退。如果同时有躁动不安的现象，应取用上部的穴位，等到脉气调和了才能停止针刺。人迎脉比寸口脉大三倍的，应当泻足阳明胃经，补足太阴脾经，用二分泻一分补的方法，每天针刺二次，施针时还应按切人迎脉与寸口脉，以观察病势的进退。如果出现躁动不安的情况，就取上部的穴位，等到脉气调和了才能停止针刺。寸口脉比人迎脉大一倍的，应当泻足厥阴肝经，而补足少阳胆经，用二分泻一分补的方法，每天针刺一次，施针时还应按切寸口脉与人迎脉，以观察病势的进退。如果有躁动不安的情况，就应取上部的穴位，等到脉气调和了才能停止针刺。寸口脉比人迎脉大二倍的，应当泻足少阴肾经，而补足太阳膀胱经，用二分泻一分补的方法，每两天针刺一次，施针时还应按切寸口脉与人迎脉，以观察病势的进退。如果有躁动不安的情况，应取上部的穴位，等到脉气调和了才能停止针刺。寸口脉比人迎脉大三倍的，应当泻足太阴脾经，而补足阳明胃经，用二分泻一分补的方法，每天针刺两次，施针时还应按切寸口脉与人迎脉，以观察病势的进退。如果有躁动不安的情况，应取上

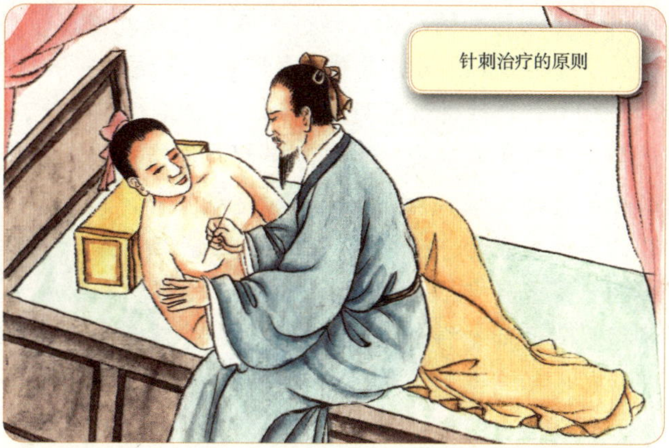

医生为病人针刺是以调和阴阳之气为目的的。

部的穴位，等到脉气调和了才能停止针刺。之所以每天针刺两次，是因为足太阴脾经和足阳明胃经互为表里，二者是吸收谷气的重要脏腑，脉气和血气最为充盛。人迎脉和寸口脉的脉象都比平常大三倍以上的，叫作“阴阳俱溢”，这样的病如果不加以疏理，血脉就会闭塞，气血就不能流通，五脏就会受损。在这种情况下，如果误用了灸法，就会导致疾病发生变异，引发其他的疾病。

【原文】

凡刺之道，气调而止。补阴泻阳，音气益彰，耳目聪明。反此者血气不行。

所谓气至而有效[①]者，泻则益虚。虚者，脉大如其故而不坚也。坚如其故者，适虽言故，病未去也。补则益实，实者脉大如其故而益坚也。夫如其故而不坚者，适虽言故，病未去也。故补则实，泻则虚。痛虽不随针，病必衰去。必先通十二经脉之所生病，而后可得传于终始矣。故阴阳不相移，虚实不相倾，取之其经。

【注释】

① 气至而有效：中医以针刺治病取效的关键在于得气，即“气至”。人体生命活动的关键在于气血的畅通周流。疾病之所以发生，就是因为气血出了问题。医生在治疗时也是以调动和恢复气血的功能为目标。所以，只有“气至”了，即有了酸、麻、胀、痛及循经感传的现象，才会有疗效。气至，即得气，也称有针感，指将针刺入穴位后产生了经气感应，医生感到针下有徐缓或沉紧感，病人则感到针下有酸、麻、胀、痛的感觉，这种感觉会沿着一定的部位和方向扩散传导。

【译文】

大凡针刺治疗，都以让病人的使阴阳之气得到调和为目的。等病人的阴阳之气恢复平衡后，就应该停止针刺。人体的阴阳通常是阳气有余，阴气不足，所以还要注意补阴泻阳，这样才能使人声音洪亮，元气充盛，耳聪目明。如果违反了这个原则，就会导致血气不能正常运行。

所谓针刺后得气而获得疗效，是说治疗实证时，通过泻法将邪气渐渐祛除，就会使病症由实转虚。其脉象虽然与原来的大小相同，但已变得不坚实了。如果脉象仍然坚实，虽然病人一时感到轻快，但病邪实质上并未祛除。同样的道理，治疗虚证时，应通过补法使正气渐渐充实。其脉象虽然与原来的大小相同，却已变得坚实有力。如果经过针刺，脉象还与以前大小一样，却虚软而不坚实，虽然患者一时觉得舒服，但病邪实质上也未除去。所以，应正确运用补泻的方法，补法能充实正气，泻法能祛除邪气。虽然病痛不能随着出针立即消失，但病势却必然会减轻。针刺前，必须先了解十二经脉与各类疾病之间的关系，这样才能领悟《终始》篇的含义。所以，阴经阳经各有固定的循环运行部位，不会相互改变；各种疾病都有着各自的虚实属性，不会相互颠倒。只要根据病人的疾病情况，选择正确的经脉和穴位进行医治就可以了。

【原文】

凡刺之属，三刺①至谷气，邪僻妄合②，阴阳易居。逆顺相反，沉浮异处③。四时不得④，稽留淫泆，须针而去。故一刺则阳邪出，再刺则阴邪出，三刺则谷气至，谷气至而止。所谓谷气至者，已补而实，已泻而虚，故以知谷气至也。邪气独去者，阴与阳未能调，而病知愈也。故曰补则实，泻则虚。痛虽不随针，病必衰去矣。

【注释】

①三刺：指针刺皮肤、肌肉、分肉三种深浅不同的刺法。②邪僻妄合：指不正之气，即邪气与人体的血气混合。③沉浮异处：脉气当沉而反浮之在表，当浮而反沉之在里。杨上善："春脉或沉，冬脉或浮，故曰异处。"④四时不得：脉气不能与四时相顺应。张志聪："四时不得者，不得其升降浮沉也。"

【译文】

凡是适于用针刺治疗的疾病，都应当用"三刺法"，由浅入深地分成三个步骤来针刺，使正气徐徐而来。邪气侵入经脉后会与血气相妄合，从而扰乱阴阳之气原有的位置。气血运行的顺逆方向颠倒，脉象的沉浮异常。脉象与四时不相对应，邪气就会滞留在体内，淫溢流散。所有病变，都可用针刺的方法去治疗。初刺是刺皮肤，以使浅表的阳邪排出；二刺是刺肌肉，以使阴分的邪气排出；三刺是刺分肉，以使谷气流通而能得气，得气后就可以出针了。所谓谷气至，是说在用了补法之后，病人就会感觉到正气充实了；在用了泻法之后，病

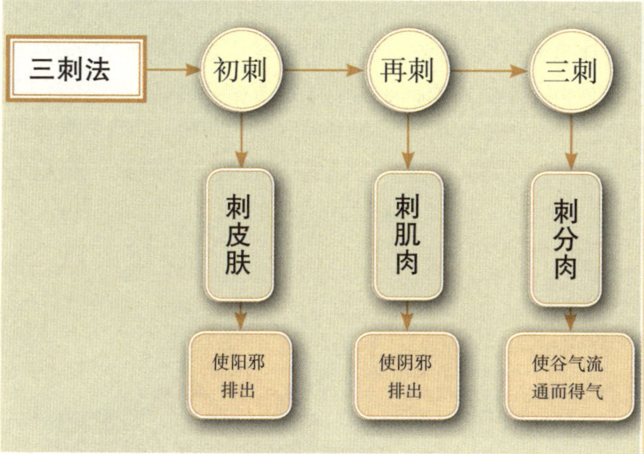

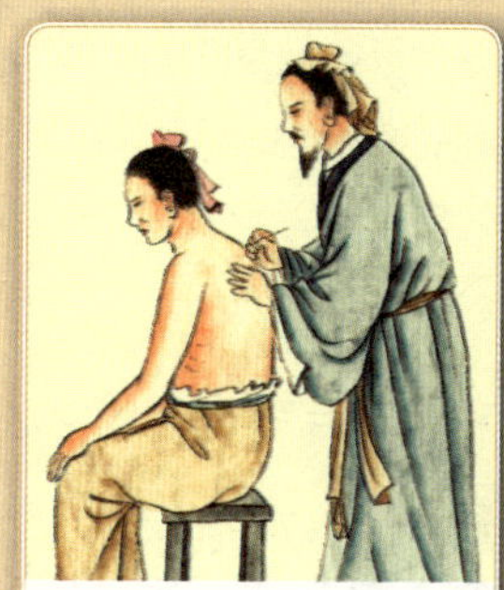
医生用“三刺法”为病人治病

人会感觉到病邪被排出了。由此就可以判断出谷气已至。经过针刺，邪气被排出后，虽然阴阳血气还没有完全调和，但我们已知道疾病即将痊愈。所以说，正确地使用补法，正气就可以得到充实；正确地使用泻法，邪气就会衰退。虽然病痛不会随着出针立即消失，但病势一定会逐渐减轻并最终痊愈。

【原文】

阴盛而阳虚，先补其阳，后泻其阴而和之。阴虚而阳盛，先补其阴，后泻其阳而和之。

【译文】

阴经的邪气旺盛，阳经的正气虚弱，应当先补足阳经的正气，再泻去阴经的邪气，以调和阴阳的有余和不足。阴经的正气虚弱，阳经的邪气充盛，应该先补足阴经的正气，再泻去阳经的邪气，从而调和阴阳的不足和有余。

【原文】

三脉①动于足大指之间，必审其实虚。虚而泻之，是谓重虚。重虚病益甚。凡刺此者，以指按之，脉动而实且疾者则泻之，虚而徐者则补之。反此者病益甚。其动也，阳明在上，厥阴在中，少阴在下。膺腧中膺，背腧中背。肩膊虚者，取之上②。重舌③，刺舌柱④以铍针也。手屈而不伸者，其病在筋；伸而不屈者，其病在骨。在骨守骨，在筋守筋。

【注释】

①三脉：指足阳明、足厥阴、足少阴三脉。马元台：“阳明动于大指次指之间，凡厉兑、陷谷、冲阳、解溪，皆在足跗上也。厥阴动于大指次指之间，正以大

敦、行间、太冲、中封，在足跗内也。少阴则动于足心，其穴涌泉，乃足跗之下也。”② “膺腧（shù）”四句：张介宾：“凡肩髆之虚软而痛者，病有阴经阳经之异。阴经在膺，故治阴病者，当取膺腧而必中其膺；阳经在背，故治阳病者，当取背腧而必中其背。病在手经，故取之上。上者，手也。如手太阴之中府、云门，手厥阴之天池，皆膺腧也。手少阳之肩髎、天髎，手太阳之天宗、曲垣、肩外俞，皆背腧也。咸主肩髆虚痛等病。” ③ 重舌：舌下的血脉胀起，形如小舌，似为两舌相重，故称“重舌”。④ 舌柱：舌下的筋，其形如柱，故称“舌柱”。

【译文】

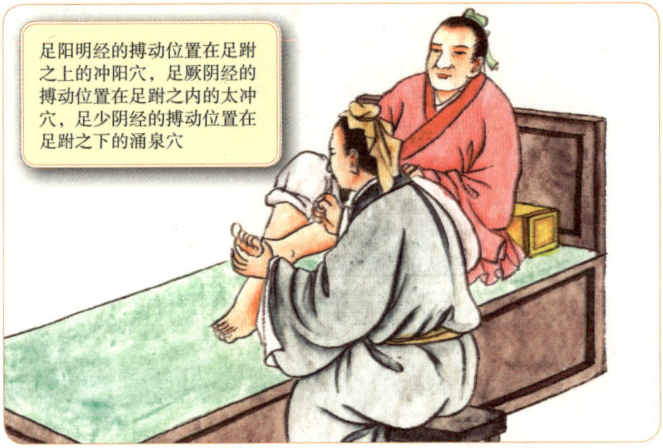

医生在给病人治疗时，应当细察足阳明经、足厥阴经、足少阴经这三条脉络的虚实，然后根据不同的经脉选择不同部位的腧穴进行针刺治疗。

足阳明经、足厥阴经、足少阴经这三条脉络，都有动脉布散于足大趾和第二趾之间，针刺时应当仔细审察这三条经脉的虚实。如果虚证误用了泻法，就叫作重虚。虚而更虚，病情就会更加严重。凡是用针刺治疗这类病证时，要先按切其脉搏，脉象搏动坚实而急速的，就应当用泻法，脉象搏动虚弱而缓慢的，就应当用补法。如果用了与此相反的补泻方法，病情就会更重。至于这三条经脉搏动的位置，足阳明经在足跗之上的冲阳穴，足厥阴经在足跗之内的太冲穴，足少阴经在足跗之下的涌泉穴。阴经的运行经过膺部，阴经有病的，应针刺胸部的腧穴；阳经的运行经过背部，阳经有病的，应刺背部的腧穴。肩髆部出现酸、麻、胀、痛等虚证的，应当取上肢经脉的腧穴进行针刺。对于患重舌病的患者，应当用铍针刺舌下根柱部，并排出恶血。手指弯曲而不能伸直，说明病在筋腱；手伸直而不能弯曲，说明病在骨上。病在骨上，就应当取主骨的各个穴位去治疗；病在筋腱，就应当取主筋的各个穴位去治疗。

【原文】

补须一方实，深取之，稀按其痏[①]，以极出其邪气；一方虚，浅刺之，以养其脉，疾按其痏[②]，无使邪气得入。邪气来也紧而疾，谷气来也徐而和。脉实者，深刺之，以泄其气；脉虚者，浅刺之，使精气无得出，以养其脉，独出其邪气。刺诸痛者，其脉皆实。

【注释】

①稀按其痏（wěi）：针刺后不马上按住针孔，以使邪气得以外泄。痏，原指针刺后留下的疤痕，在此指针孔。杨上善：“希，迟也。迟按针伤之处，使气泄也。”②疾按其痏：针刺后马上按闭针孔，以使正气不外泄。杨上善：“按针伤之处，急关其门，使邪气不入，正气不出也。”

【译文】

用针刺的方法补泻时，必须注意：脉象坚实有力，就用深刺的方法，出针后也不要很快按住针孔，以使邪气尽量排出；脉象虚弱乏力，就用浅刺的方法，以保养所取的经脉，出针时，则应迅速按住针孔，以防止邪气侵入。邪气来时，针下会感觉到坚紧而疾速；谷气来时，针下会感觉徐缓而柔和。脉象坚实的，应当用深刺的方法，以使邪气外泄；脉气虚弱的，应当用浅刺的方法，以使精气不外泄，从而养护其经脉，仅将邪气泄出。对各种疼痛的病证，大多用深刺的方法，因为疼证的脉象大多坚实有力。

针刺注意事项一：脉象

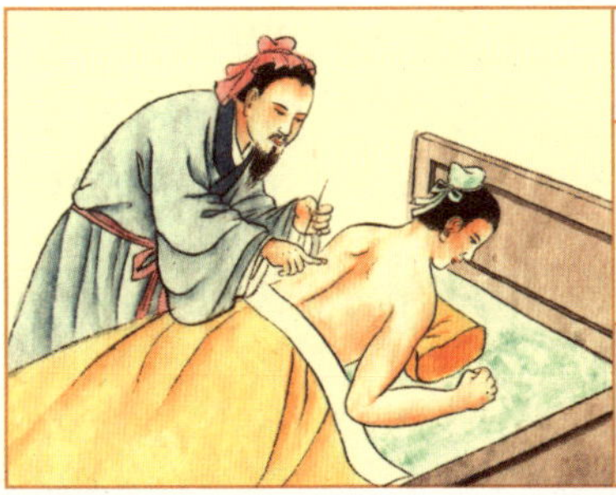

脉象情况	针刺方法	注意事项
坚实有力	深刺	出针后不要太快按住针孔，以使邪气尽量排出
虚弱乏力	浅刺	出针时迅速按住针孔，以防止邪气侵入

【原文】

故曰：从腰以上者，手太阴阳明皆主之；从腰以下者，足太阴阳明皆主之。病在上者下取之，病在下者高取之，病在头者取之足，病在足者取之腘。病生于头者头重，生于手者臂重，生于足者足重。治病者先刺其病所从生者也。

【译文】

所以说：腰以上的病，都属于手太阴肺经和手阳明大肠经的主治范围；腰以下的病，都属于足太阴脾经和足阳明胃经的主治范围。病在上部的，可以取下部的穴位；病在下部的，可以取上部的穴位；病在头部的，可以取足部的穴位；病在足部的，可以取腘窝部的穴位。病在头部的，会觉得头很沉重；病在手上的，会觉得手臂很沉重；病在足部的，会觉得足很沉重。治疗这些病证时，应当先找出最先发病的部位，然后再进行针刺。

【原文】

春气在毛；夏气在皮肤；秋气在分肉；冬气在筋骨。刺此病者各以其时为齐[①]。故刺肥人者，以秋冬之齐；刺瘦人者，以春夏之齐。病痛者阴也，痛而以手按之不得者阴也，深刺之[②]。病在上者阳也；病在下者阴也。痒者阳也，浅刺之[③]。

【注释】

①齐：同“剂”。在此可理解为针刺的深浅、补泻的标准。②“病痛者”五句：张介宾：“凡病痛者，多由寒邪滞逆于经，及深居筋骨之间，凝聚不散，故病痛者为阴也。按之不得者，隐藏深处也，是为阴邪，故刺亦宜深。然则痛在浮浅者，由属阳邪可知也。但诸痛属阴者多耳。”③痒者，阳也，浅刺之：张介宾：“痒者，散动于肤腠，故为阳。”

【译文】

春天，邪气侵袭于人的皮毛；夏天，邪气侵袭于人的皮肤；秋天，邪气侵袭于人的肌肉；冬天，邪气侵袭于人的筋骨。在治疗这些与季节时令相关的病症时，针刺的深浅，应该根据季节的变化而有所不同。针刺肥胖的人，应采取在秋冬季节使用的深刺法；针刺瘦弱的人，应采取在春夏季节使用的浅刺法。

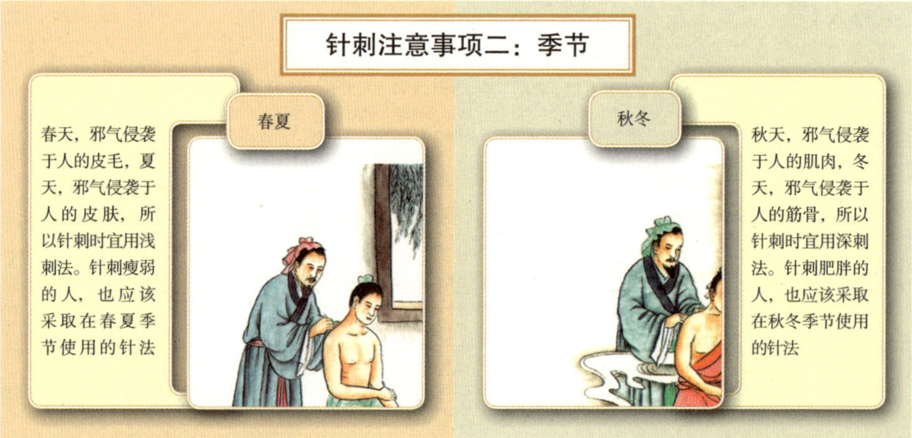

有疼痛症状的病人，所患疾病多属阴证。感觉疼痛但无法用按压的方法确定痛处的，所患疾病也属于阴证，应当用深刺的方法。身体发痒，说明病邪在皮肤，属阳证，应采用浅刺的方法。病在上部的属阳证，病在下部的属阴证。

【原文】

病先起阴者，先治其阴而后治其阳；病先起阳者，先治其阳而后治其阴。刺热厥者，留针反为寒；刺寒厥者，留针反为热。刺热厥者，二阴一阳；刺寒厥者，二阳一阴。所谓二阴者，二刺阴也；一阳者，一刺阳也。久病者邪气入深。刺此病者，深内而久留之，间日而复刺之。必先调其左右，去其血脉。刺道毕矣。

【译文】

病起于阴经的，应当先治疗阴经，然后再治疗阳经；病起于阳经的，应当先治疗阳经，然后再治疗阴经。刺治热厥，进针后应当留针，以使热象转寒；刺治寒厥，进针后应当留针，以使寒象转热。刺治热厥，应当采用二阴一阳法；刺治寒厥，应当采用二阳一阴法。所谓二阴，是指在阴经针刺二次；所谓一阳，是指在阳经针刺一次。久病的人，病邪已经深入脏腑。刺治这类疾病，必须深刺，而且留针时间要长，每隔一日就应当针刺一次。必须先调和人体左右的脉气，并去掉血脉中的郁结。掌握了上述原则和方法，也就大致通晓了针刺之理。

【原文】

凡刺之法，必察其形气。形肉未脱，少气而脉又躁，躁厥者，必为缪刺之。散气可收，聚气可布①。深居静处，占神往来；闭户塞牖，魂魄不散。专意一神，精气之分，毋闻人声，以收其精，必一其神，令志在针。浅而留之，微而浮之，以移其神，气至乃休。男内女外，坚拒勿出。谨守勿内，是谓得气。

【注释】

①散气可收，聚气可布：杨上善：“缪刺之益，正气散而收聚，邪气聚而可散也。”

【译文】

使用针刺之法时，必须先诊察病人形体的强弱和元气盛衰的情况。如果形体肌肉并不显得消瘦，只是元气衰少而脉象躁动，那么就应当用缪刺法治疗这种脉象躁动而厥逆的疾病。这样能使耗散的真气得以收敛，使积聚的邪气得以散去。针刺时，医生必须神定气静，如同深居幽静之处一样，诊察病人的精神活动；还必须意识内守，如同紧闭门窗与世隔绝一样。要全神贯注，毫不分神，丝毫听不到外界的声响，精神专一，心无旁骛地进行针刺。用浅刺而留针的方法，或用轻微浮刺的方法，以转移病人的注意力，消除其紧张情绪，直到针下得气为止。针刺之时，不论病人是男是女，不论针刺是深是浅，都要坚决持守正气而不让其泻出，同时谨防邪气而不使其侵入。这就是得气的含义。

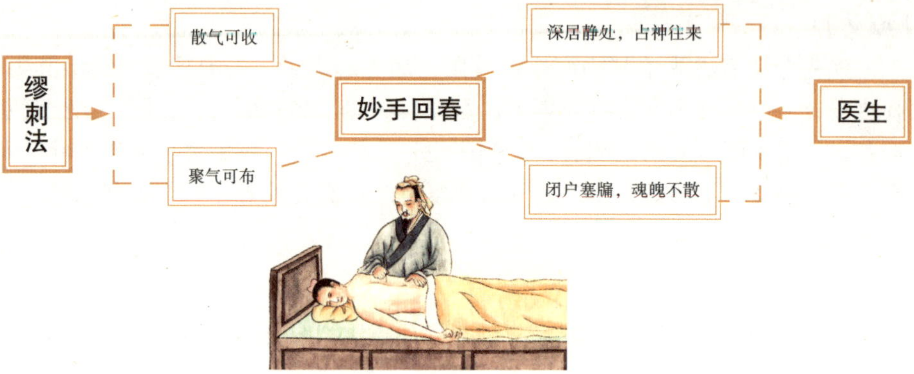

【原文】

凡刺之禁：新内[1]勿刺，新刺勿内；已醉勿刺，已刺勿醉；新怒勿刺，已刺勿怒；新劳勿刺，已刺勿劳；已饱勿刺，已刺勿饱；已饥勿刺，已刺勿饥；已渴勿刺，已刺勿渴；大惊大恐，必定其气，乃刺之。乘车来者，卧而休之，如食顷，乃刺之；出行来者，坐而休之，如行十里顷乃刺之。

凡此十二禁者，其脉乱气散，逆其营卫，经气不次。因而刺之，则阳病入于阴，阴病出为阳，则邪气复生。粗工勿察，是谓伐身[2]。形体淫泆，乃消脑髓，津液不化，脱其五味，是谓失气也。

【注释】

①新内：内，指房事。新内，即行房事后不久。②伐身：削伐身体，即对身体造成伤害。

【译文】

针刺的禁忌是：行完房事不久的人不要进行针刺，针刺后不久的人不要行房事；醉酒的人不要进行针刺，已经针刺的人不要紧接着就醉酒；正在发怒的人不要进行针刺，针刺后的人不要发怒；劳累的人不要进行针刺，已经针刺的人不要过度劳累；刚吃饱饭的人不要进行针刺，已经针刺的人不要饮食过饱；饥饿的人不要进行针刺，已经针刺的人不可以饥饿；口渴的人不要进行针刺，已经针刺的人不可以口渴；异常惊恐或愤怒的人，应等其情绪稳定之后，再进行针刺；乘车前来的人，应该让其躺在床上休息大约一顿饭的工夫，再进行针刺；步行前来的病人，应该让其坐下休息大约走十里路所需的时间，再进行针刺。

在遇到以上十二种情况之时，要禁止针刺。之所以如此，是因为病人在这些情况下会脉象紊乱，正气耗散，营卫失调，经脉之气不能依次运行。如果此时草率地进行针刺，就会使阳经的病侵入内脏，阴经的病流淫于阳经，使邪气重新得以滋生，导致病情加重，出现新的病变。医术低劣的庸医不能体察这些禁忌而乱用针刺，叫作“伐身”，这样做就是在摧残病人的身体。这会导致病人形体被损伤，脑髓被消耗，津液不能布散，五谷不能化生为精微之气，造成真气消亡，这就是所谓的“失气”。

【原文】

太阳之脉，其终也，戴眼，反折①，瘛疭，其色白，绝皮乃绝汗②。绝汗则终矣。少阳终者，耳聋，百节尽纵，目系③绝。目系绝一日半则死矣。其死也，色青白乃死。阳明终者，口目动作④，喜惊妄言，色黄，其上下之经盛而不行则终矣。少阴终者，面黑齿长而垢⑤，腹胀闭塞，上下不通而终矣。厥阴终者，中热嗌干，喜溺心烦，甚则舌卷卵上缩⑥而终矣。太阴终者，腹胀闭不得息，气噫善呕，呕则逆，逆则面赤，不逆则上下不通。上下不通则面黑皮毛燋而终矣。

【注释】

①戴眼：两目上翻，不能转动。反折：角弓反张。人体头与两足向后折，胸腹向前挺出的症状。②绝汗：暴汗出，汗出如油且大如珠，附着在身上，不易流动滴落，是病人在临死前出的汗，表示病人的经脉之气将要终绝，故称“绝汗”。《素问·诊要经终论》论“经终”的内容与此大致相同。③目系：眼球向后连属于脑的脉络。④口目动作：口眼歪斜且相互牵引抽动。⑤齿长：牙龈萎缩，外露的牙齿看上去变长了。垢：指牙齿污垢而无光泽。⑥卵上缩：阴囊与睾丸上缩。

【译文】

手足太阳经脉的脉气将要终绝时的症状表现是：病人的眼睛上视而不能转动，角弓反张，手足抽搐，面色苍白，皮肤没有血色，汗水暴下。绝汗一出，人也就快死亡了。手足少阳经脉的脉气将要终绝时的症状表现是：病人会出现耳聋，周身关节松弛无力，目系脉气竭绝，眼珠不能转动。目系已经竭绝的，过一天半的时间就会死亡，临死时会面色青白。手足阳明经脉的脉气将要终绝时的症状表现是：病人会出现口眼抽动歪斜，容易惊恐，胡言乱语，面色发黄，手足阳明经脉循行的部位上脉象躁动而盛实，血气不行。这时，人也就要死亡了。手足少阴经脉的脉气将要终绝时的症状表现是：病人会面色发黑，牙齿变长且多污垢而没有光泽，腹部胀满，气机阻塞，上下不通。这时，人就接近死

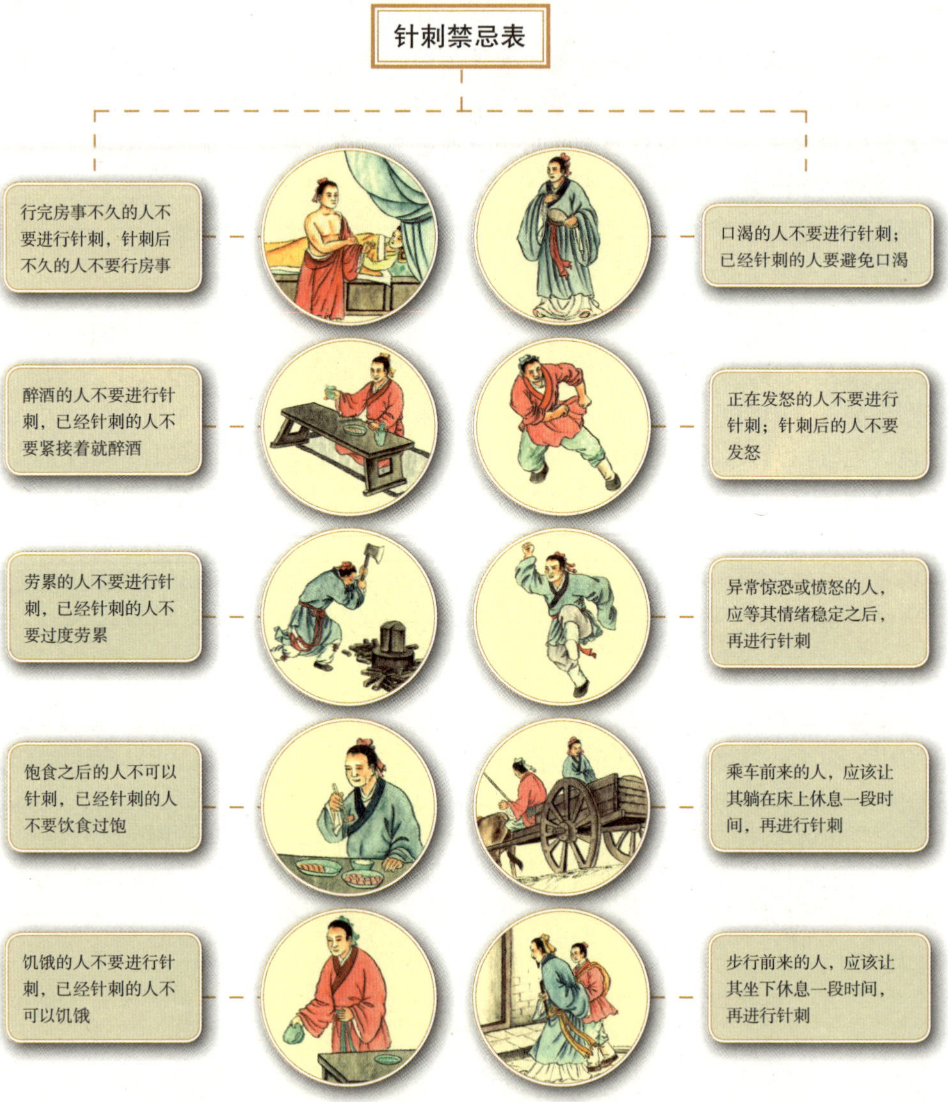

亡了。手足厥阴经脉的脉气将要终绝时的症状表现是：病人会出现胸中发热，咽喉干燥，小便频数，心中烦乱，甚至舌卷，阴囊上缩等症状，这时，人很快会死亡。手足太阴经脉的脉气将要终绝时的症状表现是：病人会腹部胀闷，呼吸不利，嗳气，常常呕吐，呕吐时气机上逆。气机上逆，面色就会发赤；如果气不上逆，就会上下不通，上下不通面色就会发黑，皮毛焦枯，这就是病人将要死亡的征兆。

◎口问：生活小病的治疗◎

【导读】

口问，即口述问答之意。本篇主要论述了欠、哕、唏、振寒、噫、嚏、亸、泣涕、太息、涎、耳鸣、啮舌十二种奇邪之病，它们都是日常生活中常见的、无痛苦的症状，医书中很少提及，仅是岐伯从其先师的口述中得来的，所以篇名为“口问”。

本篇的主要内容有：一、论述疾病的发病原因，包括外感六淫、内伤七情和生活起居失常三方面的内容；二、叙述上述十二种病症的病因、病机、症状和治疗方法。

【原文】

黄帝闲居，辟[1]左右而问于岐伯曰：余已闻九针之经，论阴阳逆顺，六经已毕，愿得口问。

岐伯避席再拜曰：善乎哉问也，此先师之所口传也。

黄帝曰：愿闻口传。

岐伯答曰：夫百病之始生也，皆生于风雨寒暑[2]，阴阳喜怒[3]，饮食居处[4]，大惊卒恐。则血气分离，阴阳破败，经络厥绝，脉道不通，阴阳相逆，卫气稽留，经脉虚空，血气不次[5]，乃失其常。论不在经者，请道其方。

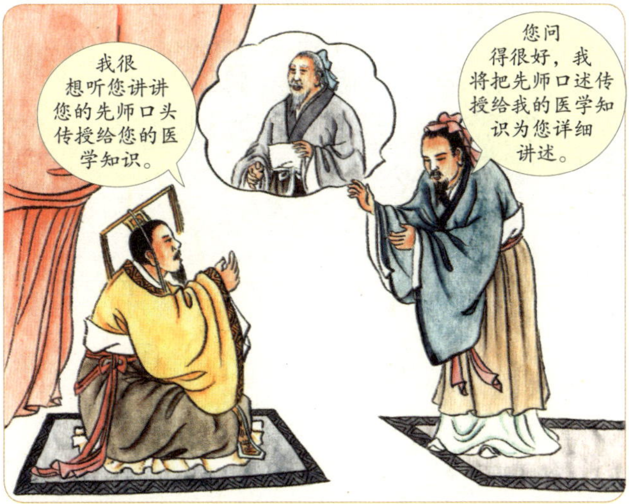
我很想听您讲讲您的先师口头传授给您的医学知识。
您问得很好，我将把先师口述传授给我的医学知识为您详细讲述。

黄帝希望岐伯能够详细讲述岐伯的先师口头传授的医学知识。

【注释】

①辟：通“避”，退避、避开的意思。②风雨寒暑：泛指外感六淫之邪。③阴阳喜怒：泛指七情不和。④饮食居处：饮食失节，起居失常，即生活作息没有规律。⑤不次：指血气循环不按一定的次序。次，

次序，依次。

【译文】

黄帝在闲居之时，屏退左右，然后向岐伯问道：我已经了解了医经上所论述的关于九针针术知识，也能够判断阴阳经脉的顺逆走向，对手足六条经脉的道理也很熟悉了，我还想学习一些你从先师的问答口授中学到的医学知识。

岐伯听后，连忙离开座席，对黄帝行礼再拜，说：您问得很好啊！这些知识都是先师口述传授给我的。

黄帝说：我很想听您讲一讲这些口传的医学知识。

岐伯回答说：各种疾病的发生，都是由风雨寒暑从外部侵袭、房事不节制、喜怒过度、饮食失调、起居无常或者突然受到惊吓等原因造成的。这些都会导致人体内的血气分离逆乱，阴阳失去平衡，经络闭塞，脉道不通，脉气阴阳失常，卫气不能正常地在外分布而滞留于内，经脉空虚，气血循行紊乱，人体失去正常的平衡和运转，从而引发疾病。这些内容在古代医经上没有记载，下面就请让我讲述这些道理。

【原文】

黄帝曰：人之欠者①，何气使然？

岐伯答曰：卫气昼日行于阳，夜半②则行于阴。阴者主夜，夜者卧。阳者主上，阴者主下。故阴气积于下，阳气未尽，阳引而上，阴引而下，阴阳相引，故数欠。阳气尽，阴气盛，则目瞑；阴气尽而阳气盛，则寤矣。写足少阴，补足太阳。

【注释】

①欠：打哈欠。张介宾："欠者，张口呵吸，或伸臂展腰，以阴阳相引而然也。"②半：见《甲乙经》卷十二第一。

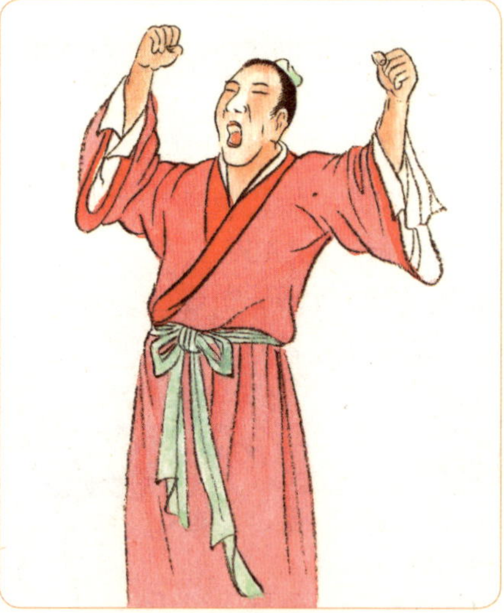

人打哈欠是夜间人体内的阴阳之气相互牵引所引起的。

【译文】

黄帝问：人打哈欠，是什么气造成的呢？

岐伯回答说：卫气白天在人体的阳分运行，夜间在人体的阴分运行。阴气主于夜间，夜间人的主要生命活动是睡眠。阳气主升发而向上，阴气主沉降而向下。因此，人在夜间将睡之时，阴气沉积于下，阳气开始入于阴分，但还没有完全进入。阳气引导阴气向上，而阴气也开始引导阳气向下，阴阳上下相引，于是人不停地哈欠。入夜之后，阳气已完全入于阴分，阴气大盛，所以人能够安静地睡眠；到黎明时阴气将尽，而阳气渐盛，人就会醒来。对于这样的症状，治疗时应该泻足少阴经以抑制阴气，补足太阳经以扶助阳气。

【原文】

黄帝曰：人之哕①者，何气使然？

岐伯曰：谷入于胃，胃气上注于肺。今有故寒气与新谷气，俱还入于胃，新故②相乱，真邪相攻，气并③相逆，复出于胃，故为哕。补手太阴，写足少阴④。

【注释】

①哕：呃逆。②新故：指新入的水谷之气与故有的寒气。③气并：新入的水谷之气与固有的寒气相互博结。④补手太阴，泻足少阴：张介宾："寒气自下而升，逆则为哕，故当补肺于上以壮其气，泻肾于下以引其寒。盖寒从水化，哕之标在胃，哕之本在肾也。"

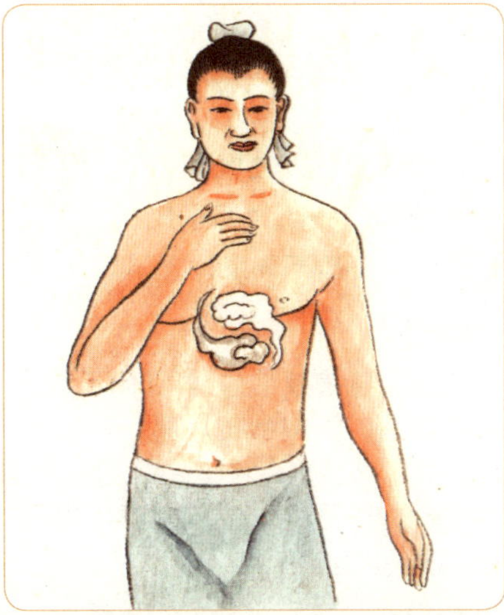

人出现呃逆的现象是胃中的寒气与水谷的精微之气相搏而上逆，注到胸膈所致。

【译文】

黄帝问：人出现呃逆的现象，是什么气造成的呢？

岐伯说：正常情况下，食物水谷进入胃中，经过胃的腐熟和消化，再由脾气推动，将精微物质向上注入肺部。如果胃中本来就有寒气，饮食水谷进入胃中之后，新生的水谷精微之气与原有的寒气相搏，正邪相攻，二气混杂而上逆，再从胃中逆行而出，上注入胸膈，就会引发呃逆。对于这样的症状，治疗时应该补手太阴经，泻足少阴经。

【原文】

黄帝曰：人之唏①者，何气使然？

岐伯曰：此阴气盛而阳气虚，阴气疾而阳气徐，阴气盛而阳气绝，故为唏。补足太阳，写足少阴②。

【注释】

① 唏（xī）：悲泣后的哽咽抽泣之声。② “补足太阳”两句：张介宾：“补太阳之申脉，阳跻所出也；泻少阴之照海，阴跻所出也。”

【译文】

黄帝问：人有时会出现哽咽唏嘘的现象，是什么气造成的呢？

岐伯说：这是阴气盛而阳气虚，阴气运行快速而阳气受阻，运行缓慢，导致阴气亢盛而阳气衰微所造成的。对于这样的症状，治疗时应该补足太阳经，并泻足少阴经。

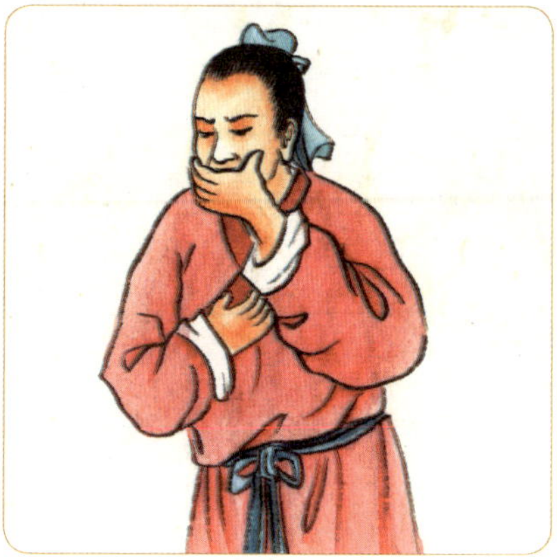

人出现哽咽唏嘘的现象是阴盛阳虚，导致阴气亢盛而阳气衰微所致。

【原文】

黄帝曰：人之振寒者[①]，何气使然？

岐伯曰：寒气客于皮肤，阴气盛，阳气虚，故为振寒寒栗。补诸阳[②]。

【注释】

① 振寒：恶寒战栗。② 补诸阳：杨上善：“以阳虚阴盛，阳虚故皮肤虚，阴盛故寒客皮肤，故振寒寒栗，宜补三阳之脉。”张介宾：“补诸阳者，凡手足三阳之原合及阳跻等穴，皆可酌而用之。”

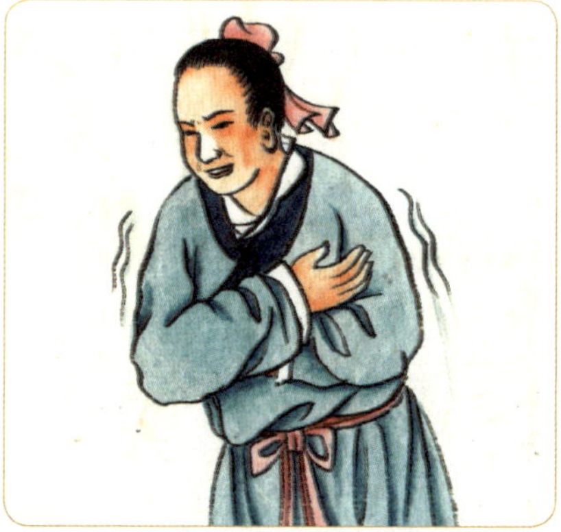

人有时出现振寒的现象是阴寒之气滞留在皮肤上，阴气盛而阳气虚所致。

【译文】

黄帝问：人有时出现振寒的现象，是什么气造成的呢？

岐伯说：这是由于阴寒之气滞留在皮肤上，阴气盛而阳气虚，因此就出现了振寒、寒栗的症状。对于这样的症状，治疗时应当采用温补各阳经以振奋阳气的方法。

【原文】

黄帝曰：人之噫[①]者，何气使然？

岐伯曰：寒气客于胃，厥逆从下上散，复出于胃，故为噫。补足太阴阳明。一曰补眉本也。

【注释】

①噫（ài）：嗳气。

【译文】

黄帝问：人有时会出现嗳气的现象，是什么气造成的呢？

岐伯说：寒气侵入胃中，扰乱了胃气，胃气不能通降而发生上逆，厥逆之气从下向上扩散，再从胃中出来，就会引发嗳气。对于这样的症状，治疗时应当补足太阴经和足阳明经。

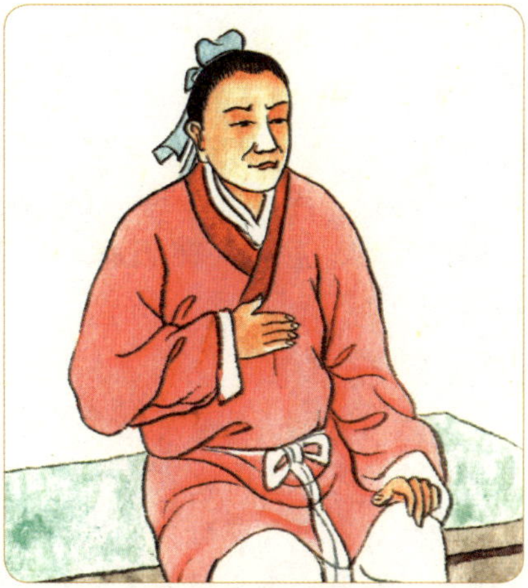

人有时出现嗳气的现象是寒气侵入胃，引起胃气不能通降而发生上逆，从胃中由下向上扩散出来所致。

【原文】

黄帝曰：人之嚏者，何气使然？

岐伯曰：阳气和利，满于心①，出于鼻，故为嚏。补足太阳荣、眉本②。一曰眉上也。

【注释】

①心：孙鼎宜："'心'当作'胸'，字误。"②荣：通"荥"。杨上善："太阳荥在通谷，足指外侧本节前陷中。"眉本：指足太阳膀胱经的攒竹穴。攒竹穴位于眉内侧的眉头凹陷处。

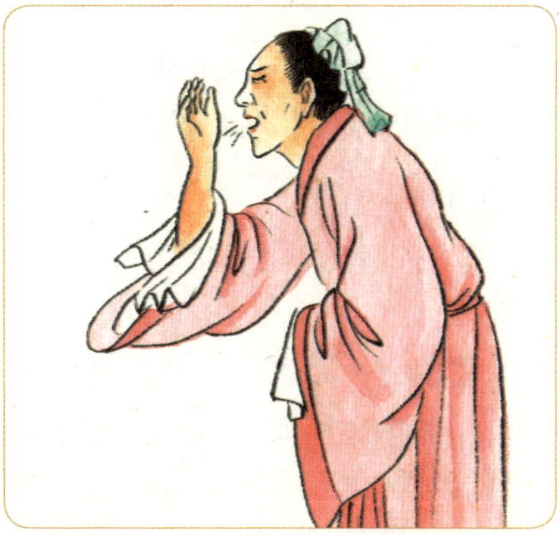

人打喷嚏，是阳气和利，满布于胸，并从鼻中而出所致。

【译文】

黄帝问：人打喷嚏，是什么气造成的呢？

岐伯说：阳气和利，满布于胸中，并向上从鼻中出来，就会成为喷嚏。对于这样的症状，治疗时应该补足太阳经的荥穴通谷穴，并针刺眉根的攒竹穴。

【原文】

黄帝曰：人之亸者，何气使然？

岐伯曰：胃不实则诸脉虚；诸脉虚则筋脉懈惰；筋脉懈惰则行阴用力，气不能复，故为亸[①]。因其所在，补分肉间。

【注释】

①亸（duǒ）：病名，症见肢体疲困，全身懈惰无力，甚至头部低垂，眼、面、口部的肌肉下垂。

【译文】

黄帝问：人出现全身无力、疲惫懈怠的症状，是什么气造成的呢？

岐伯说：胃气发虚，人体经脉气血不足，筋骨肌肉失去营养，就会导致懈怠无力。在这种情况下，再强行进行房事，元气大损而不能马上恢复，人就会患亸病。因为病变主要发生在肌肉之间，所以对于这样的症状治疗时应该根据疾病发生的具体部位，在分肉之间用补法进行针刺治疗。

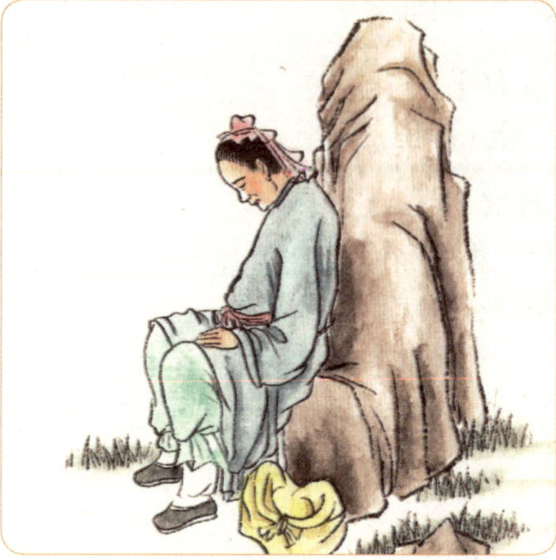

人患亸病是胃气虚，经血不足时强行进行房事，造成元气大伤而无法马上恢复所致。

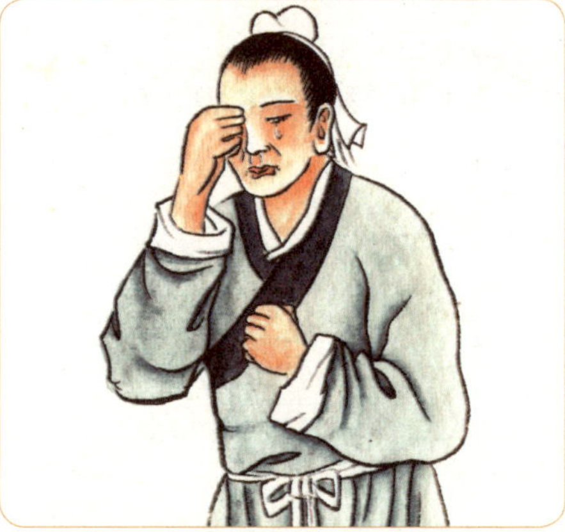

人在哀伤时，流鼻涕和眼泪是因为情绪变化会扰动心神，心神不安就会使经脉波动，经脉波动会造成津液的通道开放。

【原文】

黄帝曰：人之哀而泣涕出者，何气使然？

岐伯曰：心者，五脏六腑之主也；目者，宗脉之所聚也[①]，上液之道也；口鼻者，气之门户也。故悲哀愁忧则心动，心动则五脏六腑皆摇，摇则宗脉感，宗脉感则液道开，液道开，故泣涕出焉。液者，所以灌精濡空窍者也，故上液之道开则泣，泣不止则液竭，液竭则精不灌，精不灌则目无所见矣，故命曰夺精。补天柱经侠颈。

【注释】

①“目者”二句：五脏六腑诸经脉之精气，皆上注于目而为之精，所以说，目者，宗脉之所聚也。宗脉，众多的经脉。杨上善：“手足六阳及手少阴、足厥阴等诸脉凑

目，故曰宗脉所聚。大小便为下液之道，涕泣以为上液之道。”

【译文】

黄帝问：人在哀伤的时候鼻涕和眼泪都会流出，这是什么气造成的呢？

岐伯说：心是五脏六腑的主宰；眼睛是诸多经脉汇聚的地方，也是津液在上部外泻的通道。因为五脏六腑的经气向上注入目中；口鼻则是气出入的门户。所以，大凡悲伤、哀怨、愁苦、忧伤等情绪变化，都会扰动心神。心神不安就会使五脏六腑皆受影响而出现不安，继而波及各条经脉。经脉的波动使得各条排泄液体的通道全部开放。津液的通道开放，所以鼻涕和眼泪会同时流出。人体中的液体，有灌输精微物质以滋养各个孔窍的作用，所以当津液上流的通道开放、眼泪流出的时候，精液就会损耗，哭泣不止就会把精液耗光，使其无法输布精微物质以滋养孔窍，这会导致双目失明，这种现象称为“夺精”。对于这样的症状，治疗时应当补足太阳经挟颈部的天柱穴。

【原文】

黄帝曰：人之太息[1]者，何气使然？

岐伯曰：忧思则心系急，心系急则气道约，约则不利，故太息以伸出之。补手少阴、心主、足少阳留之也。

【注释】

①太息：长出气，即叹息、叹气。

【译文】

黄帝问：人有时会不断叹息，是什么气造成的呢？

岐伯说：过于忧思会造成心系拘急，心系拘急就会使气道受到约束，气道受到约束就会导致气行不畅，因此深长地呼吸才能使得气机得以舒缓。对于这样的症状，治疗时应当补手少阴经、手厥阴经、足少阳经，并采用留针法。

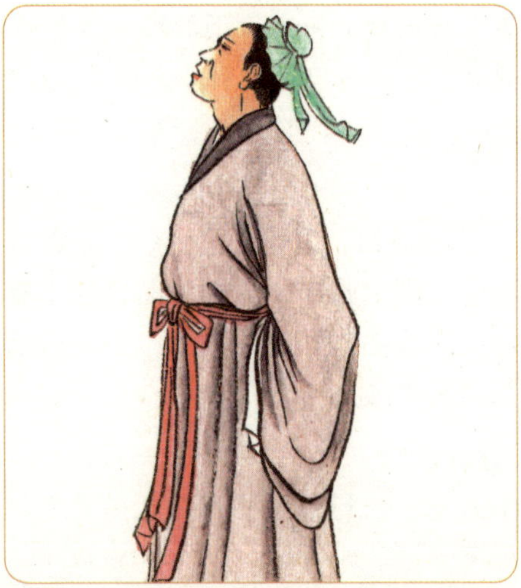

人不断叹息是因为过于忧思会引起心系拘急，而造成气道受到约束，导致气行不畅。

【原文】

黄帝曰：人之涎下者，何气使然？

岐伯曰：饮食者，皆入于胃，胃中有热则虫动，虫动则胃缓，胃缓则廉泉[1]开，故涎下。补足少阴。

【注释】

①廉泉：穴名，位于舌下舌根处，属任脉，是唾液分泌的通道。足少阴之脉亦上挟舌本，主涎。杨上善："廉泉，舌下孔，通涎道也。人神守，则其道不开，若为好味所感，神者失守，则其孔开，涎出也；亦因胃热虫动，故廉泉开，涎因出也。"

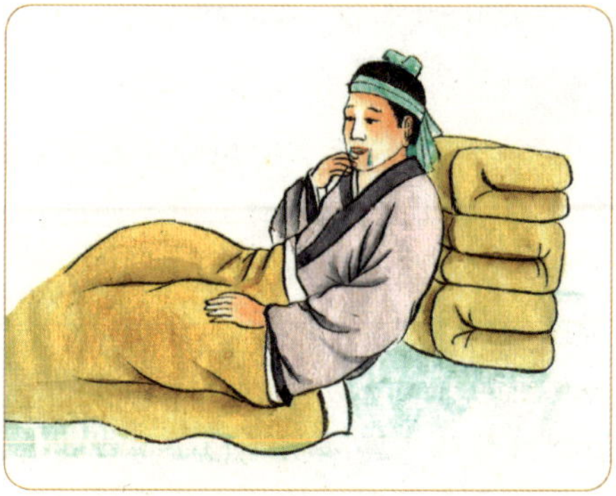

人有时会流涎，是因为胃热让胃中的寄生虫因受热而蠕动，引起胃气迟缓，导致舌下的廉泉穴开张。

【译文】

黄帝问：人有时会流涎，是什么气造成的呢？

岐伯说：饮食水谷进入胃中，胃中就会出现热象，胃中的寄生虫因受热而蠕动，就会使胃气迟缓。胃与口相通，胃气迟缓就会使得舌下的廉泉穴开张，导致口张开而收不住流涎。对于这样的症状，治疗时应当针刺足少阴肾经以补充肾水。

【原文】

黄帝曰：人之耳中鸣者，何气使然？

岐伯曰：耳者，宗脉之所聚也。故胃中空则宗脉虚，虚则下溜，脉①有所竭者，故耳鸣。补客主人②，手大指爪甲上与肉交者也。

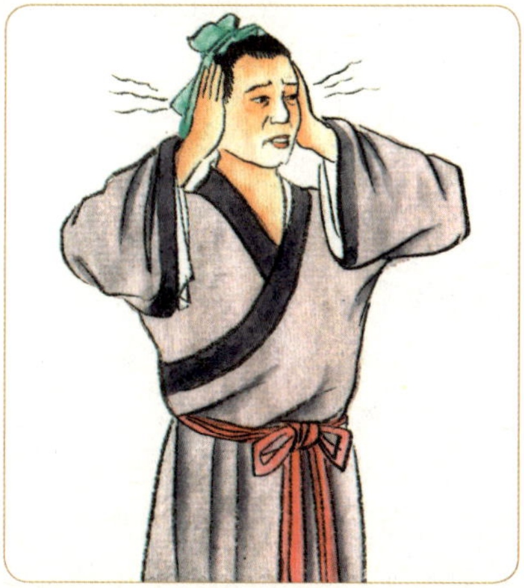

人出现耳鸣的症状是因为胃虚，水谷精微供给不足，宗脉得不到滋养引起脉虚，阳气下陷不升，导致耳中的经血因得不到充养而耗损受伤。

【注释】

①溜脉：流行的经脉，在此指头面部与耳目相通的经脉。溜，流。杨上善："溜脉，入耳之脉，溜行之者也。有竭不通，虚故耳鸣也。"②客主人：穴名，即足少阳胆经之上关穴，在下关穴直上，当颧弓的上缘，为手少阳三焦经、足少阳胆经及足阳明胃经的会穴，位于耳前。补此穴可以助阳气，耳病常取之。

【译文】

黄帝问：人出现耳鸣的症状，是什么气造成的呢？

岐伯说：耳部是人身宗脉聚集的地方。如果胃中空虚，水谷精微供给不足，宗脉就会得不到滋养，脉中也会空虚。宗脉虚弱则阳气下陷不升，精微不能够向上送达，进入耳中的经脉气血就会因得不到充养而耗损受伤，就会导致耳鸣发生。对于这样的症状，治疗时应当取用足少阳胆经的客主人穴及位于手大指爪甲角的手太阴肺经的少商穴，以补法进行针刺。

【原文】

黄帝曰：人之自啮舌者，何气使然？

岐伯曰：此厥逆走上，脉气辈至也[①]。少阴气至则啮舌，少阳气至则啮颊，阳明气至则啮唇矣。视主病者，则补之。

【注释】

①“此厥逆”两句：张介宾：“厥逆走上则血涌气腾，至生奇疾，所至之处，各有其部。如少阴之脉行舌本，少阳之脉循耳颊，阳明之脉环唇口，故或为肿胀，或为怪痒，各因其处，随而啮之，不独止于舌也。”

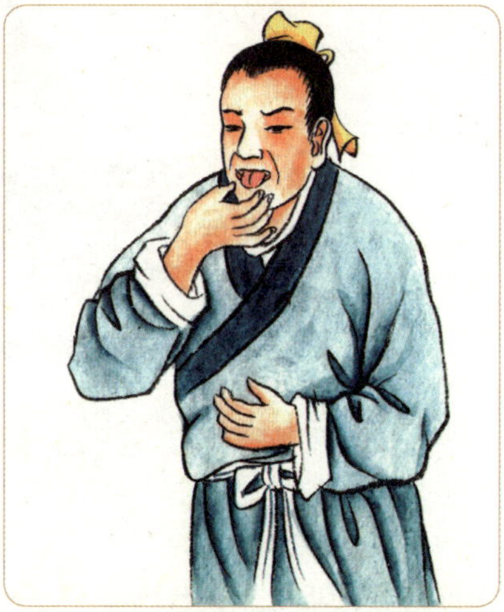

人咬到自己的舌头是厥气上逆，影响到各条经脉的脉气而使之分别上逆所致。

【译文】

黄帝问：人有时会咬到自己的舌头，这是什么气造成的呢？

岐伯说：这类疾病是厥气上逆，影响到各条经脉的脉气而使之分别上逆导致的。如果是少阴脉气上逆，由于足少阴肾经通于舌的根部，病人就会咬到自己的舌头；如果是少阳经脉气上逆，由于少阳经脉行于两颊的部位，病人就会咬到自己的面颊内部；如果是阳明经脉气上逆，由于阳明经脉环绕口唇部，病人就会咬到嘴唇。对于这样的症状，治疗时应当根据发病的部位，确定病在哪一条经脉，然后用扶正祛邪的方法进行针刺治疗。

【原文】

凡此十二邪者，皆奇邪[①]之走空窍者也。故邪之所在，皆为不足。故上气不足，脑为之不满，耳为之苦鸣，头为之苦倾，目为之眩；中气不足，溲便为之变，肠为之苦鸣；下气不足，则乃为痿厥心悗。补足外踝下，留之。

【注释】

①奇邪：非常之邪，其所致的病症也不同于一般的疾病，此处指以上十二种邪气侵害人体的部位和发病方式有异于一般的病邪。奇，异常。

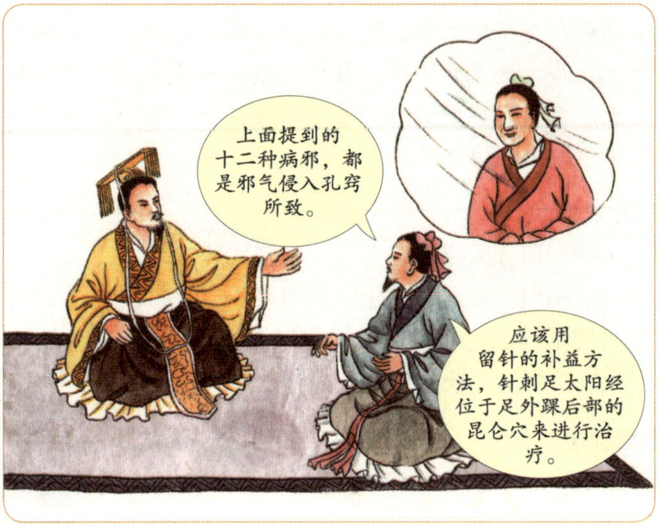

正气不足会引起邪气侵入人体的孔窍导致疾病产生。

【译文】

以上提到的这十二种病邪，都是由邪气侵入孔窍所导致的。邪气之所以能侵入这些部位，是因为正气不足。凡是上焦气不足的病证，都会使脑髓不充实，有空虚的感觉，耳鸣，头部支撑无力而低垂，双目晕眩；中焦气不足，就会使人大小便不调，肠中鸣响；下焦气不足，就会使人两足软弱无力而发冷，心中窒息烦闷。治疗时，应该用留针的补益方法针刺足太阳经位于足外踝后部的昆仑穴。

【原文】

黄帝曰：治之奈何？

岐伯曰：肾主为欠，取足少阴。肺主为哕①，取手太阴、足少阴。唏者，阴与阳绝，故补足太阳，写足少阴。振寒者，补诸阳。噫者，补足太阴、阳明。嚏者，补足太阳、眉本。亸，因其所在，补分肉间。泣出补天柱经侠颈，侠颈者，头中分也。太息，补手少阴、心主、足少阳留之。涎下补足少阴。耳鸣补客主人，手大指爪甲上与肉交者。自啮舌，视主病者，则补之。目眩头倾，补足外踝下留之。痿厥心悗，刺足大指间上二寸②，留之，一曰足外踝下留之。

【注释】

①肺主为哕：张介宾："上文言哕出于胃，此言哕出于肺，盖寒气上逆而为哕，气病于胃而主于肺也。"②足大趾间上二寸：指足厥阴经之太冲穴，或足太阴经之太白穴。

【译文】

黄帝问：上述各类疾病，应当如何治疗呢？

岐伯说：以上诸病中，肾气所主的呵欠病，应补足少阴肾经的穴位；肺气所主的呃逆病，应补手太阴肺经以及足少阴肾经；哽咽是阴盛阳衰的病证，应补足太阳膀胱经，泻足少阴肾经；身上发冷的振寒证，应补足各条阳经上的穴位；嗳气病，应补足太阴脾经和足阳明胃经的穴位；经常打喷嚏，应补足太阳膀胱经的攒竹穴；肢体懈怠无力的亸病，要根据所在经脉的不同而分别取经脉的分肉之间，用补法治疗；哭泣而涕泪同出的，应当补位于颈项之后中行两旁的足太阳膀胱经的天柱穴；经常叹气的，应补手少阴心经、手厥阴心包经以及足少阳胆经，针刺后要留针；口角流涎，应补足少阴肾经；耳鸣，应补足少阳胆经的客主人穴，以及位于手大指爪甲角部的手太阴肺经的少商穴；咬自己舌头和颊部的，应当根据发病部位所属经脉分别使用补法；双目眩晕、头垂无力的，应当补足外踝后的昆仑穴，用留针法；肢体萎弱无力而厥冷、心胸窒闷的，应刺足大指本节之后二寸处，用留针的方法针刺，一说可在足外踝后的昆仑穴针刺，并用留针的方法。

◎决气：六气的功能◎

【导读】

决气，意为辨别人体之气。决，本义为打开缺口，引导水流，此处是分析、辨别的意思。气，在此指人体之气，具体又可分为六气，即精、气、津、液、血、脉。本篇主要分析了人体六气的生成、功能和病理特征，最后说明“五谷与胃为大海”，就是说水谷精微与脾胃的消化吸收，乃是六气化生的根源，所以篇名为“决气”。

【原文】

黄帝曰：余闻人有精、气、津、液、血、脉，余意以为一气耳，今乃辨为六名，余不知其所以然。

岐伯曰：两神相搏①，合而成形，常先身生，是谓精。

何谓气？

岐伯曰：上焦开发，宣五谷味②，熏肤、充身、泽毛，若雾露之溉，是谓气。

何谓津？

岐伯曰：腠理发泄，汗出溱溱③，是谓津。

何谓液？

岐伯曰：谷入气满，淖泽注于骨，骨属屈伸。泄泽④补益脑髓，皮肤润泽，是谓液。

何谓血？

岐伯曰：中焦受气，取汁变化而赤，是谓血。

何谓脉？

岐伯曰：壅遏⑤营气，令无所避，是谓脉。

【注释】

①两神相搏：指男女两性交媾。张介宾：“两神，阴阳也。搏，交也。”②宣五谷味：将五谷所化生的精微输到周身。宣，布散。③溱溱（zhēn）：汗出滋润的样子。④泄泽：满盈渗出且起着滋润、补益的作用。⑤壅遏：壅塞、遏制，在此指脉约束营气的作用。张介宾：“壅遏者，堤防之谓，犹道路之有封疆，江河之有涯岸。俾营气无所回避，而必行其中者，是谓脉。”

六气

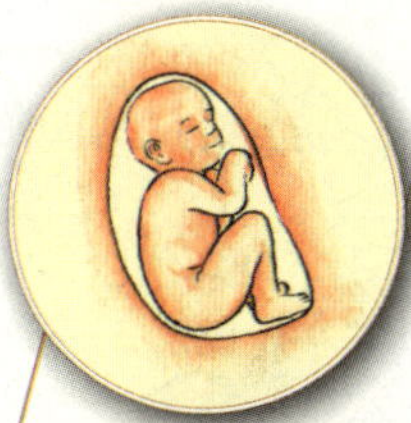

精

男女交合之后，可以产生新的生命体。这种在形体出现以前，构成形体的基本物质就叫作精

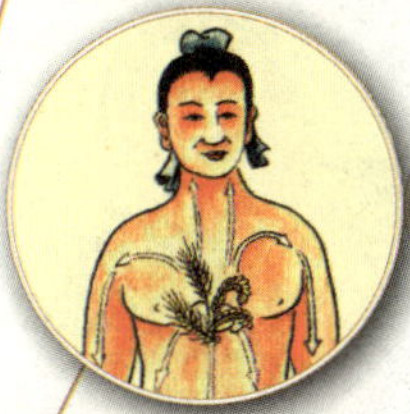

气

上焦把饮食的精微物质宣发到全身，以温和皮肤，充实形体，泣泽毛发，这叫作气

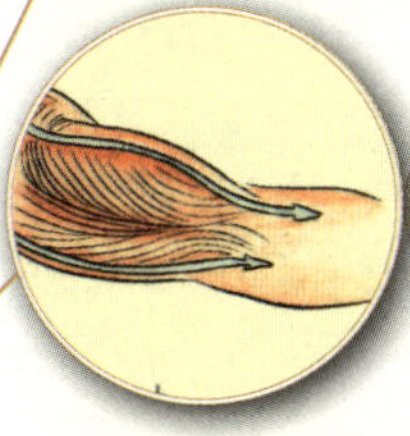

津

肌肉和腠理疏泄太过，过多的汗叫作津

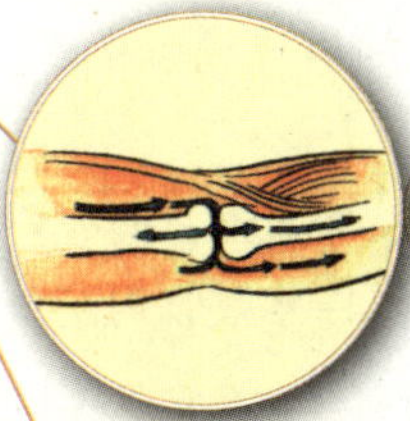

液

饮食入胃，水谷精微充满全身，外溢部分输注到骨髓。渗出的部分叫作液

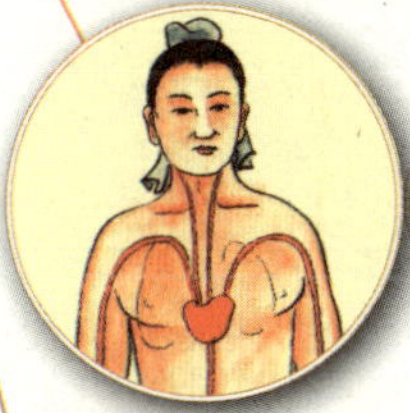

血

饮食进入脾胃，其精微物质被吸引，经过气化变成红色的液体，这就叫作血

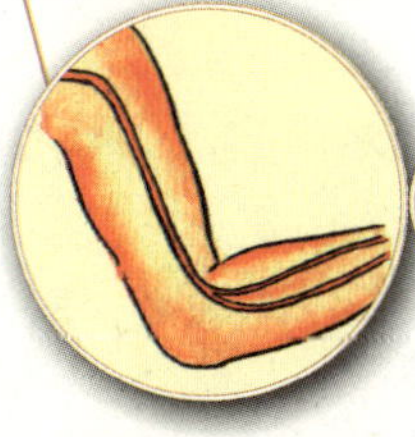

脉

约束气血，使之不能向外流溢和妄行的，就叫作脉

【译文】

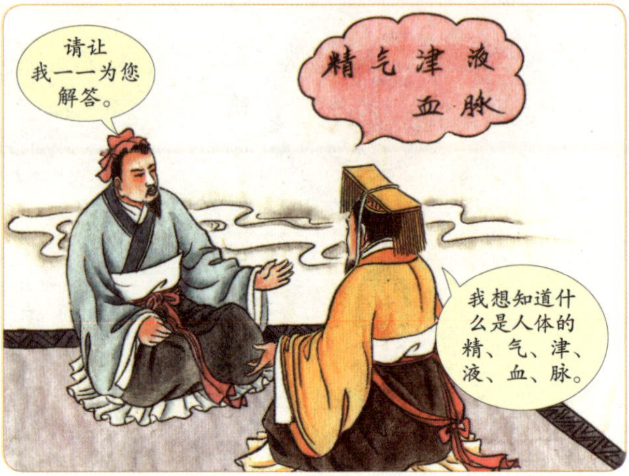
请让我一一为您解答。
精气津液血脉
我想知道什么是人体的精、气、津、液、血、脉。
岐伯向黄帝讲解精、气、津、液、血、脉的相关知识。

黄帝说：我听说过人体有精、气、津、液、血、脉的说法。我原以为这些不过是一种气而已，可人们却把它分为六种，我不明白这样分的原因。

岐伯说：男女交合之后，可以产生新的生命体。这种在形体出现以前，构成形体的基本物质，叫作精。

什么叫作气呢？

岐伯说：上焦把饮食的精微物质宣发布散到全身，以温和皮肤，充实形体，润泽毛发，就像雾露灌溉各种草木一样，这就叫作气。

什么叫作津呢？

岐伯说：肌肉和腠理疏泄太过，汗出过多，这样的汗就叫作津。

什么叫作液呢？

岐伯说：饮食入胃，水谷精微充满于周身，外溢部分输注到骨髓中，使骨骼关节曲伸灵活自如。渗出的部分在内可以补益脑髓，在外散布到皮肤，可以使皮肤保持润泽，这种物质就叫作液。

什么叫作血呢？

岐伯说：饮食进入位于中焦的脾胃，其中的精微物质被吸收，经过气化变成红色的液体，这就叫作血。

什么叫作脉呢？

岐伯说：像设堤防一样约束着气血，使之不能向外流溢和妄行的，就叫作脉。

【原文】

黄帝曰：六气者，有余不足，气之多少，脑髓之虚实，血脉之清浊，何以知之？

岐伯曰：精脱者，耳聋[①]；气脱者，目不明[②]；津脱者，腠理开，汗大泄[3]；液脱者，骨属屈伸不利，色夭，脑髓消，胫酸，耳数鸣；血脱者，色白，夭然不泽；其脉空虚。此其候也。

黄帝曰：六气者，贵贱何如？

岐伯曰：六气者，各有部主[4]也，其贵贱善恶，可为常主，然五谷与胃为大海也。

【注释】

①精脱者，耳聋：张介宾："肾藏精，耳者肾之窍，故精脱则耳聋。"②气脱者，目不明：张志聪："目之精明五色，气之华也，故气脱者目不明。"③津脱者，腠理开，汗大泄：汗为阳津，腠理疏泄而不能固密，则大汗不止。④各有部主：指六气各有所属的脏器，各有分布的部位。部，部位。主，统领。张介宾："部主，谓各部所主也。如肾主精，肺主气，脾主津液，肝主血，心主脉也。"

【译文】

黄帝问：精、气、津、液、血、脉六气的有余和不足，如精气的多少、津液的虚实、血脉的清浊之类情况，怎样才能知道呢？

岐伯说：精虚，会使人耳聋；气虚，会使人的眼睛视物不明；津虚，则腠理开泄，使人大量出汗；液虚，会使人四肢关节屈伸不灵活，面色枯槁没有光泽，脑髓不充实，小腿酸软，经常耳鸣；血虚，会使人面色苍白无光；脉虚，会使脉管空虚下陷。这就是六气有余和不足的各种表现。

黄帝问：六气对人体的重要性的主次是怎样的呢？

岐伯说：六气分别由各自对应的脏器统领管辖，它们在人体中的重要性及功能的正常与否，都取决于其所归属的脏器的情况。但由于六气都是五谷精微所化生的，而这些精微物质又都是从胃中化生出来的，因此胃是六气化生的源泉。

◎五阅五使：五官与五脏的关系◎

【导读】

五阅，指五脏的外部征象。阅，察也。五使，指面部五气为五脏所使。本篇主要论述了以五官征象观察五气变化，以及五气受五脏所使的道理，故名为“五阅五使”。

本篇的主要内容包括：一、说明五脏之气和五官在生理上的密切联系，从五官气色可察知五脏的状况；二、具体地叙述了五脏与五气有着怎样的联系，以及五脏病变在五官上的形态表现。

【原文】

黄帝问于岐伯曰：余闻刺有五官五阅①，以观五气②。五气者，五脏之使③也，五时之副④也。愿闻其五使当安出？

岐伯曰：五官者，五脏之阅也。

黄帝曰：愿闻其所出，令可为常⑤。

岐伯曰：脉出于气口，色见于明堂⑥。五色更出，以应五时，各如其常。经气⑦入脏，必当治里。

【注释】

①五官五阅：指外表五官与内里五脏相应，所以内里脏腑的功能正常与否能够在五官上表现出来。五官，指目、鼻、口、舌、耳。它们各有一定的功能职守，故称“官”。张介宾：“官者，职守之谓，所以司呼吸、辨颜色、纳水谷、别滋味、听声音也。”五阅，指观察到的五脏的内在变化。张介宾：“阅，外候也，五脏主于中，五官见于外，

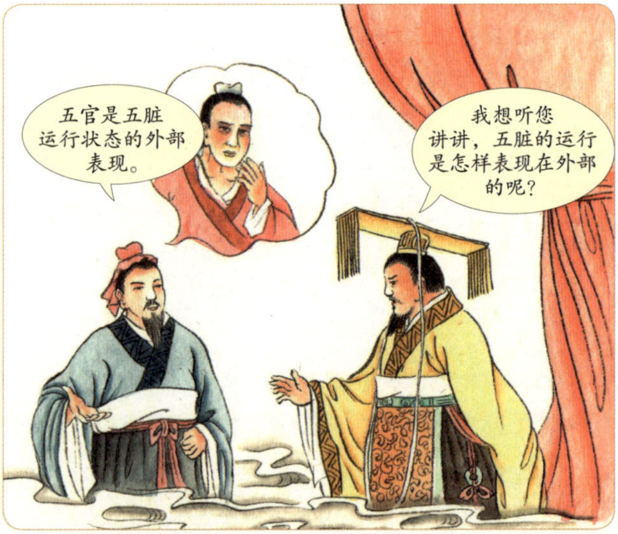

黄帝向岐伯请教五脏及气色的相关知识。

内外相应，故为五脏之阅。”② 五气：五脏之气，即肝青、心赤、脾黄、肺白、肾黑五种气色。③ 五脏之使：是说面部五官的气色为五脏所使出。使，奉令出行。④ 副：在此有配合、相应的含义。⑤ 令可为常：意思是使它成为常规的方法。⑥ 明堂：指鼻。古时朝廷讲明政教之所叫“明堂”，位于四围正中。而鼻居面部中央，故借“明堂”以喻鼻。⑦ 经气：在此指经脉中的邪气。马元台：“外经邪气入藏，必当从里以治之。”

【译文】

黄帝向岐伯问道：我听说针刺法中有“五官五阅”的说法，说可以通过五脏之气在五官上反映出来的状况，来观察五种气色。五种气色，是五脏的外在表现，并与五时气候相配合。我想听您讲讲，五脏的运行是怎样表现在外部的呢？

岐伯回答说：五官是五脏运行状态的外部表现。

黄帝说：我想了解五官表现五脏变化状况的征象，并将它作为诊病的常规。

岐伯说：五脏的脉象反应在气口，气色表现在鼻部。五色交替显现，与五时相对应，而且各有一定的规律。如果有邪气由经脉传入内脏，治疗就必须从内脏入手。

【原文】

帝曰：善。五色独决于明堂乎？

岐伯曰：五官已辨，阙庭①必张，乃立明堂。明堂广大，蕃蔽②见外，方壁高基③，引垂居外，五色乃治，平博广大，寿中百岁。见此者，刺之必已，如是之人者，血气有余，肌肉坚致，故可苦以针。

【注释】

① 阙庭：《灵枢·五色》：“阙者，眉间也”，“庭者，颜也。”古代宫庙及墓门所立双柱叫“阙”，以此喻面部的两眉之间。庭，即庭院，以此喻人的面部。② 蕃蔽：有屏障之义。颊侧、耳门为面部之保护，故喻称为“蕃蔽”。《灵枢·五色》：“蕃者，颊侧也。蔽者，耳门也。”蕃，本意为草木茂盛。茂盛之草木可成为人的屏障保护。蔽，遮蔽，隐蔽。③ 方壁高基：指面部方正，肌肉丰满，骨骼隆起。壁，指面部肌肉。基，指下颌部。马元台：“耳四周之壁既方，地角之基又高。”

【译文】

黄帝说：讲得好。那么五色的表现仅是反映在鼻部吗？

岐伯说：五官之色，已经分明，眉间及额部的天庭部位必须开阔饱满，才可用来观察明堂的色泽变化。如果明堂宽阔，颊部和耳门部显露于外，面部肌肉方正丰

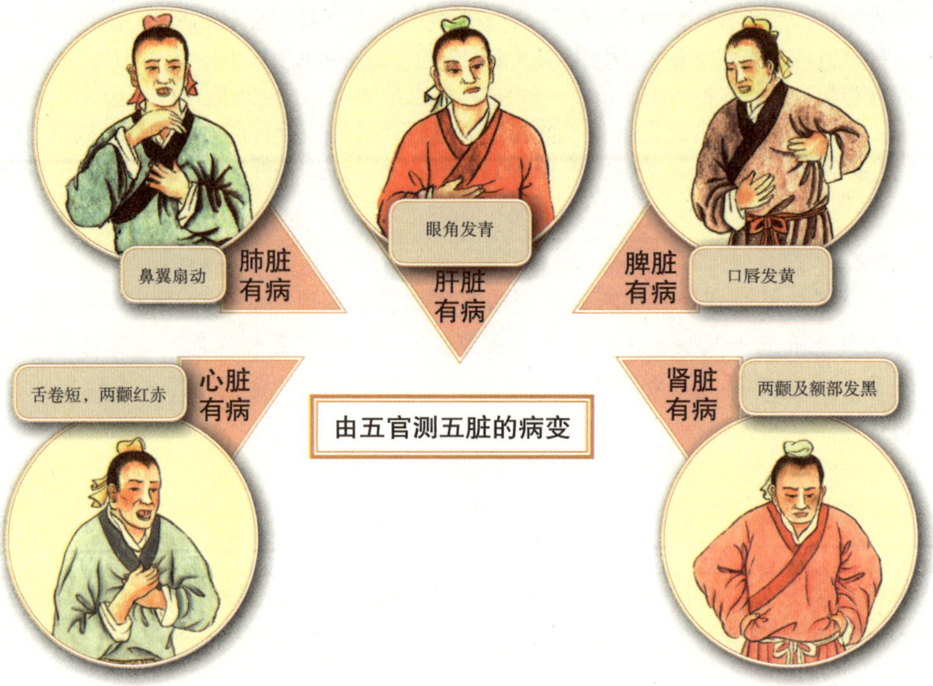
鼻翼扇动
肺脏有病
眼角发青
肝脏有病
脾脏有病
口唇发黄
舌卷短，两颧红赤
心脏有病
由五官测五脏的病变
肾脏有病
两颧及额部发黑

厚，齿龈的本肉在外守护着牙齿，面部五色正常，五官的位置端正平阔，人就能拥有百岁的寿命。如果见到这样的人患有疾病，使用针刺一定能治愈，因为其气血充足，肌肉坚实，腠理致密，可以用针刺的方法治疗。

【原文】

黄帝曰：愿闻五官。

岐伯曰：鼻者，肺之官也；目者，肝之官也；口唇者，脾之官也；舌者，心之官也；耳者，肾之官也。

黄帝曰：以官何候？

岐伯曰：以候五脏。故肺病者，喘息鼻张；肝病者，眦青；脾病者，唇黄；心病者，舌卷短，颧赤；肾病者，颧与颜黑。

【译文】

黄帝问：五官与五脏的对应关系是怎样的呢？

岐伯说：鼻是肺脏的官窍；眼睛是肝脏的官窍；口唇是脾脏的官窍；舌是心脏的官窍；耳是肾脏的官窍。

黄帝问：由五官可以测知哪些病变呢？

岐伯说：可以测候五脏的病变。肺脏有病时，病人喘息急促，鼻翼扇动；肝脏有病时，病人眼角发青；脾脏有病时，病人口唇发黄；心脏有病时，病人舌卷而短缩，病人两颧红赤；肾脏有病时，两颧及额部发黑。

【原文】

黄帝曰：五脉安出，五色安见，其常色殆者如何？

岐伯曰：五官不辨，阙庭不张，小其明堂，蕃蔽不见，又埤①其墙，墙下无基，垂角去外。如是者，虽平常殆，况加疾哉。

【注释】

①埤（bēi）：通“卑”，低矮，低小。

【译文】

黄帝问：五脏的脉象正常时，五色的表现也就正常，有的人气色和正常人一样，但一旦有病则会非常危险，这是为什么呢？

岐伯说：五官分野不清，天庭不开阔，鼻子狭小，颊部和耳门部狭窄而不饱满，耳周围和耳下的肌肉不丰厚，耳垂和下颏像削去了一块。这样的人，即使平时气色和脉象正常，也有着夭折的危险，何况又是患了疾病呢！

【原文】

黄帝曰：五色之见于明堂，以观五脏之气，左右高下，各有形乎？

岐伯曰：腑脏之在中也，各以次舍，左右上下，各如其度也。

【译文】

黄帝问：五色显现在鼻部，可以用来观察并推知五脏之气的变化，那么在鼻部的左右上下也各有一定的显现吗？

岐伯说：脏腑在胸腹的里面，各有一定的位置，那么反映在鼻部体现五脏运行状态的五色，自然也有各自所属的部位了。

◎外揣：通过声色判断病变◎

【导读】

外揣，即从人体的外部揣测内部的情况。本篇主要论述了医生在临证时，要从人体的外部表现和变化揣测出内部五脏的病变，这样就能收到很好的疗效，所以篇名为“外揣”。

本篇探讨了疾病诊断治疗的理论，虽未论述具体某种疾病的治疗，却为医生提供了重要的医学思想方法。其核心思想是：人体是内外相应的统一整体，医生在临证时，要能够做到从外揣内，从内揣外。

【原文】

黄帝曰：余闻九针九篇，余亲授其调①，颇得其意。夫九针者，始于一而终于九②，然未得其要道也。夫九针者，小之则无内，大之则无外，深不可为下，高不可为盖。恍惚无穷，流溢无极。余知其合于天道人事四时之变也。然余愿杂之毫毛，浑束为一，可乎？

岐伯曰：明乎哉问也，非独针道焉，夫治国亦然。

黄帝曰：余愿闻针道，非国事也。

岐伯曰：夫治国者，夫惟道焉。非道，何可小大深浅，杂合而为一乎。

【注释】

① 亲受其词：亲自接受其智慧和方略。一作“亲受其调”，即亲自体察事物的规律。
② 始于一而终于九：指九针的理论和各种针具的名称。叙述这些理论以及各种类型针具的使用，都要有条理和次序，并分别与天、地、人及各种自然现象相应，如一应天，二应地，三应人，四应四时，五应五音，六应六律，七应七星，八应八风，九应九野等，所以称为“始于一而终于九”。此文原出《九针十二原》。

【译文】

黄帝说：我听到过关于九针的九篇论述，亲自领略了其中的智慧，也大致领会了其中的道理。九针从第一针开始，到第九针终止，包含了许多深刻的道理，我还没能真正掌握其中的主要道理。九针的道理，精妙到了不能再细的程度，宏大到了不能再大的地步，深奥到了不能再深奥的境界，高远到了不能覆盖的程度，其中的奥妙无穷无尽，它的应用广泛无极。我知道它符合天道、人事以及四时的变化，但我想把这复杂如牛毛的理论归纳成一个总的纲要，可以做到吗？

岐伯说：您问得真高明啊！不但针刺的道理是这样，就连治理国家也应如此。

黄帝说：我想听的是针刺的道理，并不是国事。

岐伯说：治理国家，就是要有一个总的纲要。如果没有总的纲要，怎么能将大、小、深、浅各不相同的复杂事物整合在一起呢？

【原文】

黄帝曰：愿卒闻之。

岐伯曰：日与月焉，水与镜焉，鼓与响焉。夫日月之明，不失其影；水镜之察，不失其形；鼓响之应，不后其声。动摇则应和，尽得其情。

黄帝曰：窘乎哉！昭昭之明不可蔽，其不可蔽，不失阴阳也。合而察之，切而验之，见而得之，若清水明镜之不失其形也。五音不彰，五色不明，五脏波荡，若是则内外相袭①，若鼓之应桴，响之应声，影之似形。故远者，司外揣内②，近者，司内揣外。是谓阴阳之极，天地之盖。请藏之灵兰之室③，弗敢使泄也。

【注释】

①相袭：指人体的内里和体表相互影响。②司外揣内：观察外表的表象，可以推测内脏的病变。司，主事为司。揣，推测。③灵兰之室：传说是黄帝藏书的地方。王冰："灵兰室，黄帝之书府也。"

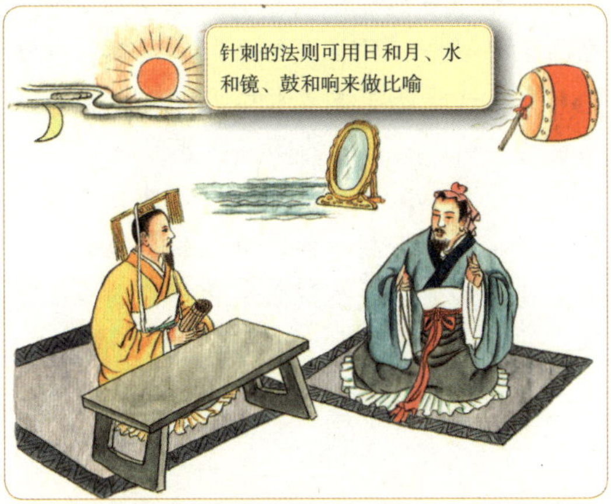
针刺的法则可用日和月、水和镜、鼓和响来做比喻

岐伯说，要想完全掌握针刺的法则，就像要了解日和月、水和镜、鼓和响的关系一样。

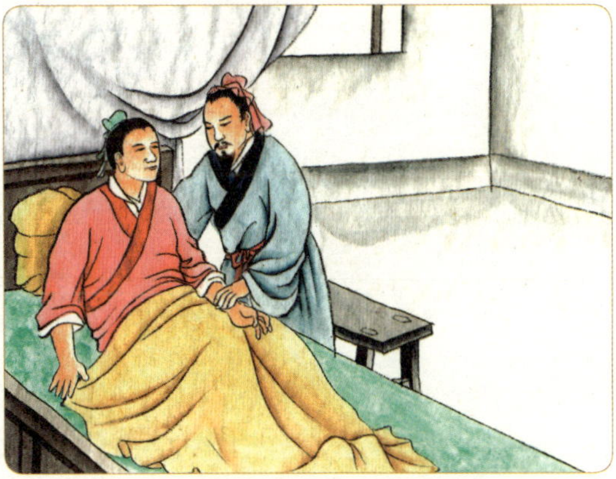

治疗疾病时，要综合观察病人的各种情况，包括他的声音、面色和体表变化等。

【译文】

黄帝说：希望您详尽地讲一下。

岐伯说：这可用日和月、水和镜、鼓和响来做比喻。日月照耀物体，必定会有物体的影子出现；水镜倒映物体，可以清楚地反映物体的形态；击鼓时会发出响声，声音和击鼓的动作几乎是同时发生的。所以，形与影、声与响是相互应和的。懂得了这些，就能完全掌握针刺的法则了。

黄帝说：这个问题确实很艰深啊！尽管非常艰深，但深刻的道理就像日月之光一样不可遮蔽。之所以无法遮蔽，是因为它不背离阴阳相对相合的规律。在临证时要把各种情况结合起来观察，并通过切脉来验证，以望诊来获知外部的病象，这样就能像清水和明镜反映物体一样不会失之偏颇。人的声音的响亮，面色的鲜明，是内脏的功能在外部的反映，这种内外相因，就如同以鼓槌击鼓，响声随之而生，又如影子跟随形体并与形体相似一样。所以，通过观察病人体表的变化，就可测知内脏的证候；检查出内脏的变化，又可以推测显现于外表的症状。这可以说是阴阳变化规律的至高境界，天地间万事万物的变化之道便尽在其中。我想把这些重要的道理珍藏在灵兰之室，不敢使它泄露流失。

◎五变：五种特殊的病变◎

【导读】

本篇主要论述了疾病和体质的关系，以五种不同质地的树木遇到五种异常气候变化时的表现为例，说明了人由于体质不同而发生不同疾病的道理，所以篇名“五变”。

本篇的主要内容有：一、说明疾病的发生虽是外邪侵袭所致，但主要还是取决于人的体质强弱；二、分析风厥、消瘅、寒热、痹证、积聚五种病症的不同病变和诊候方法。

【原文】

黄帝问于少俞曰：余闻百疾之始期也，必生于风雨寒暑，循毫毛而入腠理。或复还，或留止，或为风肿汗出，或为消瘅，或为寒热，或为留痹，或为积聚。奇邪淫溢，不可胜数，愿闻其故。夫同时得病，或病此，或病彼，意者天之为人生风乎，何其异也？

少俞曰：夫天之生风者，非以私百姓也。其行公平正直，犯者得之，避者得无殆，非求人而人自犯之。

【译文】

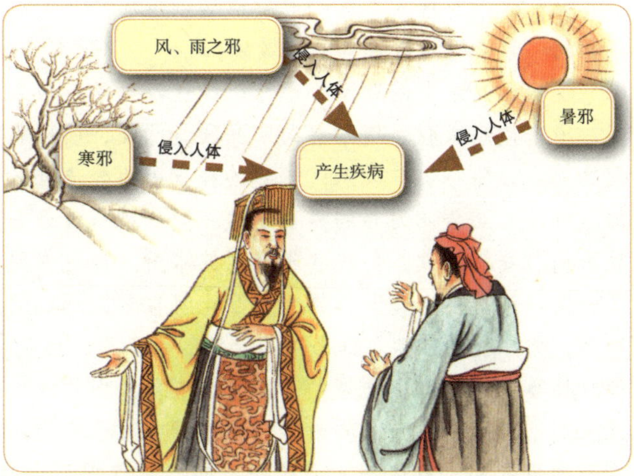

风、雨之邪
侵入人体
暑邪
侵入人体
寒邪
侵入人体
产生疾病

少俞向黄帝讲解当人体违反了自然气候规律时就会产生不同的病变。

黄帝向少俞问道：我听说许多疾病刚开始的时候，都是由风、雨、寒、暑之邪气侵入人体所引起。邪气沿着毫毛侵入到腠理，有的能够从体表出来，有的则会停留在体内，或发为风肿而出汗，或发为消瘅，或发为寒热，或成为留痹，或成为积聚。因时令反常而浸淫泛溢于人体的病邪，引起的病证难以尽数，我希望听您讲讲其中的缘故。至于有时人们同时得病，有的患这种病，有的患那种病，我认为其原因是自然气候对人的影响不同，否则，为什么会有各种不同的病变呢？

少俞回答说：大凡自然界出现的气候，并不偏私于某个人。它公平、正直，冒犯它的就会得病，避开它的就不会发生危险。不是风邪主动伤人，而是人们主动冒犯了它，因而疾病就来了。

【原文】

黄帝曰：一时遇风，同时得病，其病各异，愿闻其故。

少俞曰：善乎哉问！请论以比匠人。匠人磨斧斤，砺刀削斫材木。木之阴阳，尚有坚脆。坚者不入，脆者皮弛。至其交节，而缺斤斧焉。夫一木之中，坚脆不同。坚者则刚，脆者易伤。况其材木之不同，皮之厚薄，汁之多少，而各异耶。夫木之蚤花先生叶者，遇春霜烈风，则花落而叶萎。久曝大旱，则脆木薄皮者，枝条汁少而叶萎。久阴淫雨，则薄皮多汁者，皮溃而漉。卒风暴起，则刚脆之木，枝折而杌伤①。秋霜疾风则刚脆之木根摇而叶落。凡此五者，各有所伤，况于人乎！

【注释】

①杌（wù）伤：树枝折断，木干损伤。杌，指树干。张介宾："木之无枝者也。"

【译文】

黄帝说：有些人在同一时刻遭遇到风邪，又同时患病，可是他们的病证却不相同。希望听您讲讲其中的缘故。

少俞说：这个问题问得很好！请让我以匠人伐木来做比喻吧。匠人磨砺刀斧，用来砍削木材。树木有向阳面和背阴面，所以就有坚硬和松脆的不同。坚硬的地方刀斧不容易砍入，松脆的地方因为外皮松弛而容易砍入。砍到有树节的地方，甚至会使刀斧的刃口崩缺。同一种木材就有坚脆的不同，坚硬处就难砍，松脆处就易砍，何况各种不同的木材。树皮有厚薄，汁液有多少，性质各不相同。如果树木花开得早，叶子生得也早，那么遇到春霜或大风，花朵就会凋落，树叶就会枯萎。如果遇到长期的干旱天，性脆皮薄的树木就会枝条少汁，树叶枯萎。如果碰上长期的阴雨天，皮薄汁多的树木就会外皮溃烂，渗水。如果突然刮起了暴风，木质刚脆的树木就会枝干断折。如果秋天将下寒霜，又有剧烈的风刮起，就会使木质刚脆的树木根部摇动，叶子坠落。上述五种木材，各有其不同的损伤原因和损伤程度，何况人呢？

【原文】

黄帝曰：以人应木，奈何？

少俞答曰：木之所伤也，皆伤其枝。枝之刚脆而坚，未成伤也。人之有常病也，亦因其骨节皮肤腠理之不坚固者，邪之所舍也，故常为病也。

【译文】

黄帝问：人的情况和树木的这些情况是如何对应的呢？

少俞回答说：树木受伤，都是伤其树枝。凡是树枝刚脆而坚实的，都不会受伤。人容易患病，也是因为骨节、皮肤、腠理不坚固，邪气容易侵犯并留居在体内。

【原文】

黄帝曰：人之善病风厥漉[①]汗者，何以候之？

少俞答曰：肉不坚，腠理踈，则善病风。

黄帝曰：何以候肉之不坚也？

少俞答曰：䐃肉不坚，而无分理。理者，粗理，粗理而皮不致者，腠理踈。此言其浑然者。

【注释】

① 漉：汗出淋漓的样子。

【译文】

黄帝问：有些人容易患风气厥逆而汗出不止的疾病，应该怎样诊察呢？

少俞回答说：凡是肌肉不坚实、腠理疏松的人，都容易为风邪侵袭而患风厥病。

黄帝问：怎样候察出肌肉不坚实呢？

少俞回答说：这是说肩、肘、大腿等部位的肌肉不坚实，并且没有分理。肌肉不坚实，则分理粗疏，皮肤不致密，腠理疏松。这就是判断肌肉不够结实的依据。

【原文】

黄帝曰：人之善病消瘅者，何以候之？

少俞答曰：五脏皆柔弱者，善病消瘅。

黄帝曰：何以知五脏之柔弱也？

少俞答曰：夫柔弱者，必有刚强[①]，刚强多怒，柔者易伤也[②]。

黄帝曰：何以候柔弱之与刚强？

少俞答曰：此人薄皮肤，而目坚固以深[③]者，长冲直扬[④]，其心刚，刚则多怒，怒则气上逆，胸中蓄积，血气逆留，髋皮充肌[⑤]，血脉不行，转而为热，热则消肌肤，故为消瘅。此言其人暴刚而肌肉弱者也。

【注释】

①“夫柔弱者”两句：丹波元简：“柔弱者必有刚强，谓形质弱而性气刚也。”②“刚强”两句：从性情粗暴多怒可以测知五脏柔弱易伤。柔者容易患消瘅。③坚固：视物坚定。深：眶骨高耸，眼珠深凹。④长冲直扬：横眉竖目，举目扬眉貌。冲，当为“衡”，指眉毛。⑤髋（kuān）皮充饥：腹部皮肤肌肉充胀。髋，同“宽”，充塞的意思。

【译文】

黄帝问：有些人容易患消瘅病，应该怎样诊察呢？

少俞回答说：五脏都很柔弱的人，容易患消瘅病。

黄帝问：怎样知道五脏柔弱呢？

少俞回答说：大凡五脏柔弱的人，必定心性刚强，心性刚强则多怒，所以五脏柔弱的人就容易受到损伤。

人受外邪入侵而患病的情况

病名	病因
风厥病	容易患风厥病的人，多是肌肉不坚实，腠理疏松者
消瘅病	容易患消瘅病的人，五脏都很柔弱
寒热病	容易患寒热病的人，骨骼细小，肌肉脆弱
痹病	容易患痹病的人，多为腠理粗疏而肌肉不坚实者
肠中积聚	容易患肠中积聚的人，通常都皮肤薄弱，肌肉不结实

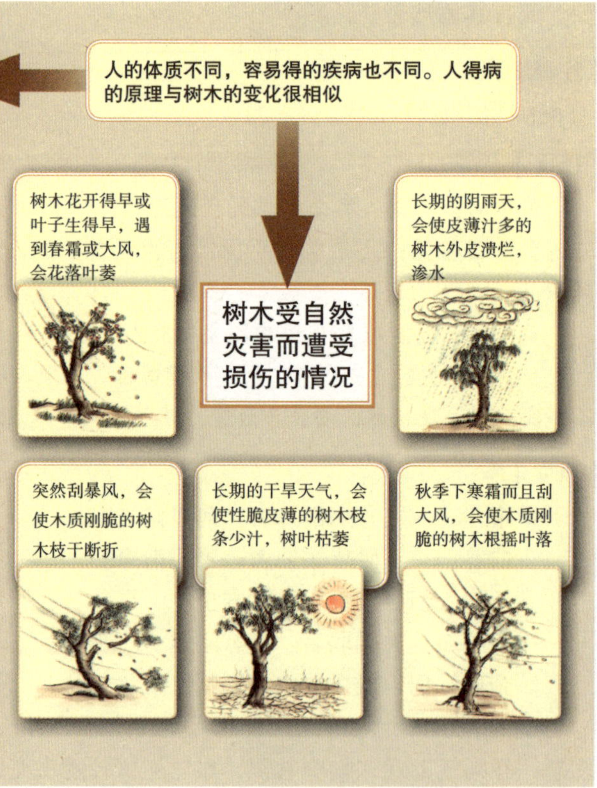
人的体质不同，容易得的疾病也不同。人得病的原理与树木的变化很相似
树木受自然灾害而遭受损伤的情况
树木花开得早或叶子生得早，遇到春霜或大风，会花落叶萎
长期的阴雨天，会使皮薄汁多的树木外皮溃烂，渗水
突然刮暴风，会使木质刚脆的树木枝干断折
长期的干旱天气，会使性脆皮薄的树木枝条少汁，树叶枯萎
秋季下寒霜而且刮大风，会使木质刚脆的树木根摇叶落

黄帝问：怎样候察五脏柔弱与心性刚强呢？

少俞回答说：这种人皮肤脆薄，但是眼睛生得坚固深入，眉毛竖起，心性刚暴。心性刚暴就容易发怒，怒则使气上逆，积蓄在胸中，血与气交阻停留而运行不畅，充满于肌肉皮肤之间，使血脉不得畅流而生郁热，热则销铄肌肉皮肤，而成为消瘅。这说的就是性情刚暴而肌肉脆弱的人。

【原文】

黄帝曰：人之善病寒热者，何以候之？

少俞答曰：小骨弱肉[①]者，善病寒热。

黄帝曰：何以候骨之小大，肉之坚脆，色之不一也？

少俞答曰：颧骨者，骨之本也[②]。颧大则骨大，颧小则骨小。皮肤薄而其肉无䐃，其臂懦懦然[③]，其地色殆[④]然，不与其天同色，污然[⑤]独异，此其候也。然后臂薄者，其髓不满，故善病寒热也。

【注释】

①小骨弱肉：张介宾："骨属肾，肉属脾，皆至阴之所在也。阴不足，则阳邪易以入之，故善病寒热。"②颧骨者，骨之本也：张介宾："目下颊骨曰颧，周身骨骼大小，可验于此。"张志聪："夫肾主骨。颧者，肾之外候也，故颧骨为骨之本。"③懦懦然：柔软无力的样子。④炲（tái）：黑色。⑤污然：污垢不洁的样子。

【译文】

黄帝问：有些人容易患寒热病，应该怎样诊察呢？

少俞回答说：凡是骨骼细小、肌肉脆弱的人，都容易患寒热病。

黄帝问：应该怎样候察骨骼的大小、肌肉的坚脆、气色的不同呢？

少俞回答说：面部的颧骨是全身的骨骼之本。颧骨大则全身的骨骼也大，颧骨小则全身的骨骼也小。皮肤薄弱，则肌肉不能隆起，两臂虚弱而无力，面部下巴的气色晦浊无神，与天庭的气色不一致，好像蒙着一层污垢一般，这就是诊候骨、肉、色的方法。同时，如果臂部肌肉薄弱，其骨髓必定不充实，所以容易患寒热病。

【原文】

黄帝曰：何以候人之善病痹者？

少俞答曰：粗理而肉不坚者，善病痹。

黄帝曰：痹之高下有处乎？

少俞答曰：欲知其高下者，各视其部。

【译文】

黄帝问：怎样诊察容易患痹病的人呢？

少俞回答说：腠理粗疏而肌肉不坚实者，则容易患痹病。

黄帝问：痹病的发生有一定的部位吗？

少俞回答说：要想知道痹病发生的部位，必须观察身体各个部位的情况。

【原文】

黄帝曰：人之善病肠中积聚者，何以候之？

少俞答曰：皮肤薄而不泽，肉不坚而淖泽。如此，则肠胃恶，恶则邪气留止，积聚乃伤脾胃之间，寒温不次，邪气稍至，稸积留止，大聚乃起。

【译文】

黄帝问：有些人容易患肠中积聚，应该怎样候察呢？

少俞回答说：皮肤薄弱，不润泽，肌肉不结实，不滑泽，这样的人肠胃功能不好。肠胃功能不好，邪气就容易停留而成积聚，以致伤及脾胃的正常功能。如果在脾胃之间，寒温不调，邪气即使轻微地侵入，也会蓄积停留，最后形成积聚病。

【原文】

黄帝曰：余闻病形，已知之矣，愿闻其时。

少俞答曰：先立其年，以知其时。时高则起，时下则殆①。虽不陷下，当年有冲通②，其病必起，是谓因形而生病。五变之纪也。

【注释】

①时高则起，时下则殆（dài）：凡遇生旺之时，疾病可以好转；若遇衰下之时，疾病就会危险。②冲通：意思是说人体与年运之气不相适应，就会感触而发病。张介宾："虽非衰克陷下之时，而年有所冲，则气有所通，其病亦因而起。"

【译文】

黄帝问：关于各种疾病的症状，我已经知道了，希望再听您讲讲疾病与时令的关系。

少俞回答说：首先要确定一年的气候变化情况，然后再掌握各个时令的气候。凡是在气候对疾病有利之时，其病都会好转；在气候对疾病不利之时，病情就会恶化。有时虽然某一时令的气候变化并不剧烈，但因该年气候对其人体不利，所以也会引发疾病。这就是所谓的形体素质不同，人所患的疾病也不同。这就是五变的纲要。

◎本脏：脏腑的重要性◎

【导读】

本，即探求根本。本脏，即探求人体脏腑的本源。本篇论述了精、神、血、气、魂、魄都藏于五脏，水谷津液则在六腑中传化；脏腑功能正常，人体才能健康正常；疾病的发生也是以脏腑功能失常为根本的，所以名为“本脏”。

本篇的主要内容包括：一、介绍人体经脉、五脏、六腑、精神、血气、卫气的生理功能及其正常表现；二、论述人的疾病与寿命，与五脏六腑的形态特点相关，并可以从人体的外部测候和了解；三、概论五脏的八种不同的生理和病理表现；四、具体说明五脏六腑与外在组织器官之间的联系。

【原文】

黄帝问于岐伯曰：人之血气精神者，所以奉生而周[①]于性命者也。经脉者，所以行血气而营阴阳，濡筋骨，利关节者也；卫气者，所以温分肉，充皮肤，肥腠理，司关阖[②]者也；志意者，所以御精神，收魂魄，适寒温，和喜怒者也。是故血和则经脉流行，营覆阴阳，筋骨劲强，关节清利矣；卫气和则分肉解利，皮肤调柔，腠理致密矣；志意和则精神专直[③]，魂魄不散，悔怒不起，五脏不受邪矣；寒温和则六腑化谷，风痹不作，经脉通利，肢节得安矣。此人之常平也。五脏者，所以藏精神血气魂魄者也；六腑者，所以化水谷而行津液者也。此人之所以具受于天也，无愚智贤不肖，无以相倚[④]也。然有其独尽天寿，而无邪僻之病，百年不衰，虽犯风雨卒寒大暑，犹有弗能

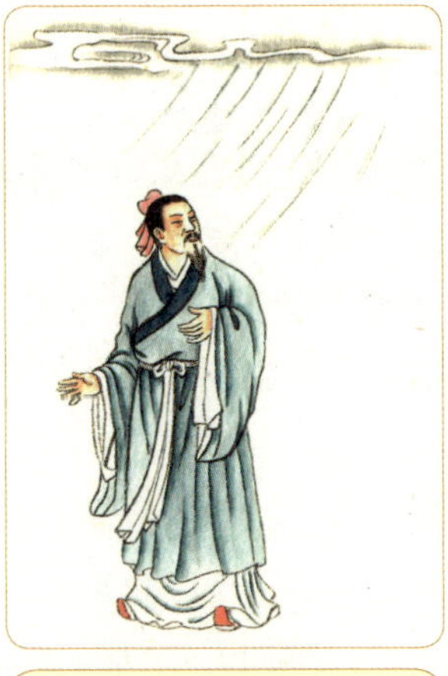

有的人，不受邪气侵扰，尽享天年。

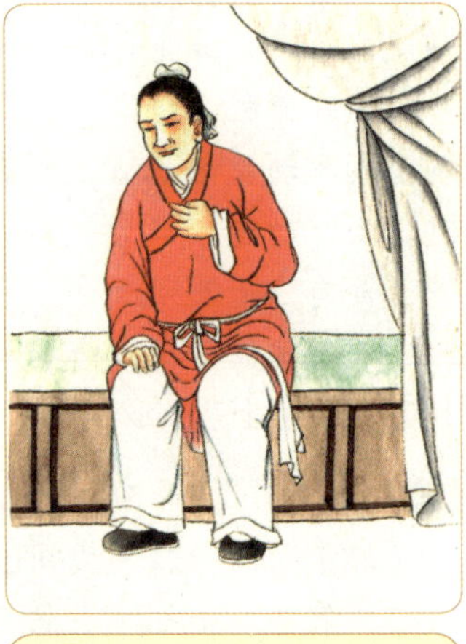

有的人，足不出户，却还是免不了生病。

害也；有其不离屏蔽[5]室内，无怵惕之恐，然犹不免于病，何也？愿闻其故。

【注释】

①奉生：养生。周：维持。②司开阖：主管皮肤腠理的开合。③精神专直：精神专一而端正。《易传·系辞》："其静也专，其动也直。"④倚：异，不同。⑤屏蔽：指屏风。

【译文】

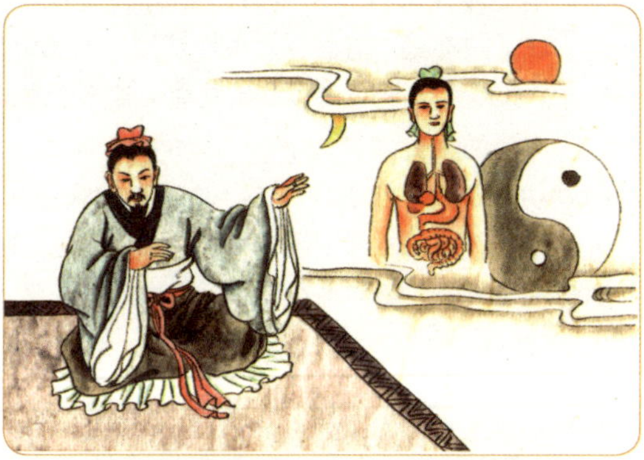

人体五脏的生理功能是与自然界和五季的五行相适应，遵循阴阳变化规律，并且与四时的变化相联系的。

黄帝问岐伯说：人体的气血精神，是用来奉养生命以维持正常生理机能的物质。经脉是气血运行的通道，能使气血运行于机体内外，濡润筋骨，滑利关节；卫气能温煦肌肉，充养皮肤，滋润腠理，主导汗孔的开合；人的意志，能够统驭精神，收摄魂魄，适应气候寒温的变化，调节情绪。因此，血脉通调和顺，则气血畅行，流于周身，营养肌体，进而强劲筋骨，滑利关节；卫气的功能正常，则使肌肉滑润，皮肤柔和润泽，腠理致密；志意专注，则精神集中，思维敏捷，魂魄安定，不产生懊悔愤怒的情绪变化，五脏就不会遭受邪气的侵扰；气候、饮食的冷热变化平稳，六腑就能正常地消化食物，供给营养，保持静脉的通畅，使风病、痹病等无从产生，经脉通利，肢体关节灵活。这便是健康的人体状态。五脏是为人体储存精神血气和魂魄的器官，六腑是消化食物和饮水并传输由此所得的津液的器官。这些人体功能，都是先天所赋，与人的愚笨、聪明、贤能、浅薄无关。尽管如此，却有人能享尽天年，不受邪气侵扰，老而不衰，即使是风雨、骤寒暴暑，也不能伤害他；而另一些人虽然足不出户，也没有受到忧伤、惊恐的刺激，但还是免不了生病，这是为什么呢？希望您能予以讲解。

【原文】

岐伯对曰：窘乎哉问也。五脏者，所以参天地，副[1]阴阳，而连四时，化五节[2]者也。五脏者，固有小大、高下、坚脆、端正、偏倾者；六腑亦有小大、长短、厚薄、结直、缓急。凡此二十五者[3]，各不同，或善或恶，或吉或凶。请言其方。

【注释】

①副：配合、符合的意思。②化五节：五脏各与五季（春、夏、长夏、秋、冬）的五行变化相适应。张介宾："化五节者，应五行之节序而为之变化也。"③二十五者：指五脏有大小、坚脆、高低、端正、偏倾等不同情况，五五共计二十五种。

【译文】

岐伯回答说：这个问题很难解答！五脏的生理功能，是与自然界相适应的，它符合阴阳变化的规律，并与四时的变化相联系，与五季的五行相适应。五脏本身就有大小、高低、坚脆、端正及偏斜的不同，六腑也有大小、长短、厚薄、曲直、缓急的差异。这二十五种情况各不相同，分别代表着善、恶、吉、凶，请允许我详加说明。

【原文】

心小则安，邪弗能伤，易伤以忧；心大则忧不能伤，易伤于邪。心高则满于肺中，悗而善忘，难开以言；心下则脏外①，易伤于寒，易恐以言。心坚则脏安守固；心脆则善病消瘅热中。心端正，则和利难伤；心偏倾则操持不一，无守司也。

肺小则少饮，不病喘喝；肺大则多饮，善病胸痹、喉痹、逆气。肺高则上气，肩息欬；肺下则居贲迫肺，善胁下痛。肺坚则不病，欬上气；肺脆则苦病消痹易伤。肺端正则和利难伤；肺偏倾则胸偏痛也。

肝小则脏安，无胁下之病；肝大则逼胃迫咽，迫咽则苦膈中，且胁下痛。肝高则上支贲，切②胁悗为息贲；肝下则逼胃，胁下空，胁下空则易受邪。肝坚则脏安难伤；肝脆则善病消痹易伤。肝端正则和利难伤；肝偏倾则胁下痛也。

脾小则脏安，难伤于邪也；脾大则苦凑眇③而痛，不能疾行。脾高，则眇引季胁④而痛；脾下则下加于大肠，下加于大肠，则脏苦受邪。脾坚则脏安难伤；脾脆则善病消痹易伤。脾端正则和利难伤，脾偏倾则善满善胀也。

肾小则脏安难伤；肾大则善病腰痛，不可以俯仰，易伤以邪。肾高则苦背膂痛，不可以俯仰；肾下则腰尻⑤痛，不可以俯仰，为狐疝。肾坚则不病腰背痛；肾脆则善病消瘅，易伤。肾端正则和利难伤；肾偏倾则苦腰尻痛也。凡此二十五变者，人之所苦常病。

【注释】

①心下则脏外：心脏的位置偏低，则神气涣散不能内守。外，疏，引申为疏散、涣散。《礼记·大学》："外本内末。"孔颖达疏："外，疏也。"②上支贲切：张介宾："上支贲切，谓肝经上行之支脉，贲壅迫切，故胁为悗闷，为息贲喘息也。"③凑：

充聚。眇（miǎo）：胁下无肋骨的空软处。④季胁：相当于侧胸第十一、十二肋软骨的部位。此处指肋骨之末端，故称季胁。⑤尻（kāo）：尾骶部的通称。

【译文】

心脏小的，则心气安定，人不易被邪气伤害，但容易被内忧所伤；心脏大的，则不易伤于忧愁，但容易被邪气所伤。心脏位置偏高，则向上压迫肺导致肺气充满，令人烦闷不舒而健忘，用语言进行开导也很难奏效；心脏位置偏低，则脏气不紧密而容易外散，人容易被寒邪所伤，也容易被言语恐吓。心脏坚实的，则所藏的脏气安定，神气内守稳固；心脏脆弱的，则容易被消瘅等内热病所侵害。心脏位置端正，则脏气血脉和利，邪气难以侵害；心脏位置偏斜不正的，则操守不坚定，缺乏主见，这是心气不能内守约束的缘故。

肺脏小的，则饮水很少，不易为喘息病所侵；肺脏大的，则饮水较多，容易患胸痹、喉痹及气逆的疾病。肺脏位置偏高，则气机上逆，造成抬肩喘息、咳嗽；肺脏位置偏低，则会接近横膈而使人血气不通，容易引发胁下疼痛的病。肺脏坚实，则人不易患咳逆上气的疾病；肺脏脆弱，则人容易患消瘅病。肺脏位置端正，则肺气调和畅通，使人不易被邪气所伤；肺脏位置偏斜不正，则容

心脏本身的不同情况

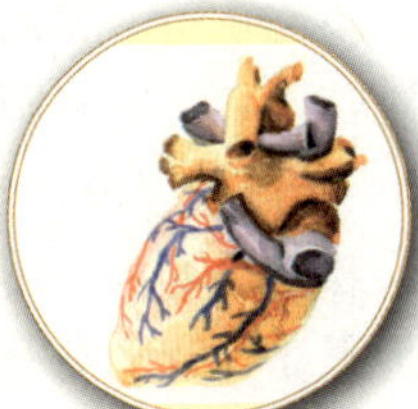

- 小 → 心脏小，则心气安定，人不易被伤害，但容易被内忧所伤。
- 大 → 心脏大，则人不易伤于忧愁，但容易被邪气所伤。
- 高 → 心脏位置偏高，则向上压迫肺导致肺气充满，令人烦闷不舒而健忘，用语言进行开导也很难奏效。
- 低 → 心脏位置偏低，则脏气不紧密而容易外散，人容易被寒邪所伤，又容易被言语恐吓。
- 坚实 → 心脏坚实，则所藏的脏气安定，神气内守稳固。
- 脆弱 → 心脏脆弱，则人容易被消瘅等内热病所侵害。
- 端正 → 心脏位置端正，则脏气血脉和利，邪气难以侵害。
- 偏斜 → 心脏位置偏斜不正的，则操守不坚定，缺乏主见，这是心气不能内守约束的缘故。

易导致胸部一侧发生疼痛。

肝脏小，则脏气安宁，令人不易患胁下痛的疾病；肝脏大，则会压迫胃脘，上迫咽部而令人胸中膈塞不通，并且胁下疼痛。肝脏位置偏高，则向上支撑膈部，并紧贴着胁部使其满闷，造成息贲病；肝脏位置偏低，则逼迫胃脘，令人胁下空虚，使人容易被邪气侵袭。肝脏坚实，则脏气安宁，人不易被邪气所伤；肝脏脆弱，则人易患消瘅病。肝脏位置端正，则肝气和利条达，人不易被外邪伤害；肝脏位置偏斜，则人易患胁下疼痛的疾病。

脾脏小，则脏气安和，人不易被邪气伤害；脾脏大，则胁下空软部分充聚而痛，使人不能快步行走。脾脏位置偏高，则胁下空软处牵引季胁作痛；脾脏位置偏低，则向下压迫大肠，人容易被邪气所伤。脾脏坚实，则神气安定，人不易被邪气所伤；脾脏脆弱，则人容易患消瘅病。脾脏位置端正，则脏气和顺通畅，人不易被邪气所伤；脾脏位置偏斜，则人易患胀满病。

肾脏小，则脏气安和，人不易被邪气伤害；肾脏大，则人易患腰痛，不能前后俯仰，容易被邪气所伤。肾脏位置偏高，则常引起背部、脊梁骨疼痛，使人不能前俯后仰；肾脏位置偏低，则人容易患腰臀疼痛、不能俯仰的疾病，甚至患狐疝病。肾脏坚实，则人不易患腰背痛；肾脏脆弱，则人容易患消瘅病，并且容易被外邪所伤。肾脏位置端正，则肾气通畅，人不易为邪气所伤；肾脏位置偏斜，则容易引起腰臀疼痛。以上二十五种五脏先天条件所引起的病症，是人体经常发生的疾病。

【原文】

黄帝曰：何以知其然也？

岐伯曰：赤色小理者，心小；粗理者，心大。无髑骬[①]者，心高；髑骬小、短、举者，心下。髑骬长者，心下坚；髑骬弱小以薄者，心脆。髑骬直下不举者，心端正；髑骬倚一方者，心偏倾也。

白色小理者，肺小；粗理者，肺大。巨肩反膺陷喉[②]者，肺高；合腋张胁[③]者，肺下。好肩背厚者，肺坚；肩背薄者，肺脆。背膺厚者，肺端正；胁偏竦者，肺偏倾也。

青色小理者，肝小；粗理者，肝大。广胸反骹[④]者，肝高；合胁兔骹[⑤]者，肝下。胸胁好者，肝坚；胁骨弱者，肝脆。膺腹好相得者，肝端正；胁骨偏举者，肝偏倾也。

黄色小理者，脾小；粗理者，脾大。揭唇[⑥]者，脾高；唇下纵者，脾下。唇坚者，脾坚；唇大而不坚者，脾脆。唇上下好者，脾端正；唇偏举者，脾偏

肺脏的不同情况	大小	小	不易为喘息病所侵
		大	容易使人患胸痹、喉痹及气逆的疾病
	位置	偏高	气机上逆，造成抬肩喘息、咳嗽
		偏低	接近横膈使人血气不通，容易患胁下疼痛的病
	状况	坚实	不易患咳逆上气的疾病
		脆弱	容易患消瘅病
	位置是否端正	端正	肺气调和畅通，使人不易被邪气所伤
		偏斜	容易导致胸部一侧发生疼痛
肝脏的不同情况	大小	小	不易患胁下痛的疾病
		大	令人患胸中膈塞不通，并且胁下疼痛的疾病
	位置	偏高	造成息贲病
		偏低	逼迫胃脘，令人胁下空虚，容易被邪气侵袭
	状况	坚实	脏气安宁，不易被邪气所伤
		脆弱	易患消瘅病
	位置是否端正	端正	肝气和利条达，人不易被外邪伤害
		偏斜	易患胁下疼痛
脾脏的不同情况	大小	小	不易被邪气伤害
		大	胁下空软部分充聚而痛，使人不能快步行走
	位置	偏高	胁下空软处牵引季胁作痛
		偏低	向下压迫大肠，人容易被邪气所伤
	状况	坚实	神气安定，不易被邪气所伤
		脆弱	易患消瘅病
	位置是否端正	端正	脏气和顺通畅，不易被邪气所伤
		偏斜	易患胀满病
肾脏的不同情况	大小	小	人不易被邪气伤害
		大	易患腰痛，不能前后俯仰，人容易被邪气所伤
	位置	偏高	常引起背部、脊梁骨疼痛，使人不能前俯后仰
		偏低	容易患腰臀疼痛，不能俯仰，甚至患狐疝病
	状况	坚实	不易患腰背痛
		脆弱	容易患消瘅病并且容易被外邪所伤
	位置是否端正	端正	肾气通畅，人不易为邪气所伤
		偏斜	容易引起腰臀疼痛

倾也。

黑色小理者，肾小；粗理者，肾大。高耳者，肾高；耳后陷者，肾下。耳坚者，肾坚；耳薄而不坚者，肾脆。耳好前居牙车⑦者，肾端正；耳偏高者，肾偏倾也。凡此诸变者，持则安，减则病也。

【注释】

①髑（hé）骬（yú）：胸骨下端蔽心之骨，或名"鸠尾""蔽骨"，即胸骨剑突。②反膺陷喉：指胸部突出，喉部下陷。张介宾："胸前两旁为膺，胸突而向外者，是为反膺。肩高胸突，其喉必缩，是为陷喉。"③合腋张胁：指两腋窄紧，胸廓上部敛缩，下部开张。张介宾："合腋张胁者，腋敛胁开也。"④反骹（qiāo）：偏下的胁骨隆起而高张。骹，偏下的胁骨。张介宾："胁下之骨为骹也。反骹者，胁骨高而张也。"⑤兔骹：指肋骨隐伏低合如伏兔。张介宾："兔骹者，胁骨低合如兔也。"⑥揭唇：指嘴唇向上翻。揭，举起貌。⑦牙车：牙床，颊车穴部位。

【译文】

黄帝问：如何才能知道五脏的大小、高低、坚脆、偏正呢？

岐伯说：肤色发红、纹理细密的人，心脏小；皮肤纹理粗疏的人，心脏大。看不见胸骨剑突的人，心脏的位置高；胸骨剑突短小，高突如鸡胸的人，心脏的位置低。胸骨剑突长的人，心脏坚实；胸骨剑突软小薄弱的人，心脏脆弱。胸骨剑突直向下而不突起的人，心脏的位置端正；胸骨剑突偏向一侧的人，心脏的位置偏斜。

肤色发白、纹理细密的人，肺脏小；皮肤纹理粗疏的人，肺脏大。两肩高耸、胸部突出而咽喉内陷的人，肺脏的位置高；两腋收紧，双胁向外开张的人，肺脏的位置低。肩背部肌肉厚实的人，肺脏坚实；肩背部肌肉薄弱的人，肺脏脆弱。胸背部肌肉匀称坚厚的人，肺脏的位置端正；胸胁偏向于一侧的人，肺脏的位置偏斜。

肤色发青、纹理细密的人，肝脏小；皮肤纹理粗疏的人，肝脏大。胸部宽阔、肋骨隆起的人，肝脏的位置高；肋骨低而狭窄的人，肝脏的位置低。胸胁匀称健壮的人，肝脏坚实；肋骨柔软细弱的人，肝脏脆弱。胸腹部发育良好，比例匀称的人，肝脏的位置端正；肋骨偏斜而凸起的人，肝脏的位置偏斜。

肤色发黄、纹理细密的人，脾脏小；皮肤纹理粗疏的人，脾脏大。嘴唇上翘而外翻的人，脾脏的位置高；嘴唇下垂而松弛的人，脾脏的位置低。嘴唇坚实的人，脾脏坚实；嘴唇大而不坚实的人，脾脏脆弱。嘴唇充实且上下匀称端正的人，脾脏的位置端正；嘴唇不匀称，一侧偏高的人，脾脏的位置偏斜。

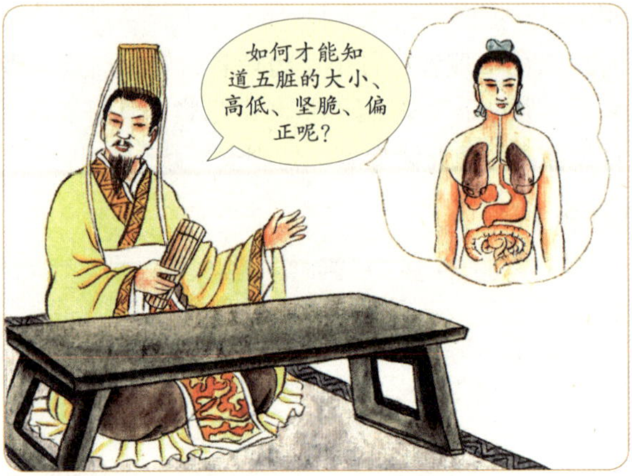

黄帝想知道五脏的大小、高低、坚脆、偏倾。

肤色发黑、纹理细密的人，肾脏小；皮肤纹理粗疏的人，肾脏大。双耳位置高的人，肾脏的位置高；双耳向后陷下的人，肾脏的位置低。双耳皮肉坚实的人，肾脏坚实；双耳皮肉瘦薄且不坚实的人，肾脏脆弱。两耳皮肉丰厚端正，长在下颚骨前面的人，肾脏的位置端正；两耳高低不对称，一侧偏高的人，肾脏的位置偏斜。如果能掌握以上各种变化情况的规律，注意调养，就能保持健康；如果调理不善，以致五脏有所伤损，就会导致各种疾病的发生。

【原文】

帝曰：善。然非余之所问也。愿闻人之有不可病者，至尽天寿，虽有深忧大恐，怵惕之志，犹不能减[①]也，甚寒大热，不能伤也；其有不离屏蔽室内，又无怵惕之恐，然不免于病者，何也？愿闻其故。

岐伯曰：五脏六腑，邪之舍也，请言其故。五脏皆小者，少病，苦燋[②]心，大愁忧；五脏皆大者，缓于事，难使以忧。五脏皆高者，好高举措；五脏皆下者，好出人下。五脏皆坚者，无病；五脏皆脆者，不离于病。五脏皆端正者，和利得人心；五脏皆偏倾者，邪心而善盗，不可以为人平，反复言语也。

【注释】

①减：与下文“伤”同义。②燋：通“焦”，焦虑，焦躁。

【译文】

黄帝说：讲得好。但这些不是我想要问的。我想知道的是，有的人很少患病，能享尽天年，即使精神上受到深忧大恐的刺激，也会安然无恙，就算遇到严寒酷热等外邪的侵袭，身体也不会受到伤害，而有的人足不出户，精神上又没有受到忧虑和惊恐的刺激，却仍免不了生病，这是什么道理。我想听听其中的缘故。

岐伯说：五脏六腑，是内外邪气侵入并留居的地方，请让我讲讲其中的缘故。五脏都小的人，很少因邪气侵犯而生病，但却经常劳心焦虑，多愁善忧；五脏都大的人，做事和缓，很少忧虑。五脏位置都偏高的人，做事多好高骛远

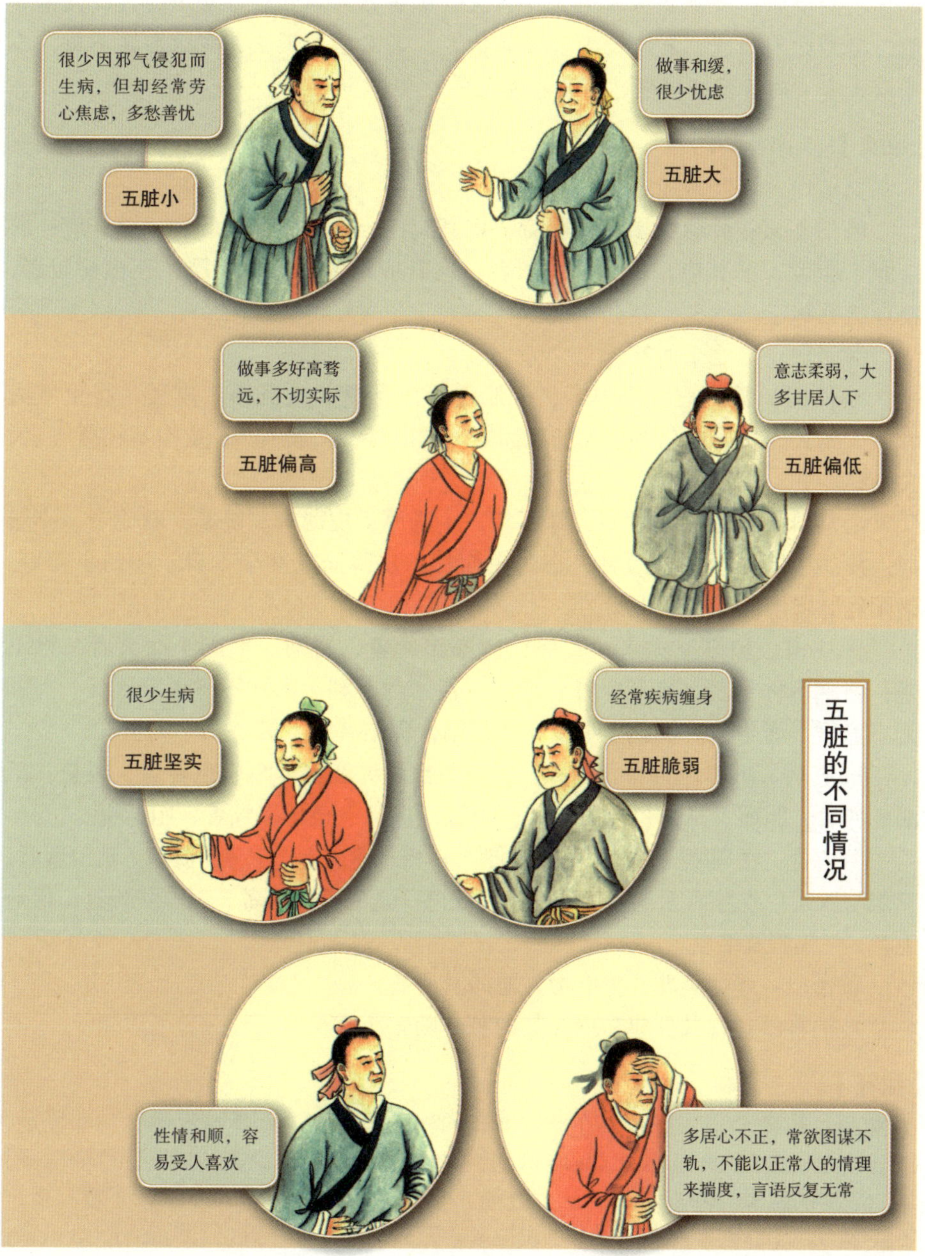
五脏的不同情况
很少因邪气侵犯而生病，但却经常劳心焦虑，多愁善忧
五脏小
做事和缓，很少忧虑
五脏大
做事多好高骛远，不切实际
五脏偏高
意志柔弱，大多甘居人下
五脏偏低
很少生病
五脏坚实
经常疾病缠身
五脏脆弱
性情和顺，容易受人喜欢
多居心不正，常欲图谋不轨，不能以正常人的情理来揣度，言语反复无常

而不切实际；五脏位置都偏低的人，意志柔弱，大多甘居人下。五脏都坚实的人，很少生病；五脏都脆弱的人，则经常疾病缠身。五脏都端正的人，性情和顺，容易受人喜欢；五脏位置都偏斜的人，大多居心不正，常欲图谋不轨，不能以正常人的情理来揣度，言语反复无常。

【原文】

黄帝曰：愿闻六腑之应。

岐伯答曰：肺合大肠，大肠者，皮其应；心合小肠，小肠者，脉其应；肝合胆，胆者，筋其应；脾合胃，胃者，肉其应；肾合三焦膀胱，三焦膀胱者，腠理毫毛其应。

黄帝曰：应之奈何？

岐伯曰：肺应皮。皮厚者，大肠厚，皮薄者，大肠薄。皮缓，腹里①大者，大肠大而长，皮急者，大肠急而短。皮滑者，大肠直②，皮肉不相离③者，大肠结。

心应脉。皮厚者，脉厚，脉厚者，小肠厚；皮薄者、脉薄，脉薄者、小肠薄；皮缓者，脉缓，脉缓者，小肠大而长；皮薄而脉冲小④者，小肠小而短。诸阳经脉皆多纡屈者，小肠结。

脾应肉。肉䐃坚大者，胃厚；肉䐃幺⑤者，胃薄。肉䐃小而幺者，胃不坚；肉䐃不称身者，胃下，胃下者，下管⑥约不利。肉䐃不坚者，胃缓，肉䐃无小里累⑦者胃急。肉䐃多少里累者胃结，胃结者，上管⑧约不利也。

肝应爪。爪厚色黄者，胆厚，爪薄色红者，胆薄。爪坚色青者，胆急，爪濡色赤者，胆缓。爪直色白无约者，胆直，爪恶⑨色黑多纹者，胆结也。

肾应骨，密理厚皮者，三焦膀胱厚⑩；粗理薄皮者，三焦膀胱薄。疏腠理者，三焦膀胱缓；皮急而无毫毛者，三焦膀胱急。毫毛美而粗者，三焦膀胱直；稀毫毛者，三焦膀胱结也。

黄帝曰：厚薄美恶，皆有形，愿闻其所病。

岐伯答曰：视其外应，以知其内脏，则知所病矣。

【注释】

①腹里：肚囊。②大肠直：在此并非指脏器伸而不屈，而是喻大肠的功能畅通，故曰“大肠直”。③不相离（lì）：不相附丽，如皮皱脱屑之类。离，通“丽”，附丽、依附的意思。④脉冲小：脉来虚弱。⑤幺（yāo）：微博细小。⑥下管：胃之下脘幽门。⑦小裹累：小果累，小颗粒累累无数。⑧上管：胃之上脘贲门。⑨爪恶：爪甲畸形。⑩“密理”两句：倪冲之：“太阳之气主皮毛，三焦之气通腠理，是以视

皮肤腠理之厚薄，则内应于三焦、膀胱矣。”

【译文】

黄帝说：我想了解一下六腑与人体其他部位的相应关系。

岐伯回答说：肺与大肠表里相合，大肠在外与皮肤相应；心与小肠表里相合，小肠在外与血脉相应；肝与胆表里相合，胆在外与筋相应；脾与胃表里相合，胃在外与肉相应；肾与三焦、膀胱表里相合，三焦、膀胱在外与腠理毫毛相应。

黄帝问：它们之间的相应关系是如何表现的呢？

岐伯说：肺与大肠相表里，并与皮肤相应。皮肤厚的人，大肠厚；皮肤薄的人，大肠薄。皮肤松弛，肚囊大的人，大肠粗松而长；皮肤紧绷的人，大肠紧而短。皮肤滑润的人，大肠通畅；皮肤干枯的人，大肠结涩而不滑利。

心脏与小肠相表里，并与血脉相应。脉在皮中，皮肤厚的人，血脉厚，血脉厚的人小肠厚；皮肤薄的人，血脉薄，血脉薄的人小肠薄；皮肤松弛的人，血脉弛缓，血脉弛缓的人小肠粗而长；皮肤薄而血脉虚弱的人，小肠细而短。各条阳经出现屈曲现象，小肠也就会结涩不畅。

脾与胃相表里，并与肉相应。脾主肉，肌肉的凸起处坚实粗大的人，胃壁厚；肌肉的凸起处细薄的人，胃壁薄。肌肉的凸起处细小薄弱的人，胃不坚实；肌肉的凸起处与身体比例不相称的人，胃的位置较低，以致胃下口被食物压迫收束，食物不能顺利通行。肌肉的凸起处不坚实的人，胃体松弛；肌肉的凸起处没有累累相连的小颗粒的人，胃体紧敛；肌肉的凸起处有很多累累相连的小颗粒的人，胃气郁结，以致胃上口收束紧缩，饮食困难。

肝与胆相表里，并与爪甲相应。肝主筋，爪甲是筋之余，爪甲厚实发黄的人，胆囊厚；爪甲薄而发红的人，胆囊薄。爪甲坚硬而发青的人，胆紧敛；爪甲润泽而发红的人，胆弛缓。爪甲形状平直、色白而无纹理的人，胆气和顺舒畅；指甲形状畸形、色黑而多纹理的人，胆气郁结不畅。

肾与三焦和膀胱相表里，并与骨骼相应。皮肤厚实、纹理致密的人，三焦与膀胱厚实；皮肤薄弱、纹理粗疏的人，三焦与膀胱薄弱。皮肤纹理疏松的人，三焦与膀胱之气弛缓；皮肤紧绷而无毫毛的人，三焦与膀胱之气紧敛。毫毛丰润粗壮的人，三焦与膀胱之气疏畅；毫毛稀疏的人，三焦与膀胱之气郁结不畅。

黄帝说：既然脏腑的厚薄、好坏在形态上都有所表现，我想听您再讲一下它们所发生的疾病。

岐伯回答说：观察与脏腑内外相应的体表组织的情况，就可以知道脏腑的情况，从而就可以知道内脏所发生的病变。

◎五色：面部的五色◎

【导读】

五色，即人体面部的青、赤、黄、白、黑五种色泽。本篇主要论述了以面部的五色观察疾病的情况，所以篇名为“五色”。

本篇的主要内容包括：一、说明颜面各部的气色与五脏有着密切的关系，可以根据面部色泽变化，推测脏腑疾病的深浅；二、指出五色的部位、所主病症以及观察方法，具体说明气色与疾病的关系。

【原文】

雷公问于黄帝曰：五色独决于明堂乎？小子[①]未知其所谓也。

黄帝曰：明堂者，鼻也；阙者，眉间也；庭者，颜也；蕃者，颊侧也；蔽者，耳门也。其间欲方大[②]，去之十步，皆见于外。如是者寿，必中百岁。

【注释】

① 小子：自谦之词，与《禁服》“细子”义同。张介宾：“诸臣之中，惟雷公独少，故自称小子。” ② 大：端正、宽大、丰隆之意。

【译文】

雷公向黄帝问道：观察面部各种色泽的变化，仅仅看明堂部位的颜色就可以了吗？我还不大明白是什么意思。

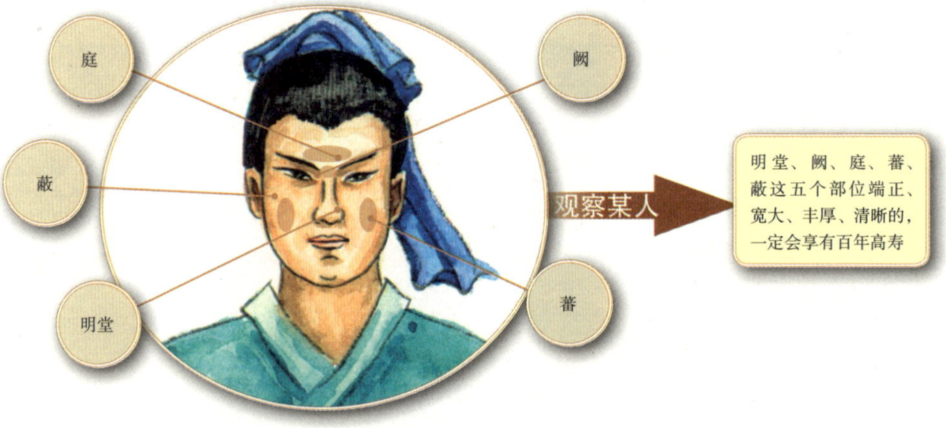

黄帝回答说：明堂，就是鼻部；阙，就是两眉之间的部位；庭，就是前额部；蕃，就是两颊的外侧；蔽，就是耳门的部位。以上所谈到的明堂、阙、庭、蕃、蔽这些部位的正常情况应该是端正、宽大、丰厚，远离十步之外就能看得很清楚。如果某个人有这样的面部特征，他就一定会享有百年高寿。

【原文】

雷公曰：五官之辨，奈何？

黄帝曰：明堂骨高以起，平以直。五脏次于中央①，六腑挟其两侧②。首面上于阙庭，王宫③在于下极。五脏安于胸中，真色以致，病色不见。明堂润泽以清。五官恶得无辨乎？

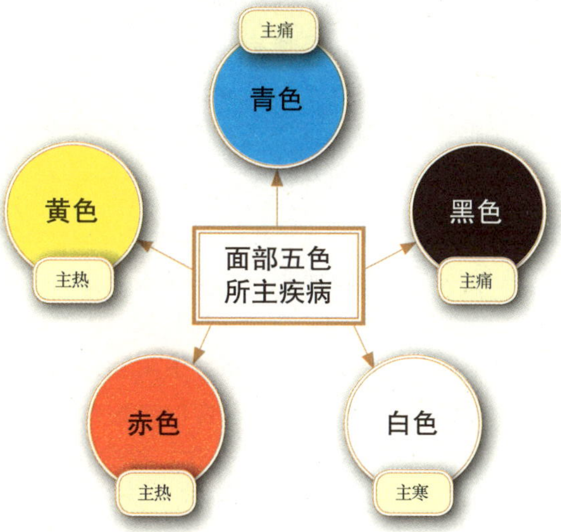

雷公曰：其不辨者，可得闻乎？

黄帝曰：五色之见也，各出其色部。部骨陷者，必不免于病矣。其色部乘袭④者，虽病甚，不死矣。

雷公曰：官五色奈何？

黄帝曰：青黑为痛，黄赤为热，白为寒。是谓五官。

【注释】

① 五脏次于中央：五脏状况的反映部位居于面部的中央。次，次序，位居。② 六腑挟其两侧：六腑状况的反映部位依附在五脏反映部位的两侧。挟，依附。③ 王宫：指心所属的下极（居两目之间）部位。心为君主之官，故心居之所称为王宫。这里指在面部的对应部位。④ 乘袭：乘虚而侵袭。张志聪："乘袭者，谓子袭母气也。如心部见黄，肝部见赤，肺部见黑，肾部见青，此子之气色，乘袭于母部。"

【译文】

雷公问：面部五官的色泽，应当怎样辨别呢？

黄帝说：鼻的正常表现应当是鼻骨高挺而隆起，端正而平直。五脏在面部的相应部位，按照一定的次序排列在面部的中央，六腑在面部的相应部位列于五脏所属部位的两旁。头面的情况反映在两眉之间和前额部；心之王宫的情况反映在两目之间的下极。如果胸腹中的五脏安定平和，五脏真气所化生的五色就会正常地反映到面部，而不会出现患病的异常色泽。鼻部的色泽，也会明润而清朗。按照这样的方法，怎么会辨别不出来面部五官的色泽呢？

雷公问：还有不这样辨别的，能听您讲讲吗？

黄帝说：五脏的五色在面部的表现都有其固定的位置。如果在某个部位出现色泽晦暗，有陷入骨中的征象，就必定是发生了疾病。如果面部的五色，有彼此相生的征象，即使病情严重，病人也不会死亡。

雷公问：面部的五色所主的疾病各是什么呢？

黄帝说：青色和黑色主痛，黄色和赤色主热，白色主寒。这就是通过观察五色变化来推断疾病的情况。

【原文】

雷公曰：病之益甚，与其方衰，如何？

黄帝曰：外内皆在焉。切其脉口，滑小紧以沉者，病益甚，在中；人迎气大紧以浮者，其病益甚，在外。其脉口浮滑者，病日进；人迎沉而滑者，病日损。其脉口滑以沉者，病日进，在内；其人迎脉滑盛以浮者，其病日进，在外。脉之浮沉及人迎与寸口气小大等者，病难已。病之在脏，沉而大者，易已，小为逆；病在腑，浮而大者，其病易已。人迎盛坚者，伤于寒；气口盛坚者，伤于食。

【译文】

雷公问：应当怎样判断疾病是在逐渐加重还是将要减轻呢？

黄帝说：疾病在人体的表里内外都可以发生，所以在判断疾病是在加重还是在减轻时不但要运用色诊，还要结合脉诊。切按病人的寸口脉时，如果脉象滑、小、紧且沉，说明是阴邪侵入五脏，疾病会逐渐加重；如果人迎脉大、紧且浮，表明是阳邪侵入六腑，疾病也会逐渐加重。如果寸口脉的脉象浮而滑，说明五脏的阴邪逐渐亢盛，疾病会日渐加重；如果人迎脉的脉象沉而滑，说明六腑的阳邪逐渐消退，病情就会日渐好转。寸口脉的脉象沉而滑，说明五脏的阴邪逐渐亢盛，疾病会日益加重；人迎脉的脉象浮滑而盛大，说明六腑的阳邪逐渐亢盛，疾病也会日益加重。如果人迎脉和寸脉的脉象浮沉、大小都一样，说明脏腑阳邪亢盛，疾病就会难以治愈。疾病发生在五脏时，如果脉象沉而大，说明正气充足，疾病就容易治愈；如果脉象细小，就是正气不足的逆象，疾病就难以治愈。疾病发生在六腑时，如果脉象浮大，说明正气充足，疾病就容易治愈，反之就是难以治愈的逆象。人迎脉的脉象如果盛大坚实，表明是因感受寒邪而导致的外感病；寸口脉的脉象如果盛大坚实，表明是因饮食不节制而导致的内伤病。

【原文】

雷公曰：以色言病之间甚，奈何？

黄帝曰：其色粗以明①，沉夭②者为甚。其色上行者，病益甚，其色下行，如云彻散者，病方已。五色各有藏部③，有外部有内部也。色从外部走内部者，其病从外走内；其色从内走外者，其病从内走外。病生于内者，先治其阴，后治其阳。反者益甚。其病生于阳者，先治其外，后治其内。反者益甚。其脉滑大，以代而长者，病从外来。目有所见，志有所恶，此阳气之并也，可变而已。

面部色泽变化与疾病的轻重

面部的色泽变化	疾病的轻重
色泽明亮	病轻
色泽沉滞晦暗	病重
病色从下向上蔓延	病情逐渐加重
病色从上向下逐渐消退	将痊愈

【注释】

①色粗以明：指面色明亮。粗，显。②沉夭：气色晦暗，表示病重。③藏部：指五色所主的脏腑部位。张志聪："藏部，脏腑之分部也。"

【译文】

雷公问：如何根据面部的色泽变化来判断疾病的轻重呢？

黄帝说：面部色泽明亮，说明病轻；色泽沉滞晦暗，说明病重。如果病色从下向上蔓延，病情就逐渐加重；病色从上向下，像云雾消散一样逐渐消退，疾病将痊愈。五色在面部的表现，各有其相应的脏腑部位。整个面部分为内外，内部归属五脏，外部归属六腑。如果五色的变化是从外部开始，逐渐发展到内部，则疾病是从六腑开始，而逐渐影响到五脏；如果五色的变化从内部开始，逐渐发展到外部，则疾病是从五脏开始，逐渐影响到六腑。疾病由五脏影响到六腑的，应当先治疗五脏，然后治疗六腑。如果违背这个原则，疾病就会加重。疾病由六腑影响到五脏的，应当先治疗六腑，然后治疗五脏。违背这个原则，疾病也会加重。如果脉象滑大，或是脉代而长，说明邪气是从外侵袭人体的。如果病人出现幻视和神志异常的症状，则疾病是由阳邪侵入阳分以致阳气过盛引起

五色的变化与治疗方法

五色的变化	疾病发生的部位	影响的部位	治疗方法
从外部发展到内部	六腑	五脏	先治六腑，后治五脏
从内部发展到外部	五脏	六腑	先治五脏，后治六腑

的。根据前面所述的原则灵活变通地予以治疗，疾病就会痊愈。

【原文】

雷公曰：小子闻风者，百病之始也；厥逆者，寒湿之起也。别之奈何？

黄帝曰：常候阙中，薄泽[1]为风，冲浊[2]为痹，在地[3]为厥。此其常也。各以其色言其病。

【注释】

①薄泽：指色浮浅而光泽。②冲浊：即色深沉而浑浊。冲，深。浊，浑浊不清。③地：指面的下颏部，又名"地阁"，在巨分、巨屈处。

【译文】

雷公问：我听说，风邪是引发各种疾病的起因；气血逆乱的痹证、厥证，是由寒邪和湿邪引起的。从面部色泽上应当怎样进行辨别呢？

黄帝说：这应当通过观察两眉间的色泽来辨别。色泽浮露浅薄的是风邪引起的病变；色泽沉滞晦浊的是痹证；病色出现在面的下部，则是厥证。这是一般规律。总的来说，就是要根据面部色泽的变化来推断疾病。

【原文】

雷公曰：人不病卒死，何以知之？

黄帝曰：大气[1]入于脏腑者，不病而卒死矣。

雷公曰：病小愈而卒死者，何以知之？

黄帝曰：赤色出两颧，大如母指[2]者，病虽小愈，必卒死。黑色出于庭，

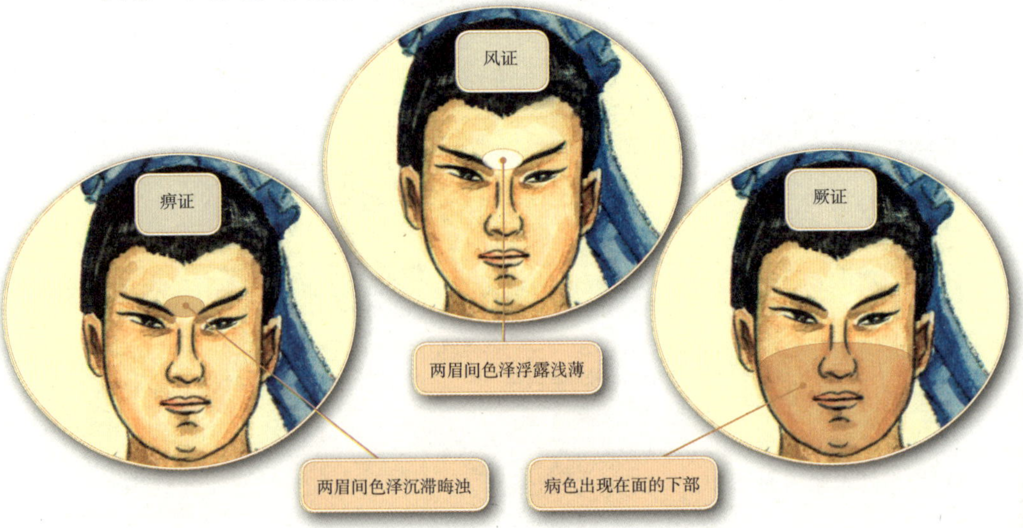

大如母指，必不病而卒死。

【注释】

① 大气：大邪之气，指对人体伤害极大极深的病邪。张介宾："大气，大邪之气也。大邪之入者，未有不由正气大虚而后邪得袭之，故致卒死。" ② 大如母指：形容抟聚成块的病色，如拇指般大小。母指，即大拇指。

【译文】

雷公问：有的人没有出现疾病的征象便突然死亡，这种情况应当怎样预知呢？

黄帝说：这是由于暴烈的邪气乘人体正气虚弱之时侵入脏腑，虽然没有明显的疾病征象，也会导致病人突然死亡。

雷公问：病情稍微好转而病人却突然死亡的情况，应当怎样预知呢？

黄帝说：两侧颧骨如果出现拇指大小的赤色，即使疾病稍微好转，病人也会突然死亡；天庭部位如果出现拇指大小的黑色，虽然疾病没有明显的征象，病人也会突然死亡。

【原文】

雷公再拜曰：善哉！其死有期乎？

黄帝曰：察色以言其时。

雷公曰：善乎！愿卒闻之。

黄帝曰：庭者，首面也；阙上者，咽喉也；阙中者，肺也；下极①者，心也；直下②者，肝也；肝左者，胆也；下者③，脾也；方上④者，胃也；中央⑤者，大肠也；挟大肠者，肾也；当肾者，脐也；面王⑥以上者，小肠也；面王以下者，膀胱子处也；颧者，肩也；颧后者，臂也；臂下者，手也；目内眦上者，膺乳也；挟绳而上⑦者，背也；循牙车⑧以下者，股也；中央者，膝也；膝以下者，胫也；当胫以下者，足也；巨分⑨者，股里也；巨屈⑩者，膝膑也。此五脏六腑肢节之部也，各有部分。有部分，用阴和阳，用阳和阴。当明部分，万举万当。能别左右，是谓大道。男女异位，故曰阴阳。审察泽夭，谓之良工。

【注释】

① 下极：两目之间。② 直下：指鼻柱部位，应肝。张介宾："肝在心之下，故直下应肝。" ③ 下者：指肝之下，即鼻之准头部位，应脾。④ 方上：鼻准头的两旁处，即迎香穴略上方。张介宾："准头两旁为方上，即迎香之上，鼻隧是也。" ⑤ 中央：指颧骨之下，鼻头的两侧至颊部的中央。张介宾："中央者，面之中央，谓迎香之外，颧骨之下，大肠之应也。" ⑥ 面王：鼻尖部。王者居中，鼻居面部之中，故

称“面王”。⑦挟绳而上：挟，靠近。马元台：“挟，近也，故近耳边直上之部分，所以候背之病。”绳，指耳边部位。蒋示吉：“绳，耳边也。耳边如绳突起，故曰绳。”⑧牙车：牙床，颊车穴部位。⑨巨分：指上下牙床大分处。巨，大。⑩巨屈：在颊下的曲骨部。

【译文】

雷公拜了两拜说：讲得好啊！能预测上述病人突然死亡的日期吗？

黄帝回答说：通过观察面部色泽的变化，就可以推测出病人突然死亡的时间。

雷公说：讲得好啊！我想听您详尽地谈一谈。

黄帝说：脏腑、肢体与面部各个部位的对应关系是：天庭部位，反映头面的状况；眉心的上部，反映咽喉的状况；两眉之间，反映肺的状况；两目之间，反映心的状况；两目之间正下方的鼻柱部位，反映肝的状况；肝所主部位的左边，反映胆的状况；从鼻柱以下的鼻头，反映脾的状况；挟鼻头而略上的部位，反映胃的状况；面颊的中央部位，反映大肠的状况；挟大肠所主部位的外侧部位，反映肾的状况；在身体上，肾与脐正相对，所以肾所主部位的下方，反映脐的状况；鼻头的外侧上方，反映小肠的状况；鼻头下方的人中沟部位，反映膀胱和子宫的状况；两颧，反映肩部的状况；两颧的外侧，反映臂的状况；臂所主部位的下方，反映手的状况；内眼角的上方，反映胸部和乳房的状况；面颊外侧耳边直上的部分，反映背的状况；沿着颊车向下，反映大腿的状况；上下牙床中间的部位，反映膝的状况；膝所主部位的下方，反映小腿的状况；小腿所主部位的下方，反映足的状况；口角的大纹处，反映大腿内侧的状况；面颊下方曲骨的部位，反映膝部膑骨的状况。以上就是五脏六腑和肢体在面部的对应部位。五脏六腑和肢体发生病变，在相应的部

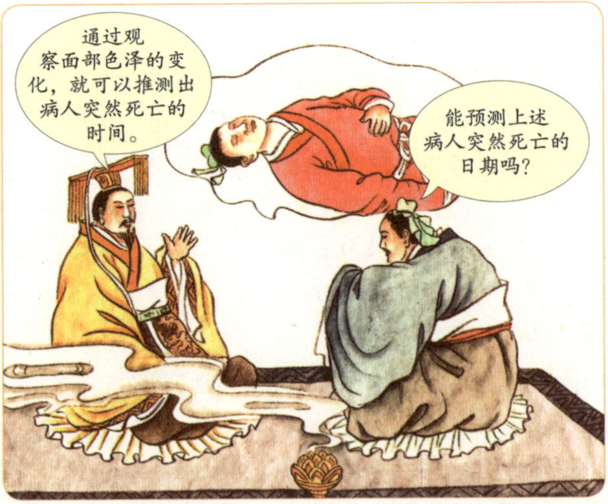

黄帝向雷公详细讲解通过观察面部色泽变化来推测病人突然死亡时间的相关知识。

位便会出现色泽的异常变化。确定了全身内外各部分在面部所主的位置后，就能够正确地诊断疾病了。在治疗时，阴衰而导致阳盛的，应当补阴以和阳；阳衰而导致阴盛者，则应当助阳以和阴。能够明确人体内外各部与面部位置的关系和阴阳盛衰状况，就一定会恰当地辨症治疗。面部左右是阴阳升降的道路，所以通过辨别色泽在面部左右上下的移动，就能了解阴阳盛衰的变化规律。男子和女子面部色泽上下移动的顺逆是不同的：男子左为逆，右为顺；女子右为逆，左为顺。所以说，必须了解男女阴阳属性的规律。在运用色诊时，除了明确人体内外各部与面部相应位置的关系外，还应审察面部色泽的明润与晦暗，从而诊断出疾病的轻重好坏，这样做的医生才能称为高明的良医。

【原文】

沉浊为内，浮泽为外。黄赤为风，青黑为痛，白为寒。黄而膏润为脓，赤甚者为血痛。甚为挛，寒甚为皮不仁。五色各见其部，察其浮沉，以知浅深。察其泽夭，以观成败。察其散抟[①]，以知远近。视色上下，以知病处。积神于心，以知往今。故相气不微，不知是非。属意勿去，乃知新故。色明不粗，沉夭为甚，不明不泽，其病不甚。其色散，驹驹然[②]，未有聚；其病散而气痛，聚未成也。

【注释】

①抟（tuán）：聚结而不散。②驹驹然：形容病色如驹奔驰不定，呈散而不聚之状。驹，幼马。张介宾："稚马曰驹。驹驹然者，如驹无定，散而不聚之谓。故其为病尚散。"

【译文】

面色沉滞晦暗，说明是在里在脏的病变；面色浮露而鲜明，说明是在外在腑的病变。面部呈现黄色和赤色，说明患有风病；呈现青色和黑色，说明患有痛证；呈现白色，说明患有寒证。在疮疡等外科疾病中，面部局部色泽黄润，软如脂膏，是将要化脓的表现；局部颜色深红，是有瘀血的表现。疼痛剧烈，就会出现肢体拘挛；寒邪很重，则会出现皮肤麻痹。人体发生病变，面部就会出现相应的色泽。通过查看五种色泽的浮沉，就能知道疾病的深浅。通过观察面色的润泽与晦暗，就能推测疾病预后的好坏。通过观察五色的散开和聚结，就能了解病程长短。通过观察五色出现在面部的位置，就能判断疾病发生在身体的具体部位。医生如果聚精会神地分析面部色泽的变化，就可以了解疾病过去的情况和当前的发展变化。因此，如果不细致入微地观察面部色泽的变化，就会连病人面色的正常和异常都不能分辨清楚。只有专心致志地分析研究，毫不分神，才能知道疾病过去和目前的情况。面色没有呈现出应有的明润，反而显得沉滞晦暗，就表明病

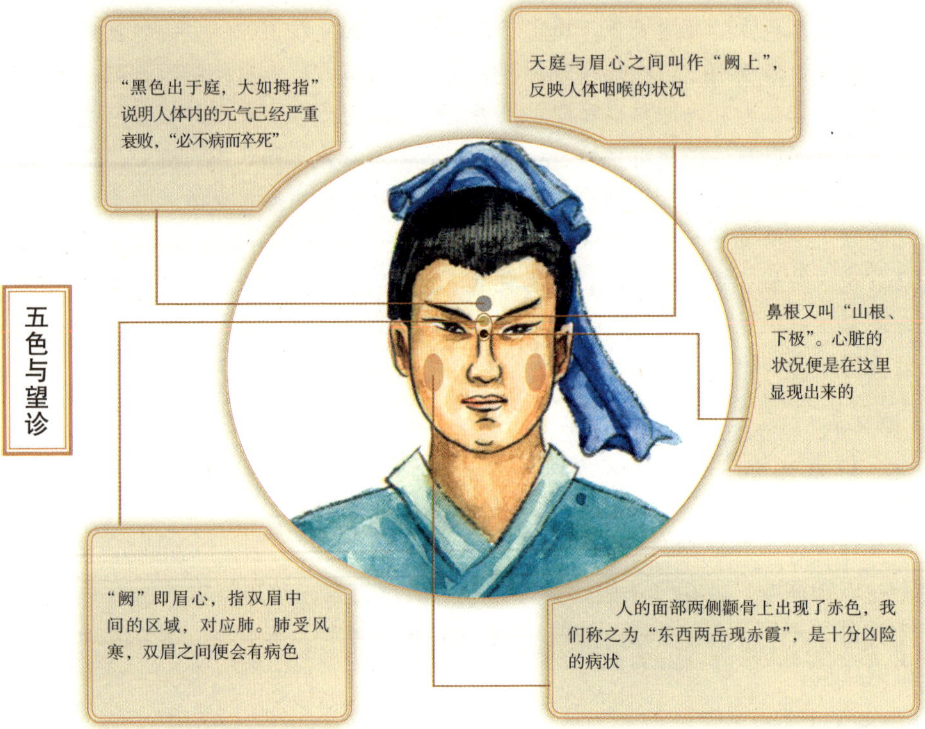

情很严重；面色虽然不明润光泽，但是没有沉滞晦暗的现象，就表明病情不是很重。面部色泽散漫，不聚合在固定的部位，则病邪也会逐渐消散；病邪消散后，即使人会因气滞不通而感到疼痛，也不会出现积聚之类的病变。

【原文】

肾乘心，心先病，肾为应。色皆如是。

男子色在于面王，为小腹痛，下为卵痛。其圜直[①]为茎痛。高为本，下为首[②]。狐疝㿗阴[③]之属也。

女子在于面王，为膀胱子处之病。散为痛，抟为聚。方员左右，各如其色形。其随而下至胝，为淫[④]。有润如膏状，为暴食不洁。

左为左，右为右。其色有邪，聚散而不端。面色所指者也。色者，青黑赤白黄，皆端满有别乡[⑤]。别乡赤者，其色赤，大如榆荚，在面王为不日。其色上锐，首空上向，下锐下向，在左右如法。以五色命脏，青为肝，赤为心，白为肺，黄为脾，黑为肾。肝合筋，心合脉，肺合皮，脾合肉，肾合骨也。

【注释】

①圜（yuán）直：指圆而直的人中沟。圜，同“圆”。李念莪：“圜直，指人中水沟

穴也。人中有边圜而直者，故人中色见，主阴茎作痛。”②高为本，下为首：在人中上半部者称高，为阴茎根痛；在人中下半部者为阴茎的龟头部痛。③㿗（tuí）阴：又名“阴㿉”，即一侧阴囊偏大的㿉疝病。④至胝（zhī）为淫：胝，系“脤”之形误，“唇”之异体字。淫，即白淫。《素问·痿论》：“及为白淫。”王冰：“白淫，谓白物淫衍，如精之状，女子阴器中绵绵而下也。”⑤端满：端正盈满。张介宾：“端谓无邪，满谓充足。”别乡：犹言他乡，即别的部位。

【译文】

肾脏的邪气侵犯心脏，是因为心脏先有了疾病，使肾脏的邪气得以乘虚侵入心脏，此时肾所主的黑色会出现在面部心所主的两目间的部位上。一般来说，发生疾病后，如果病色不出现在本脏所主的部位，均可以以此类推。

男子病色出现在鼻头上，就会发生小腹疼痛，向下牵引睾丸作痛。病色出现在人中沟上，就会发生阴茎疼痛。病色出现在人中沟上部则表现为阴茎根部疼痛，出现在人中沟下部则表现为阴茎头部疼痛。这些都属于狐疝、阴囊肿大之类的疾病。

女子病色出现在鼻头上，表明膀胱和子宫有病变。病色散漫不收，就会发生气滞引起的疼痛；病色集聚不散，说明是血液凝结而形成积聚。积聚有的是方形的，有的是圆形的，有的在左边，有的在右边，都和病色在面部显现的形状相一致。如果病色随之下移到唇部，则表明患有白淫、带下污浊等疾病。如果面色润泽，好像脂膏一样，则疾病是由暴饮暴食或食用了不洁之物所引起的。

面部的病色与疾病所在的部位是一致的，病色出现在左侧，就表明左侧有病；病色出现在右侧，说明是右侧有病。面部出现病色，聚结不散或散而不正，则表明与病色呈现部位相对应的人体部位出现了疾病。所谓“五色”，就是青色、黑色、赤色、白色、黄色。在正常情况下，色泽都是深浅适中而充润，分别表现在各自的部位上。如果人体各部发生病变，色泽会发生变化。如果赤色不出现在心脏所主的部位，而是出现在鼻头，像榆荚一样大小，表明疾病在近几天内就会发生。病色的形状，上部呈尖锐状，表明头面部正气虚弱，邪气有向上发展的趋势；下部呈尖锐状，则表明身体下部正气虚弱，邪气有向下发展的趋势；如果左侧或右侧呈尖锐状，其病邪发展趋向的推断原则与上部和下部的推断原则一致。面部的五色同人体五脏的对应关系是：青色属肝，赤色属心，白色属肺，黄色属脾，黑色属肾。同时，人体的五脏与外部形体组织的对应关系是：肝与筋相合，心与脉相合，肺与皮相合，脾与肉相合，肾与骨相合。由此可知，人体的外部形体组织也分别同五色相应。

◎五味：食物的五味◎

【导读】

五味，指酸、苦、甘、辛、咸五种味道。本篇主要论述了五味所入，总结出了其规律是“五味各走其所喜”，并叙述了五谷、五畜、五果、五菜的五味属性，以及五味对五脏疾病的宜忌，所以篇名为“五味”。

本篇所论体现了中医学“药食同源”，药物治疗与饮食疗法并重的思想，具有重要的养生指导价值。

【原文】

黄帝曰：愿闻谷气有五味，其入五脏，分别奈何？

伯高曰：胃者，五脏六腑之海也。水谷皆入于胃，五脏六腑，皆禀气于胃。五味各走其所喜。谷味酸，先走肝；谷味苦，先走心；谷味甘，先走脾；谷味辛，先走肺；谷味咸，先走肾。谷气津液已行，营卫大通，乃化糟粕，以次传下。

【译文】

黄帝问：希望听您讲讲，五谷有酸、苦、甘、辛、咸五种味道，食物进入人体后，五味如何分别进入五脏呢？

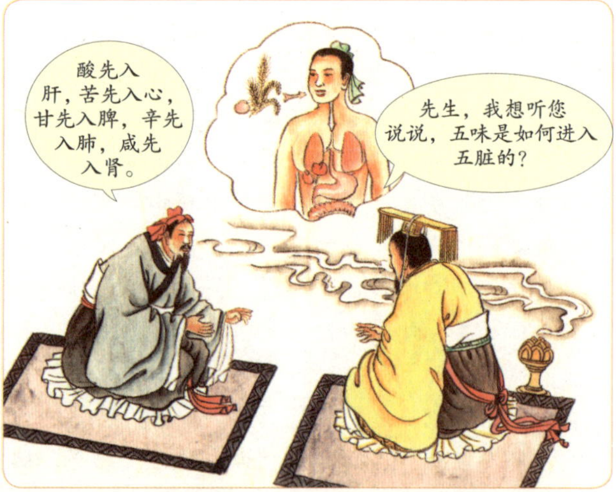
酸先入肝，苦先入心，甘先入脾，辛先入肺，咸先入肾。
先生，我想听您说说，五味是如何进入五脏的？

黄帝向伯高请教五谷的五味与五脏的关系。

伯高说：胃是五脏六腑所需水谷精微汇聚的地方。饮食五谷进入人体后都要进入胃中，五脏六腑都要从胃接受水谷所化生的精微之气。食物的五味同五脏的关系，是根据五味、五脏的五行属性确定的，饮食五味分别进入各自所喜爱的脏器内。味酸的食物，首先进入肝内；味苦的食物，首先进入心内；味甘的食物，首先进入脾内；味辛的食物，首先进入肺内；味咸的食物，首先进入肾内。饮食五谷所化生的津液，在体内流行而布散全身，使营气和卫气旺盛通畅；剩余的部分就化成糟粕，由上而下随着二便而排出体外。

【原文】

黄帝曰：营卫之行奈何？

伯高曰：谷始入于胃，其精微者，先出于胃之两焦，以溉五脏。别出两行，营卫之道。其大气①之抟而不行者，积于胸中，命曰气海。出于肺，循喉咽，故呼则出，吸则入。天地之精气②，其大数常出三入一③。故谷不入，半日则气衰，一日则气少矣。

【注释】

①大气：此处指宗气。②天地之精气：天之阳气和地之精气。③出三入一：人吸入的自然界之气，被人体吸收利用的与被呼出体外的大致比例是一比三，即吸收一份，排出三份，故曰出三入一。但历代注家对此解释各异。马元台、张介宾认为是指谷食之气呼出三分，天地之气吸入一分。杨上善则说："气海之中，谷之精气，随呼吸出入也。人之呼也，谷之精气，三分出已；及其吸也，一分还入，即须资食充其肠胃之虚，以接不还之气。"任谷庵："五谷入于胃也，其糟粕津液宗气分为三隧，故其大数常出三入一。盖所入者谷，而所出者，乃化糟粕，以次传下，其津液溉五脏而生营卫，其宗气积于胸中，以司呼吸，其所出有三者之隧道，故谷不入半日则气衰，一日则气少矣。"

【译文】

黄帝问：营气和卫气是如何运行的呢？

伯高说：饮食五谷进入胃后，所化生的精微部分从胃出来，分别到达上焦和下焦，通过肺并灌溉营养五脏。水谷精微在输布于全身时，分出两条路径。其所化生的精纯部分是营气，在脉中运行；所化生的运行迅猛、滑利的部分是卫气，在脉外运行。这就是营气和卫气的运行路径。水谷精微的另一部分与吸入的清气结合，形成宗气。宗气不像营气、卫气一样周流全身，而主要是积聚在胸中，所以胸中也称为气海。宗气出自肺，沿着咽喉上行，呼则出，吸则入，保证人体正常的呼吸运动。天地的精气，在体内代谢的大致情况是，宗气、营卫和糟粕三方面都输出，同时人又要从天地间吸入空气，摄入饮食，以补给全身所需要的营养。所以，人如果半天不进饮食，就会感到气有所衰退；一天不进饮食，就会感到气少了。

与五脏病变对应的面色与宜食食物

病变部位		面色	宜食食物	
肝脏	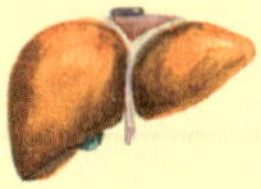	发青	甘味	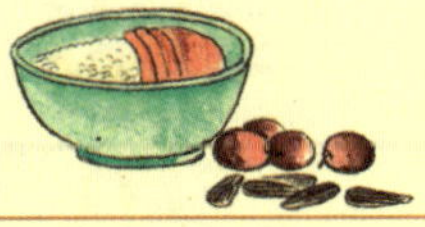
心脏	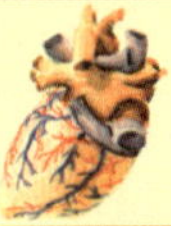	发赤	酸味	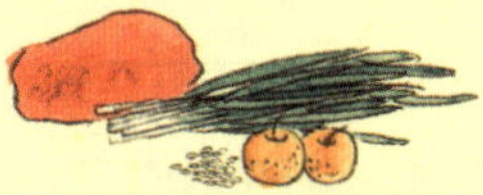
脾脏	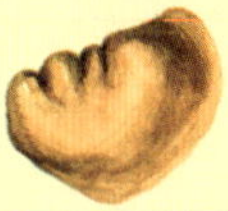	发黄	咸味	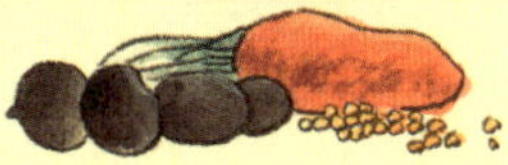
肺脏	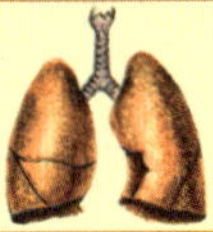	发白	苦味	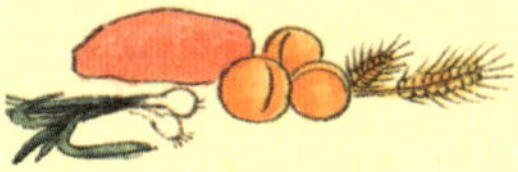
肾脏	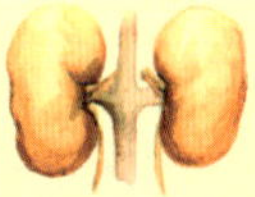	发黑	辛味	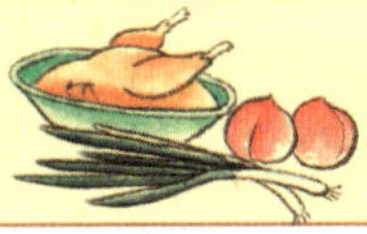

【原文】

黄帝曰：谷之五味，可得闻乎？

伯高曰：请尽言之。五谷：秔米①甘，麻②酸，大豆咸，麦苦，黄黍③辛。五果：枣甘，李酸，栗咸，杏苦，桃辛。五畜：牛甘，犬酸，猪咸，羊苦，鸡辛。五菜：葵④甘，韭酸，藿⑤咸，薤⑥苦，葱辛。

五色：黄色宜甘，青色宜酸，黑色宜咸，赤色宜苦，白色宜辛。凡此五者，各有所宜。

五宜所言五色者，脾病者，宜食粇米饭，牛肉枣葵；心病者，宜食麦羊肉杏薤；肾病者，宜食大豆黄卷猪肉栗藿；肝病者，宜食麻犬肉李韭；肺病者，宜食黄黍鸡肉桃葱。

五禁：肝病禁辛，心病禁咸，脾病禁酸，肾病禁甘，肺病禁苦。

肝色青，宜食甘，秔米饭、牛肉、枣、葵皆甘。

心色赤，宜食酸，犬肉、麻、李、韭皆酸。

脾色黄，宜食咸，大豆、豕肉、栗、藿皆咸。

肺白色，宜食苦，麦、羊肉、杏、薤皆苦。

肾色黑，宜食辛，黄黍、鸡肉、桃、葱皆辛。

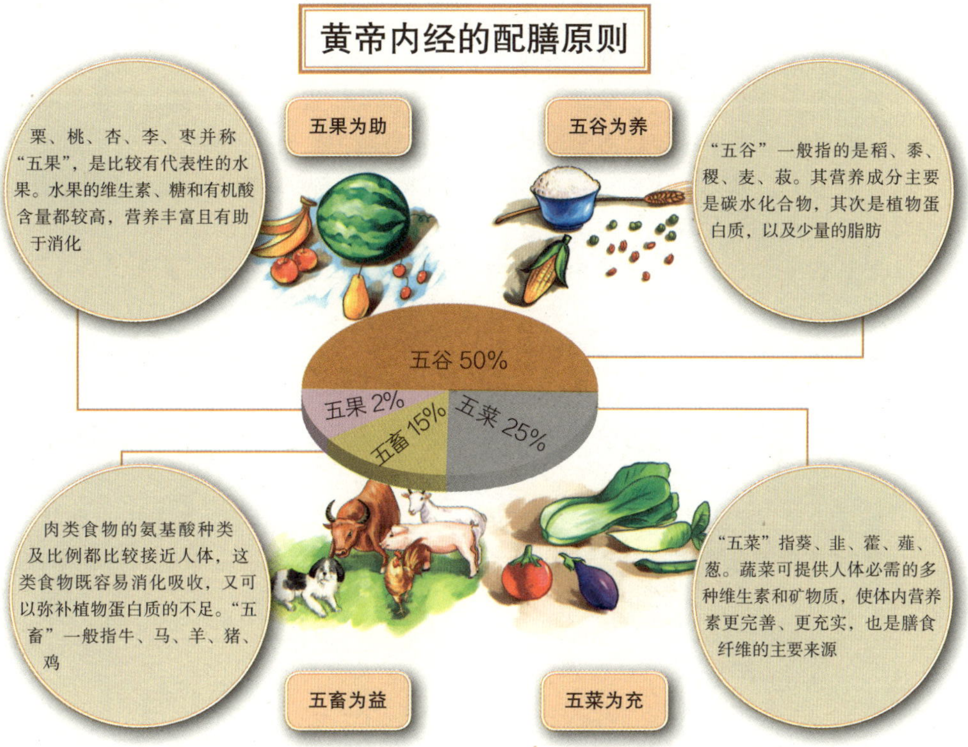

【注释】

①秔（jīng）米：粳米，属土，味甘，入脾。秔，“粳”的异体字。②麻：芝麻。③黄黍：黍米，又称黄米，味辛，入肺。④葵：冬葵，一种蔬菜，味甘，入脾。⑤藿（huò）：指豆叶，味咸，入肾。⑥薤（xiè）：俗名野蒜，可食。

【译文】

黄帝问：您能给我讲讲饮食的五味吗？

伯高说：我愿意详细地讲述一下这些情况。在五谷中，粳米味甘，芝麻味酸，大豆味咸，小麦味苦，黄米味辛。在五果中，枣子味甘，李子味酸，栗子味咸，杏子味苦，桃子味辛。在五畜中，牛肉味甘，狗肉味酸，猪肉味咸，羊肉味苦，鸡肉味辛。在五菜中，葵菜味甘，韭菜味酸，豆叶味咸，野蒜味苦，大葱味辛。

五种病色所适宜服用的五味是：黄色适宜甘味，青色适宜酸味，黑色适宜咸味，赤色适宜苦味，白色适宜辛味。大凡这五种病色，分别有适宜服用的食物之味。

上述五色所适宜服用的五味，各代表五脏病变所应选用的适宜食物。脾脏病变，宜食粳米饭、牛肉、枣、葵菜等；心脏病变，宜食麦、羊肉、杏、野蒜等；肾脏病变，宜食大豆、黄卷、猪肉、栗子、豆叶等；肝脏病变，宜食芝麻、狗肉、李子、韭菜等；肺脏病变，宜食黄米、鸡肉、桃子、葱等。

五脏病变的禁忌如下：肝脏病变禁忌辛味，心脏病变禁忌咸味，脾脏病变禁忌酸味，肾脏病变禁忌甘味，肺脏病变禁忌苦味。

肝脏病变面色发青，宜食甘味食物。粳米饭、牛肉、大枣、葵菜，都是甘味食物。

心脏病变面色发赤，宜食酸味食物。狗肉、芝麻、李子、韭菜，都是酸味食物。

脾脏病变面色发黄，宜食咸味食物。大豆、猪肉、栗子、豆叶，都是咸味食物。

肺脏病变面色发白，宜食苦味食物。麦、羊肉、杏、野蒜，都是苦味食物。

肾脏病变面色发黑，宜食辛味食物。黄米、鸡肉、桃子、葱等，都是辛味食物。

◎五味论：五味对人体的影响◎

【导读】

五味，指饮食五味，即酸、咸、辛、苦、甘。本篇主要论述了五味与人体经络脏腑的关系，以及因五味偏嗜太过而出现的病理变化和由此引起的各种病症，所以篇名为“五味论”。

本篇所论体现了要保持饮食营养均衡的原则，具有重要的养生指导意义。

【原文】

黄帝问于少俞曰：五味入于口也，各有所走，各有所病。酸走筋，多食之，令人癃；咸走血，多食之，令人渴；辛走气，多食之，令人洞心；苦走骨，多食之，令人变呕；甘走肉，多食之，令人悗心。余知其然也，不知其何由，愿闻其故。

少俞答曰：酸入于胃，其气涩以收，上之两焦①，弗能出入也。不出即留于胃中，胃中和温，则下注膀胱。膀胱之胞②薄以懦，得酸则缩绻，约而不通，水道不行，故癃。阴者，积筋之所终也③，故酸入而走筋矣。

【注释】

①之：行，走。两焦：上、中二焦。②胞：皮，俗称“尿脬”。③“阴者”两句：阴者，指前阴而言。积筋，即诸筋或宗筋。人的前阴，就是人身诸筋终聚之处。杨上善：“人阴器，一身诸筋终聚之处。”张介宾：“阴者，阴气也；积筋者，宗筋之所聚也。”

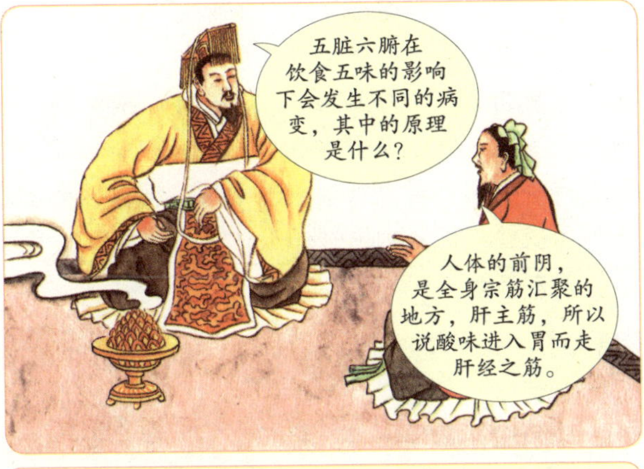
五脏六腑在饮食五味的影响下会发生不同的病变，其中的原理是什么？
人体的前阴，是全身宗筋汇聚的地方，肝主筋，所以说酸味进入胃而走肝经之筋。

少俞向黄帝讲解人因食五味太过而产生身体不适的原因。

【译文】

黄帝向少俞问道：饮食五味进入人体后，分别进入相应的脏腑经络，五脏六腑在其影响下也会发生不同的病变。如酸味进入筋，食用酸味过多，会小便不通；咸味进入血液，食用咸味过多，会口渴；辛味进入气分，食用辛味过多，内心会有熏灼之感；苦味进入骨骼，食用苦味过多，会发生呕吐；甘味进入肌肉，食用甘味过多，会感到心胸烦闷。我已知道这些情况，却不知道是什么原因造成的，希望能听您讲讲其中的道理。

少俞回答说：由于酸味涩滞，具有收敛的作用，所以酸味入胃只能行于上、中二焦，而不能被迅速吸收、转化和排出，不能排出就流注并停滞在胃中。如果胃中温暖调和，就能促使它下注膀胱。膀胱皮薄而柔软，遇到酸味便会收缩卷曲，导致膀胱出口处也紧缩且约束不通，影响水液的排泄，从而形成小便不利的病证。人体的前阴，是全身宗筋汇聚的地方，肝主筋，所以说酸味进入胃而走肝经之筋。

【原文】

黄帝曰：咸走血，多食之，令人渴，何也？

少俞曰：咸入于胃，其气上走中焦，注于脉，则血气走之。血与咸相得则凝，凝则胃中汁注之。注之则胃中竭，竭则咽路[1]焦，故舌本干而善渴。血脉者，中焦之道也，故咸入而走血矣。

【注释】

① 咽路：咽喉通道。

【译文】

黄帝问：咸味善走血分，食用咸味过多会口渴，这是什么道理呢？

少俞说：咸味入胃后，其所化生之气向上走行于中焦，再由中焦输注于血脉，与血相合。咸与血相合，就会使血液浓稠，血液浓稠就需要胃中的津液不断地补充调和。这样胃中的津液就会不足，胃液干竭，影响咽部的津液输布，就会使得咽部和舌根部均感到干燥，因而人会出现口渴的现象。血脉是中焦化生的精微输布周身的通道，血液也出于中焦。咸味上行于中焦，所以咸味入胃后，就走入血分。

【原文】

黄帝曰：辛走气，多食之，令人洞心，何也？

少俞曰：辛入于胃，其气走于上焦，上焦者，受气而营诸阳者也。姜韭之气熏之，营卫之气不时受之，久留心下，故洞心。辛与气俱行，故辛入而与汗俱出。

【译文】

黄帝问：辛味善走气分，食用辛味过多，内心会有熏灼之感，这是什么道理呢？

少俞说：辛味入胃后，它所化生之气走行于上焦。上焦的功能是将来自中焦的水谷精微布散到腠理体表以卫护于外。如果食用过量的葱、姜、蒜、韭之类的辛味食物，就会熏蒸上焦，使营卫之气受到刺激和影响。如果辛味久留于胃中，就会使人出现内心熏灼的感觉。辛味常与卫气同行，所以辛味入胃以后会促使卫气到达体表，导致出汗，辛味也会随汗液排泄出来。

【原文】

黄帝曰：苦走骨，多食之，令人变呕，何也？

少俞曰：苦入于胃，五谷之气，皆不能胜苦。苦入下脘，三焦之道皆闭而不通，故变呕。齿者，骨之所终也，故苦入而走骨，故入而复出，知其走骨也。

【译文】

黄帝问：苦味善走骨，食用苦味的东西过多会呕吐，这是什么道理呢？

少俞说：苦味入胃后，五谷的其他气味都不能胜过它。当苦味进入下脘后，三焦的通路都受其影响而使气机阻闭不通利。三焦不通，则胃内的食物不得通

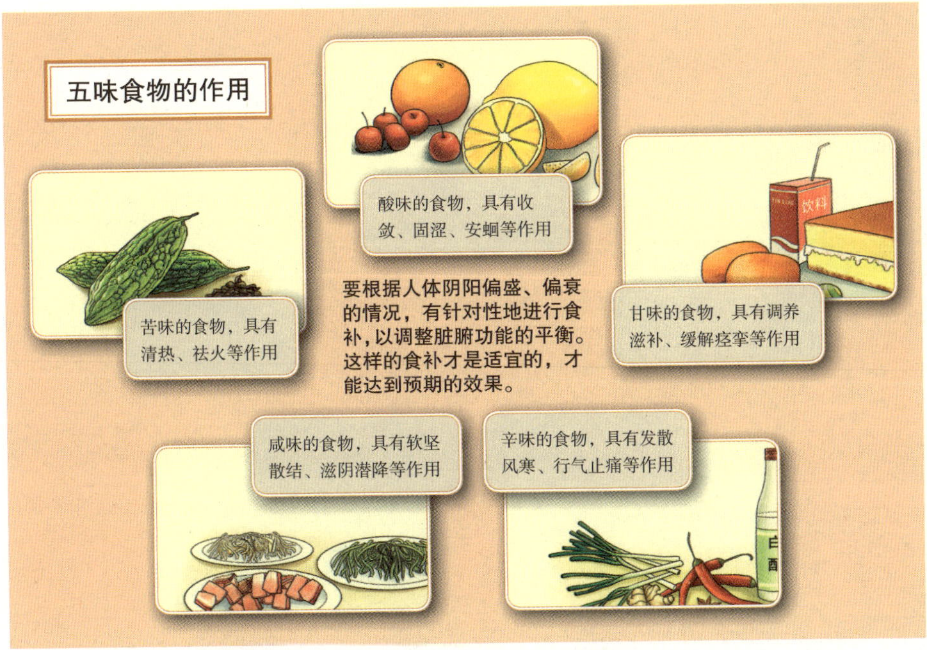
五味食物的作用
酸味的食物，具有收敛、固涩、安蛔等作用
苦味的食物，具有清热、祛火等作用
甘味的食物，具有调养滋补、缓解痉挛等作用
要根据人体阴阳偏盛、偏衰的情况，有针对性地进行食补，以调整脏腑功能的平衡。这样的食补才是适宜的，才能达到预期的效果。
咸味的食物，具有软坚散结、滋阴潜降等作用
辛味的食物，具有发散风寒、行气止痛等作用

调和输散，胃气受到苦味的影响，功能失常，因而上逆形成呕吐。牙齿是骨骼的外露部分，苦味经过牙齿进入体内而走骨，然后又随呕吐经过牙齿而出。由此就可以知道苦味走骨的道理了。

【原文】

黄帝曰：甘走肉，多食之，令人悗心，何也？

少俞曰：甘入于胃，其气弱小，不能上至于上焦，而与谷留于胃中者，令人柔润者也。胃柔则缓，缓则虫动，虫动则令人悗心。其气外通于肉，故甘走肉。

【译文】

黄帝问：甘味善走肌肉，食用甘味过多，会感到心胸烦闷，这是什么道理呢？

少俞说：甘味入胃后，其所化生之气小而柔弱，不能达于上焦，经常与食物一同停留在胃中，所以胃气也柔润。胃柔则胃功能迟缓减弱，容易化湿生虫。寄生虫因食甘味而在胃中蠕动，所以人会感到心中烦闷。此外，甘味入脾，脾主肌肉，甘味外通于肌肉，所以说，甘味善走肌肉。

◎邪客：失眠症的治疗◎

【导读】

邪客，即邪气侵犯人体。本篇开篇就讨论了“邪气之客人”的相关内容，故以“邪客”名篇，然而篇名不能完全概括全篇的主旨。

本篇的主要内容可分为以下几部分：首先是以邪气侵犯人体，能使人出现目睁而不能入睡的病证，说明卫气、营气、宗气的运行，并提出治疗不眠证的有效方剂；其次是运用取象比类的方法，将人体的身形肢节与日月星辰和山川草木做类比，说明天人相应的道理；再次论述手太阴、手厥阴之屈折循行及手少阴无腧穴的道理；最后具体说明了持针纵舍及针刺宜忌等。

【原文】

黄帝问于伯高曰：夫邪气之客人也，或令人目不瞑不卧出[①]者，何气使然？

伯高曰：五谷入于胃也，其糟粕、津液、宗气分为三隧[②]。故宗气积于胸中[③]，出于喉咙，以贯心脉，而行呼吸焉。营气者，泌其津液，注之于脉，化

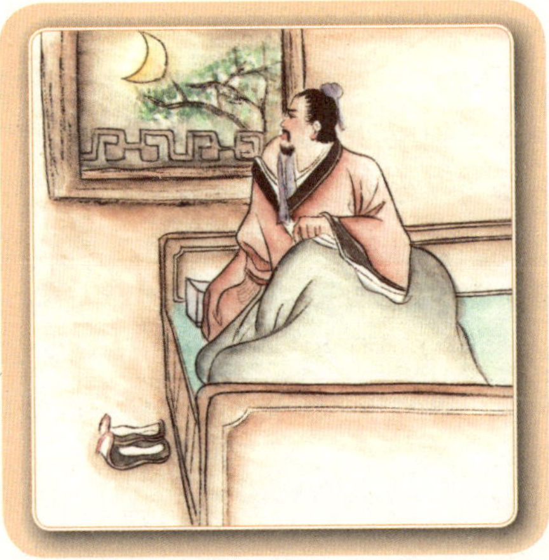

失眠的原因及治疗

有厥逆之气侵入五脏六腑之时，卫气只能捍卫体表，只能行于阳分而不能入于阴分，因此，体表的阳气就会变得比较旺盛，从而使得阳跻脉的脉气变得很充盛，不能进入阴分。这样，就会产生阴虚，阴虚即为人失眠而不能入睡的原因

原因

先用针刺补益阴分之不足，泻出多余的阳分，调理虚实，协调阴阳，疏通营卫之气的运行道路，从而将厥逆的邪气消除。此后，再服用一剂半夏汤，内外阴阳之气就能畅通无阻了，人也就可以安然入睡了

治疗方法

制取半夏汤方，要先用器皿取八升源于千里之外的长流水，用杓高扬万遍，取五升澄清后轻浮在上面的清水，以急火烧煮之。烧煮燃料必须是芦苇。水沸后，放入一升秫米、五合炮制过的半夏，煎煮至药汤剩一升半，将药渣除去之后，就可以服用了

汤药的配制方法

以为血，以荣四末，内注五脏六腑，以应刻数[④]焉。卫气者，出其悍气之慓疾，而先行于四末、分肉、皮肤之间，而不休者也。昼日行于阳[⑤]，夜行于阴，常从足少阴之分间[⑥]，行于五脏六腑。今厥气客于五脏六腑，则卫气独卫其外，行于阳，不得入于阴。行于阳则阳气盛，阳气盛则阳跷满，不得入于阴，阴虚，故目不瞑。

【注释】

①出：疑为衍文。刘衡如《灵枢经》校勘本注云："应据后文'其卧立至'，改为'卧不至'，与上'目不瞑'为对文。"②三隧：隧，本意为地下的通道。中医借指人体的各种通道。张介宾："隧，道也。糟粕之道，出于下焦，津液之道，出于中焦，宗气之道，出于上焦。故分为三隧。"③胸中：此指膻中，为上气海。④以应刻数：古代以铜漏法计算时间，刻数即铜漏上的刻数，一昼夜分为一百刻，以计时。从明代以后才有二十四分法，一小时约四刻。营气循行周身，一昼夜为五十周次，恰与百刻之数相应。⑤昼行于阳：卫气白天行于阳分，从足太阳膀胱经开始。⑥"夜行"两句：卫气夜行于阴分，以足少阴肾经为起点。

【译文】

黄帝向伯高问道：邪气侵犯人体，有时使人不能安然入睡，是什么气造成的呢？

伯高回答说：饮食谷物进入胃中并得以消化，上焦聚集宗气，中焦分出津液，下焦将糟粕排出体外，这三条通路就是进入人体内的食物的最终走向。上焦的宗气积聚在胸中，向上出于喉咙，贯通心脉，推动肺的呼吸。它所化生的营气，分泌津液，灌注于脉中，变化为血液，在外则营养四肢，在内则灌注脏腑，循脉流行于全身，与昼夜百刻计数相应。卫气是由水谷化生的精微中慓悍的部分转化而来的，流动快速、迅猛且顺畅，首先会在四肢的分肉和皮肤之间运行，白天以足太阳膀胱经为开端，在人体的阳分中运行，夜间常从足少阴肾经开始，在人体的阴分中运行，循行于五脏六腑。有厥逆之气侵入五脏六腑时，卫气仅能捍卫体表，只能行于阳分而不能入于阴分。因为卫气只能在阳分中运行，所以体表的阳气较为旺盛，阳气偏盛则使阳跻脉气很充盛，不能进入阴分，导致阴虚，因而造成失眠，人就不能安然入睡了。

【原文】

黄帝曰：善。治之奈何？

伯高曰：补其不足，泻其有余[①]，调其虚实，以通其道[②]，而去其邪。饮以半夏汤一剂，阴阳已通，其卧立至。

黄帝曰：善。此所谓决渎壅塞，经络大通，阴阳和得者也。愿闻其方。

伯高曰：其汤方以流水千里以外者③八升，扬之万遍④，取其清五升煮之，炊以苇薪⑤，火沸，置秫米⑥一升，治半夏⑦五合⑧，徐炊，令竭为一升半，去其滓，饮汁一小杯，日三，稍益，以知为度。故其病新发者，复杯则卧，汗出则已矣；久者，三饮而已也。

【注释】

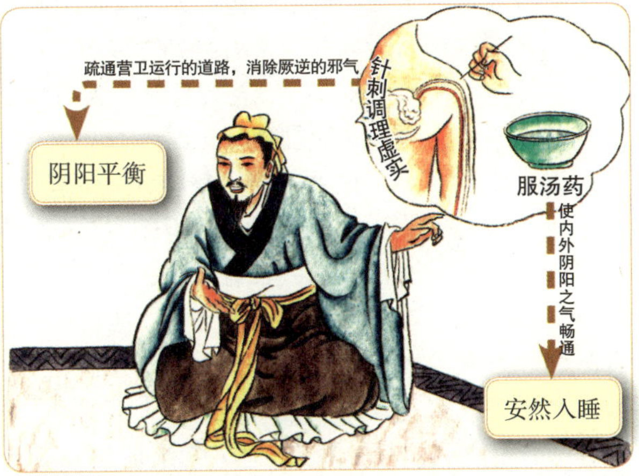

治疗失眠，需要运用先针刺再服用汤药的治疗方法。

①“补其”两句：指针刺补泻。张介宾：“此针治之补泻也。补其不足，即阴精所出，足少阴之照海也。泻其有余，即阳跻所出，足太阳之申脉也。若阴胜阳而多卧者，自补阳泻阴矣。”②以通其道：疏通阴阳经脉交会的隧道。③流水千里以外者：后世叫“千里水”或“长流水”。取其源远流长，有疏通下达之意。④扬之万遍：煮水常流，用杓高扬至千万遍，使水珠翻滚，名“甘澜水”。古人认为以此水煎药，可调和阴阳，治疗奔豚气。⑤炊以苇薪：用芦苇做燃料。⑥秫米：糯小米，又叫小黄米。张介宾：“秫米，糯小米也。即黍米之类，而粒小如黍，可以作酒。北人呼为小黄米。其性味甘粘微凉，能营养补阴。”⑦治半夏：炮制的半夏。治，即制，炮制。⑧合（gě）：古代计量单位。十合为一升。汉制一升等于十八至三十克。

【译文】

黄帝说：讲得好。怎样治疗呢？

伯高说：首先用针刺对阴分的不足进行补益，并将多余的阳分泻出，调理虚实，让阴阳协调平衡，将营卫运行的道路疏通，从而消除厥逆的邪气。再服用半夏汤一剂，使内外阴阳之气畅通无阻。这样人就能够安然入睡了。

黄帝说：讲得好。这种针药齐下的治疗方法，就像开决水道一样，能够疏通淤塞，使经络完全畅通，阴阳之气得以调和。希望您能告诉我这种汤药的配制方法。

伯高说：治半夏汤方，要用源于千里之外的长流水八升，将其置于器皿中，用杓高扬万遍，澄清后取轻浮在上面的清水五升，再用芦苇做燃料，用急火对其进行烧煮。水沸后，放入秫米一升，炮制过的半夏五合，不停地用火慢慢煎熬。当药汤浓缩到一升半的时候，除去药渣，即可服用。每次服用一小杯，每日三次，逐渐加一点量，以见效为度。如果是刚刚患病的病人，服药后很快就可以安然入睡，汗一出就好了；病程较长的，服用三剂后，就可痊愈。

【原文】

黄帝问于伯高曰：愿闻人之肢节，以应天地奈何？

伯高答曰：天圆地方，人头圆足方以应之。天有日月，人有两目；地有九州①，人有九窍；天有风雨，人有喜怒；天有雷电，人有音声；天有四时，人有四肢；天有五音，人有五脏；天有六律②，人有六腑；天有冬夏，人有寒热；天有十日③，人有手十指；辰有十二，人有足十指，茎垂④以应之，女子不足二节，以抱人形⑤；地有阴阳，人有夫妻；岁有三百六十五日，人有三百六十五节；地有高山，人有肩膝；地有深谷，人有腋腘；地有十二经水，人有十二经脉；地有泉脉，人有卫气；地有草蓂⑥，人有毫毛；天有昼夜，人有卧起；天有列星，人有牙齿；天有小山，人有小节；地有山石，人有高骨；地有林木，人有募筋。地有聚邑⑦，人有䐃肉。岁有十二月，人有十二节⑧。地有四时不生草，人有无子。此人与天地相应者也。

【注释】

①九州：古代划分区域的总称，有多种不同的划分方法，如冀、兖、青、徐、扬、梁、荆、豫、雍，为夏制九州。②六律：泛指十二音律，十二音律分阳六律和阴六律。其中六律是指古代六种属阳声的音阶，具体是黄钟、太簇、姑洗、蕤宾、夷则、无射。③十日：纪日的十天干，叫“十日”。④茎：男子的阴茎。垂：男子的睾丸。⑤以抱人形：指女子能够怀孕生子。张介宾：“抱者，怀胎之义。”⑥草蓂（mì）：遍地丛生的野草。⑦聚邑：人群集聚的城镇。古时小城曰“邑”。⑧十二节：人身左右两侧的腕、肘、臂、股、膝、踝关节的总称。

【译文】

黄帝向伯高问道：我想听您讲讲，人的四肢百节是怎样和天地万物联系对应的呢？

伯高回答说：天是圆的，地是方的，人的头颅呈圆形与天对应，人的脚呈方形与地对应。天上有日月，人有双眼。地上有九州，人有九窍。天有风、霜、雨、雪等气候变化，人有喜、怒、哀、乐等情志变化。天有雷电，人有声音。天有四季，人有四肢。天有五音，人有五脏。天有六律，人有六腑。天有冬夏，人有寒热。天干有十，人有十指。地支有十二，人有足十趾，加上男子阴茎和

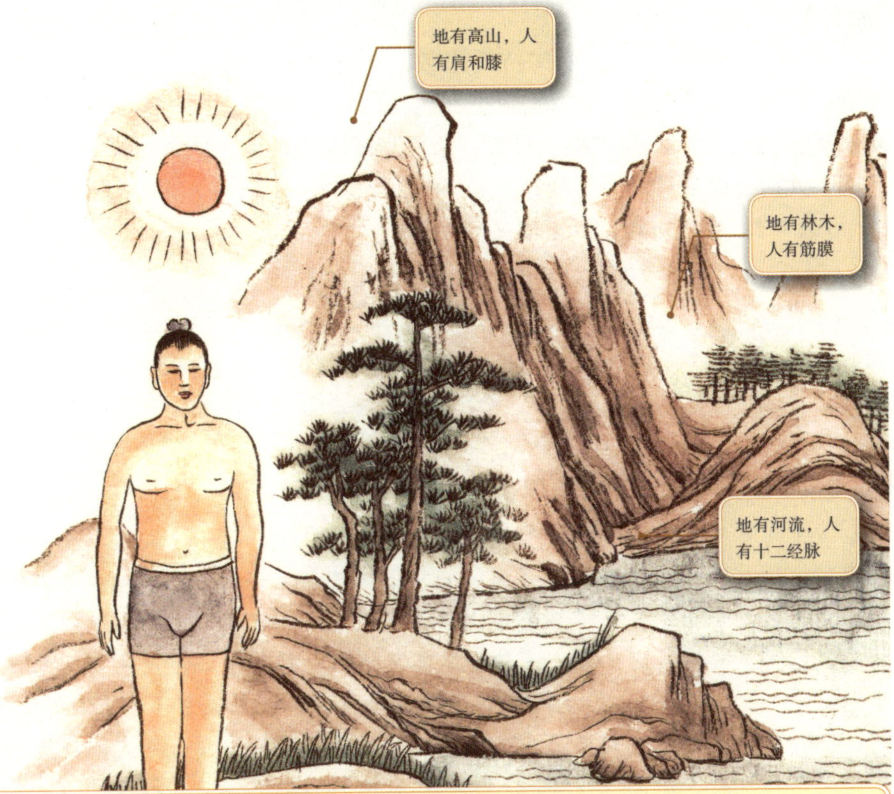
地有高山，人有肩和膝
地有林木，人有筋膜
地有河流，人有十二经脉

古人所说的人与自然的对应关系体现在两方面。其一是数目：地上的九州与人体的九窍对应，四季与人体的四肢对应，十天干与人体的十个手指对应，等等。其二是形象：地上的高山与人体的肩膀和膝盖对应，地上的深谷与人体的腋窝、腘窝对应，地上的十二条主要河流与人体的十二条主要经脉对应，地上的泉水细流与人体的卫气对应，地上的丛草与人体的毫毛对应，天的昼夜与人的起卧对应，天上的群星与人体的牙齿对应，地上的小山丘与人体的小关节对应，地上的山石与人体的高骨对应，地上的林木与人体的筋膜对应，地上人群聚集的城镇与人体积聚隆起的肌肉对应，等等

睾丸以对应，女子不够十二的数，因此可以孕育人形。天有阴阳，人有夫妻。一年有三百六十五日，人体有三百六十五个腧穴。地有高山，人有两肩和双膝。地有深谷，人有腋窝和腘窝。地上有十二条主要河流，人体内有十二条主要的经脉。地上有泉水细流，人有卫气运行。地上长有丛草，人体生有毫毛。天有昼夜变更，人有起卧交替。天上有群星罗列，人口有牙齿排列。地上有小山丘，人体有小关节。地上有山石，人体有高骨。地上有林木，人体有筋膜。地上有人群聚集的城镇，人体有积聚隆起的肌肉。一年有十二个月，人体四肢则有十二关节。大地有些地方四季草木不生，人也有终身不育子女的。这就是人体与天地相应的具体情况。

【原文】

黄帝问于岐伯曰：余愿闻持针之数，纳针之理，纵舍[①]之意，扞皮[②]开腠理，奈何？脉之屈折、出入之处，焉至而出？焉至而止？焉至而徐？焉至而疾？焉至而入[③]？六腑之腧于身者，余愿尽闻少序别离之处，离而入阴，别而入阳，此何道而从行？愿尽闻其方。

岐伯曰：帝之所问，针道毕矣。

【注释】

①纵舍：指针刺补泻的手法。张志聪："纵舍者，迎随也。"②扞皮：用手指按压以伸展肌肤纹理，并随经取穴，浅刺其皮层，使腠理开泄，这是刺皮而不伤肉的一种针法。马元台："扞分其皮，以开腠理，而刺入也。"③"焉至而出"五句：出、止、徐、疾、入，指五脏经脉腧穴流注的情况。杨上善："举其五义，问五脉行处。"

【译文】

黄帝向岐伯问道：我希望听您讲讲针刺时持针的技巧，进针的原理，迎随的道理，以及扞分皮肤、开达腠理的刺法，这些是怎样的？此外，经脉怎样迂回曲折，在哪里出入，在哪里会合，在灌注经气时发端在哪里，终止的地方在哪里，到哪里变慢，到哪里又变快，从哪里进入？经脉是如何进入六腑的腧穴进而贯通全身的？这些关于经脉循序运行的情况，我希望听您详尽地讲解说明。另外，经脉的经别是在哪里离合分出的？阳经是怎样从腧穴分出走入阴经的？阴经又怎样从腧穴而走入阳经的？这些都是通过哪条路径来进行沟通的？希望您能详尽地讲讲这些道理。

岐伯说：针刺的道理已尽在您所提的问题之中了。

【原文】

黄帝曰：愿卒闻之。

岐伯曰：手太阴之脉，出于大指之端，内屈，循白肉际[①]，至本节[②]之后太渊，留以澹[③]，外屈，上于本节下。内屈，与诸阴络会于鱼际，数脉并注，其气滑利，伏行壅骨[④]之下，外屈出于寸口而行，上至于肘内廉，入于大筋之下，内屈上行臑阴[⑤]，入腋下，内屈走肺。此顺行逆数之屈折也[⑥]。

心主之脉，出于中指之端[⑦]，内屈，循中指内廉以上，留于掌中[⑧]，伏行两骨之间，外屈，出两筋之间，骨肉之际[⑨]，其气滑利，上二寸，外屈出行两筋之间，上至肘内廉，入于小筋之下，留两骨之会[⑩]，上入于胸中，内络于心脉。

【注释】

① 白肉际：肢体内外侧的皮肉有赤肉和白肉之分，上肢部内侧为阴面，皮色较白，叫作“白肉际”；外侧为阳面，皮色较深，叫作“赤肉际”。下肢部相同。际，分际，分界。② 本节：手指、足趾和掌相连的关节处。③ 留以澹：意思是说脉气流注至太渊穴处，出现搏动。张介宾：“澹，水摇貌。脉至太渊而动，故曰留以澹也。”④ 壅骨：指手大指本节后的起骨。杨上善：“壅骨，谓手鱼骨也。”⑤ 臑（nào）阴：肩以下、肘部以上部分，即上臂。杨上善：“臑阴，谓手三阴脉行于膈中，故曰臑阴。”⑥ “此顺行”句：肺经之脉，从脏走手为顺行，从手走肺为逆行。逆数，逆行的次序。杨上善：“其屈折从手向身，故曰逆数也。”⑦ 中指之端：中冲穴，五腧之一，为井。⑧ 掌中：劳宫穴，五腧之一，为荥。⑨ 骨肉之际：即大陵穴，五腧之一，为腧。⑩ 两骨之会：曲泽穴，五腧之一，为合。

【译文】

黄帝说：请您全部讲给我听听。

岐伯说：手太阴的经脉，从大拇指的尖端发出，向内曲折，沿内侧白肉际，抵达大拇指根节之后部的太渊穴处，在这里经气汇集到一起，略作停留，由此形成寸口脉，然后向外曲折而行，上行至根节之下，又向内曲折而行，和诸阴络会合在鱼际部，由于几条阴脉都输注于此，故其脉气流动滑利顺畅。手太阴肺经伏行到大指本节后的腕骨之下，由此再向外曲折，浮出于寸口部循经上行，到达肘内侧的大筋之下，又向内弯曲上行，经过肘部的内侧进入腋下，向内曲行走入肺中。手太阴肺经就是按照这样的顺序从手到胸逆行曲折出入的。

手厥阴的经脉，从中指的尖端发出，向内曲折而行，沿中指内侧上行，流入掌中的劳宫穴，伏行在两骨之间，然后向外曲行出于两筋的中间，即腕关节骨肉交界处。它的脉气在流动过程中圆滑流利。在腕部上行二寸后，它又曲折而向外行于两筋之间，向上到达肘内侧，进入小筋之下，流注于两骨的会合处，再向上行于胸中，向内联结于心脉。

【原文】

黄帝曰：手少阴之脉独无腧，何也[①]？

岐伯曰：少阴，心脉也。心者，五脏六腑之大主也，精神之所舍也，其脏坚固，邪弗能容也。容之则伤心，心伤则神去，神去则死矣。故诸邪之在心者，皆在于心之包络。包络者，心主之脉[②]也，故独无腧焉。

黄帝曰：少阴独无腧者，不病乎？

岐伯曰：其外经病而脏不病[③]，故独取其经于掌后锐骨之端[④]。其余脉出入屈折，其行之徐疾，皆如手太阴心主之脉行也。故本腧者，皆因其气之虚实疾徐以取之，是谓因冲[⑤]而泻，因衰而补。如是者，邪气得去，真气坚固，是谓因天之序。

【注释】

①“手少阴”两句：十二经脉各有特定的五腧穴，但据《灵枢·本输》记载，心经所取的腧穴，实际是心包络经之所属。所以说“手少阴之脉独无腧。”张介宾：“手少阴，心经也。手厥阴，心包络经也。经虽分二，脏实一原。凡治病者，但治包络之腧，即所以治心也。故少阴一经，所以独无腧焉。”②心主之脉：心包络为心的外卫，为心所主宰，所以称“心主之脉”。③“其外经”句：张介宾：“凡脏经络，有是脏则有是经。脏居于内，经行于外，心脏坚固居内，邪弗能容，而经则不能无病。”④掌后锐骨之端：指手少阴心经的神门穴。⑤冲：盛也，实也。

【译文】

黄帝问：为什么唯独手少阴经脉没有腧穴呢？

岐伯说：手少阴，是内连心脏的经脉。心是五脏六腑的主宰，又是蕴藏精神的中枢，心脏的器质坚固，所以可以阻止邪气对它的侵袭。如果心脏中有邪气进入，心脏因此而受到损伤，那么神气就会消散离去，人的生命就会终止。因此，但凡有病邪侵犯心脏，其邪气均留滞在心脏的外围心包络上。心包络，是由心主宰的经脉，所以唯独手少阴心经没有腧穴。

黄帝问：手少阴心经没有腧穴，难道它不会受病吗？

岐伯说：在外运行的手少阴经脉会因为被邪气侵袭而出现疾病，而在内的心脏不会受病，所以当手少阴心经有病时，可取本经的腧穴神门，根据经气的虚实缓急进行治疗。其他经脉出入的曲折、运行的快慢，都类似于手太阴肺经和心主之脉的循行情况。因此，各个经脉生病时，都可以取本经的腧穴治疗，治疗过程中要依据各经经气虚实缓急的情况进行取治，这就是所谓的对于邪气盛的用泻法，对于正气虚的要用补法。这样就会使邪气得以消除，真气得以坚固，这种治疗方法，就是顺从自然规律的治法。

【原文】

黄帝曰：持针纵舍奈何？

岐伯曰：必先明知十二经脉之本末[①]，皮肤之寒热，脉之盛衰滑涩。其脉滑而盛者，病日进；虚而细者，久以持；大以涩者，为痛痹；阴阳如一[②]者，病难治。其本末[③]尚热者，病尚在，其热已衰者，其病亦去矣。持其尺，察其肉之坚脆、大小、滑涩、寒温、燥湿。因视目之五色，以知五脏，而决死生。视其血脉，察其色，以知其寒热痛痹。

黄帝曰：持针纵舍，余未得其意也。

岐伯曰：持针之道，欲端以正，安以静，先知虚实，而行疾徐，左手执骨，右手循之，无与肉果[④]。泻欲端以正，补必闭肤，辅针导气，邪气淫泆[⑤]，真气得居。

【注释】

① 本末：杨上善："起处为本，出处为末。" ② 阴阳如一：阴阳，指脉象。一说为人迎脉和寸口脉，一说为左右脉。张介宾："表里俱伤，血气皆败者，是为阴阳如一。刺之必反甚，当舍而勿针也。" ③ 本末：胸腹为本，四肢为末。④ 无与肉果：针刺时注意不可用力过猛，以防病人反应过度，肌肤急剧收缩，以致针被肉裹，而发生弯针、滞针等不良后果。果，通"裹"。⑤ 淫泆：水满而外溢，引申指邪气溃散。

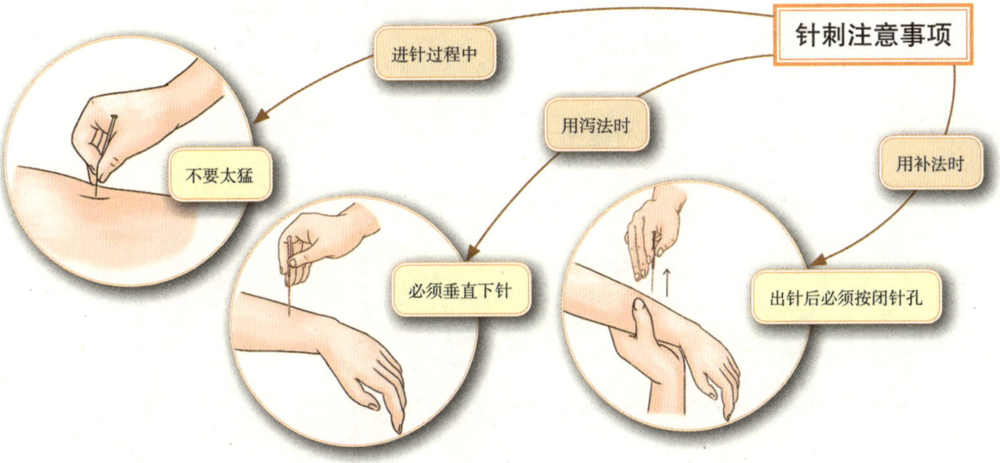

【译文】

黄帝问：针刺治疗中的持针手法与迎取之法是怎样的呢？

岐伯说：首先必须明确了解十二经脉的起止循行，诊察皮肤的寒热，脉象的盛衰、滑涩等，然后再选用适当的针刺治疗方法。如果脉象滑而盛大，表明病情日渐严重；如果脉象虚而细弱，表明病程较长而久治不愈；如果脉大而涩，则说明是气血阻塞的痛痹；如果表里俱伤，气血皆败，寸口脉和人迎脉在脉象上有着基本相同的表现，则说明疾病较为难治，不能运用针刺。胸腹和四肢还在发热，是病邪未除的缘故，治疗还得继续；热势已退，则为病邪已除，疾病将会慢慢治愈。同时还要观察病人的皮肤，从而察知肌肉的坚实和脆薄，脉象的大小、滑涩，皮肤的寒温、燥湿。根据显现于眼睛的五色变化，来分辨五脏的病变，判断病人或生或死。观察病人的血络，查看其反映于外部的色泽，以诊知寒热、痛痹等证。

黄帝说：对针刺治疗的持针手法与迎随之法，我还不懂得它的内在含义。

岐伯说：持针之时，必须端正身体，安静心神。首先应当了解病情的虚实，其次再施用缓、急、补、泻的手法，用左手将骨骼肌肉的位置标示出来，右手循按经脉穴位进针，进针过程中，要力度适当，不要太猛，要防止肌肉过度紧张，以致突然收缩而裹针。用泻法针刺时，必须垂直下针。用补法针刺时，出

五脏的病变八虚

受邪气侵袭经脉	邪气停留部位
肝经	左右两个腋窝
肺与心两经	左右两个肘窝
脾经	左右两髀
肾经	左右两腘

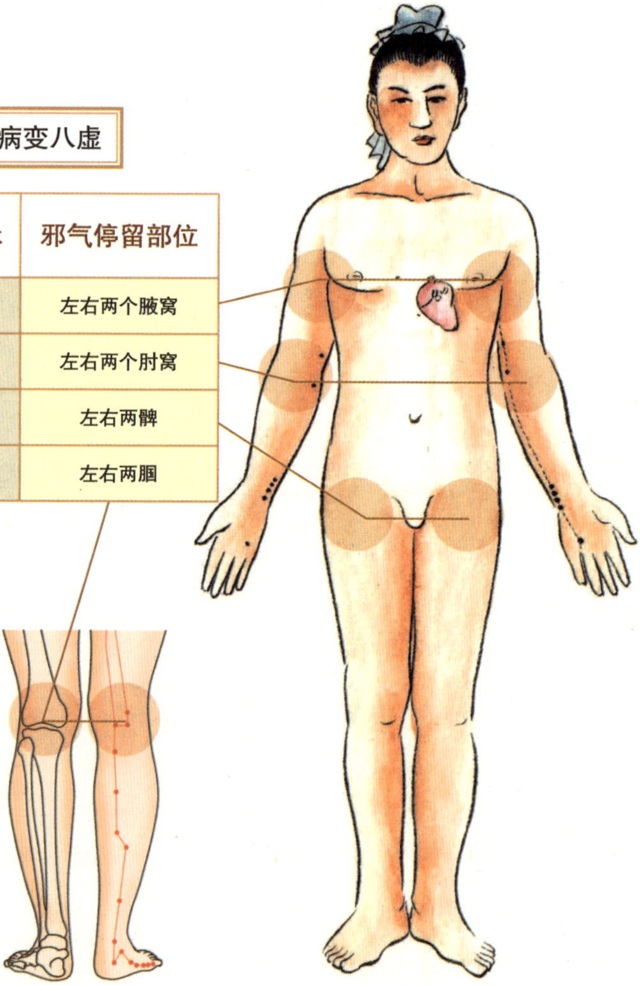

针后必须按闭针孔，同时应当采用辅助行针的手法，导引正气的运行，使邪气消散，这样真气就能内守于人体了。

【原文】

黄帝曰：扦皮开腠理奈何？

岐伯曰：因其分肉，左别其肤[①]，微纳而徐端之，适神不散，邪气得去。

【注释】

① 左别其肤：杨上善："肤，皮也。以手按得分肉之穴，当穴皮上下针，故曰在别其肤也。"左，《黄帝内经太素》作"在"。

【译文】

黄帝问：扦分皮肤、开达腠理的刺法，怎样进行操作呢？

岐伯说：用手对分肉间的穴位进行按压，不要移开，在穴位的皮肤上进针，力度要轻，针尖要与皮肤垂直，不能偏斜。用这种针法刺皮，对肉不会造成伤害，恰好不会导致神气散乱，又能开泄腠理，使邪气得以祛除。

【原文】

黄帝问岐伯曰：人有八虚[①]，各何以候？

岐伯答曰：以候五脏。

黄帝曰：候之奈何？

岐伯曰：肺心有邪，其气留于两肘[②]；肝有邪，其气流于两腋[③]；脾有邪，其气留于两髀[④]；肾有邪，其气留于两腘[⑤]。凡此八虚者，皆机关之室[⑥]，真气之所过，血络之所游，邪气恶血，固不得住留，住留则伤筋络骨节，机关不得屈伸，故痀挛也。

【注释】

① 八虚：指邪气可乘虚留居的八个虚弱的空隙部位，即两腋、两肘、两髀、两腘。虚，指空隙之处。杨上善："八虚者，两肘、两腋、两髀、两腘。此处虚，故曰八虚。" ②"肺心有邪"两句：肺与心都属于手经，肺经之尺泽穴，心经之少海穴，都在肘间，故邪气乘虚而聚之处，多在两肘。③"肝有邪"两句：肝胆经脉行于胁腋，出于期门、渊液等穴，故邪有所聚，多在两腋。④"脾有邪"两句：脾的经脉从胫股上出冲门，故邪气留于髀胯之间，病在脾经。⑤"肾有邪"两句：肾的经脉上行出于腘窝的阴谷等穴，故邪气留于两腘，病在肾经。⑥ 机关之室：运动枢纽，气血要会的所在。机关，在此指关节。张介宾："机，枢机也；关，要会处也。"

【译文】

黄帝向岐伯问道：人身有“八虚”，可以用来诊察哪些疾病呢？

岐伯回答说：可以诊察五脏的病变。

黄帝问：怎样用来诊察呢？

岐伯说：如果肺与心两经受到病邪的侵袭，则邪气居留在左右两个肘窝；肝经受到病邪的侵袭，则邪气居留在左右两个腋窝；脾经受到病邪的侵袭，则邪气居留在两髀；肾经被邪气侵袭，则邪气居留在两腘。以上“八虚”，都是四肢关节屈伸的枢纽，也是真气运行和血络通行的重要之处，所以，这些部位不能留居丝毫的邪气、恶血。如果有邪气、恶血在这些人体的虚弱部位滞留，筋脉骨节就会被损伤，使人体关节屈伸不利，以致出现拘挛的症状。